同济大学 医学院
TONGJI UNIVERSITY
school of medicine

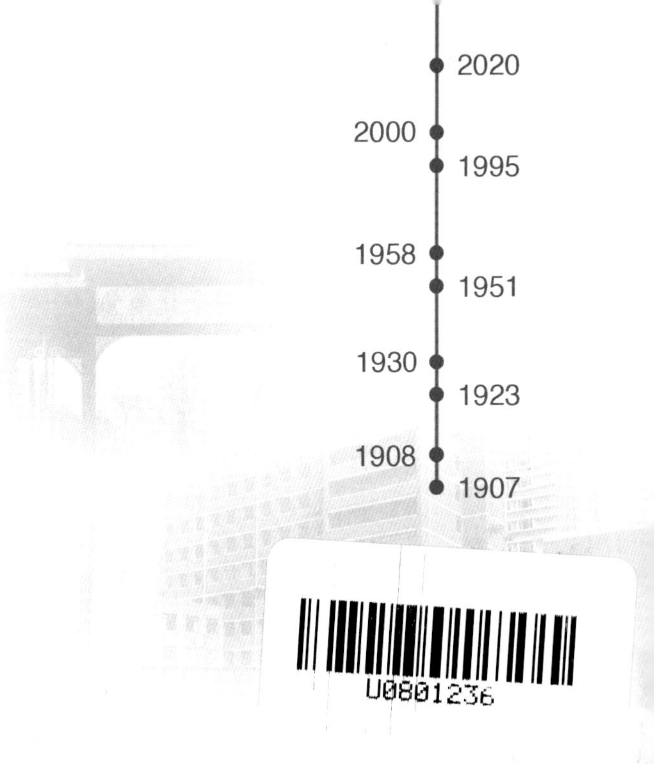

同济大学学院学科文化建设项目成果

同济大学医学院图史

（第二版）

主编　曾盈

同济大学出版社
TONGJI UNIVERSITY PRESS
·上海·

图书在版编目(CIP)数据

同济大学医学院图史 / 曾盈主编. -- 2 版. -- 上海：同济大学出版社，2023.9
ISBN 978-7-5765-0068-4

Ⅰ.①同… Ⅱ.①曾… Ⅲ.①同济大学医学院-校史 Ⅳ.①R-40

中国国家版本馆 CIP 数据核字(2023)第 168670 号

同济大学医学院图史(第二版)

主　编　曾　盈

责任编辑　朱洞超　　**责任校对**　徐逢乔　　**封面设计**　陈益平

出版发行　同济大学出版社　　www.tongjipress.com.cn
（地址：上海市四平路 1239 号　邮编：200092　电话：021-65985622）
经　　销　全国各地新华书店
排　　版　南京月叶图文制作有限公司
印　　刷　苏州市古得堡数码印刷有限公司
开　　本　787mm×1092mm　1/16
印　　张　14.25
字　　数　356 000
版　　次　2023 年 9 月第 2 版
印　　次　2023 年 9 月第 1 次印刷
书　　号　ISBN 978-7-5765-0068-4

定　　价　108.00 元

内容提要

同济医学绵延至今已有一百一十余年历史，本书全面真实地反映了同济大学医学院发展历程，展示学院建设和发展成就，凝结了同济医学深厚的历史底蕴和办学传统。

本书内容以时间为轴，分为三大板块共六章。第一板块，即第一至第四章，1907—1951 年，从德文医学堂创立至迁武汉，展现同济医学起家、辗转内迁、先进的医学技术和济世为民的家国情怀等内容。第二板块，即第五章，1953—2000 年，上海铁道医学院的历史沿革，展现了艰苦奋斗、支边支内、提高农村卫生状况等内容。第三板块，即第六章，2000—2022 年，同济大学医学院的发展历程，展现了科研创新迭现、卓越医学人才培育、国际化发展等内容。

编委会

目　　录

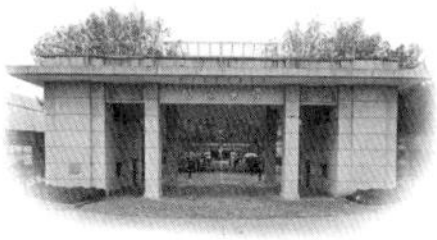

引　言

同济大学始建于1907年由德国医生埃里希·宝隆创办的“德文医学堂”，同济医学(以下简称“同医”)即发端于此。1924年，南京国民政府教育部第120号训令，批准同济医科为大学。1930年医科更名为医学院，即国立同济大学医学院。1937年8月13日，淞沪会战爆发，吴淞校园在日军的轰炸下化为废墟，学校不得已选择离沪，从此开始了长达十年的“同济长征”。医学院随同济大学辗转于浙江金华、江西赣州、广西贺县(八步)、云南昆明，最终于1940年迁至四川李庄和宜宾。1945年抗日战争胜利，1946年春，医学院随校回到阔别已久的上海。1951年，在全国高等学校院系调整中，同济大学医学院整体迁至武汉。同济人医学情结至深，几代同济人曾为恢复医科不懈努力，虽屡经波折而矢志不改。

与同济大学医学院内迁中南几乎同步，1953年，上海铁路管理局上海铁路卫生学校成立，后改名为铁道部上海卫生学校，1958年，在此基础上创办了上海铁道医学院。1971年，中央指令学校搬迁宁夏，1980年，上海铁道医学院在原址恢复。1995年，与上海铁道学院合并组建上海铁道大学。

2000年4月，同济大学与原上海铁道大学合并，终于为重建同济医学迎来了契机——在原上海铁道大学医学院的基础上，恢复设立了“同济大学医学院”。如今，经过二十几年的快速发展，同济大学医学学科的整体水平已跻身全国医学院校前10%，医学院现分布在四平路、沪北、沪西三个校区。

同济大学医学院的发展历程跟随着同济大学历史进程的脚步，是同济大学历史的组成部分和一个缩影。面对战争的炮火，从未停止办学，展现的是全体同医人同仇敌忾、文化抗战的不屈斗争，其内在是同济人“同舟共济”的精神。治疗李庄当地痹病，参与血吸虫病防治，投身抗美援朝志愿医疗手术队……体现了同医人勇担时代责任，切实回应国家社会需求的品质。用医学技术为国家人民做贡献，更是同济人“与祖国同行，以科教济世”的优良传统。

在医学院百十余年的办学历史中，涌现了裘法祖、武忠弼、吴孟超、侯云德等一批卓越的同医人，他们无不传递着国之大医的精神和品格。他们对科研的专注、对技术的创新、对病患的关怀、对社会的尽责，真正做到了知行合一，向我们传递着深思明道、笃行致远的人文精神，历久弥新。

同济大学医学院从历史中凝结出“精诚济世　明道致远”的办学理念，同医人将始终怀揣着“梦自医始”的美好憧憬，继续砥砺奋发，推进同济医学复兴，向建设世界一流医学院的目标迈出新步伐，为健康上海、健康中国做出新贡献。

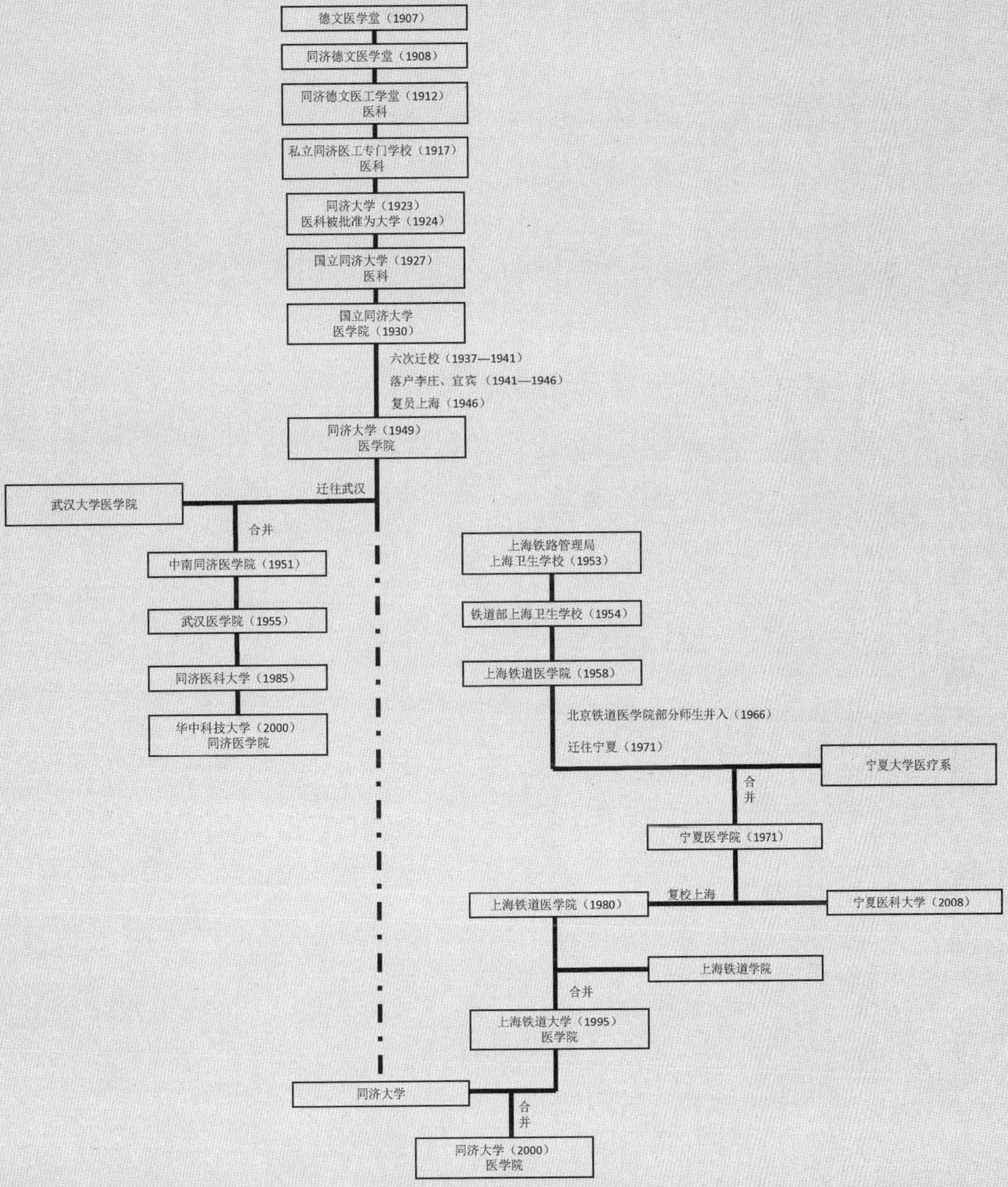

同济大学医学院历史沿革图

同济大学

1907

TONGJI UNIVERSITY

第一章
德医入华　同济肇建
(1907—1917)

导语

1907 年,以德国医生埃里希·宝隆(Erich Paulun)博士为首的上海德国医生公会,凭借同济医院的有利条件创建"德文医学堂"(Deutsche Medizinschule),确立以德籍教师、德国学制、德文教材、德语授课为特色的德国教育模式。同济大学由此起步。1908 年,学校中文名改为"同济德文医学堂"。4 年后,与新创建的"德文工学堂"(Deutsche Ingenieurschule)合称为"同济德文医工学堂"(Deutsche Medizin- und Ingenieurschule)。

一、中德携手

1905 年，科举制被废除。同年，清廷发布上谕，“派载泽等五大臣分东西洋考察政治”“以期择善而从”。1906 年，他们分两组各奔日本、美国、欧洲。在柏林，端方等与德国政府就在中国筹建德国学校达成共识。

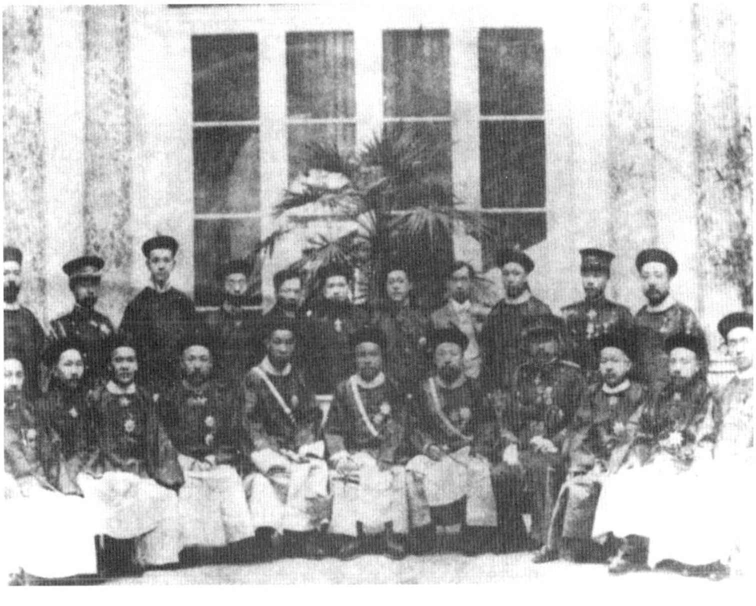

载泽、尚其亨、李圣铎、戴鸿慈、端方五大臣出洋考察

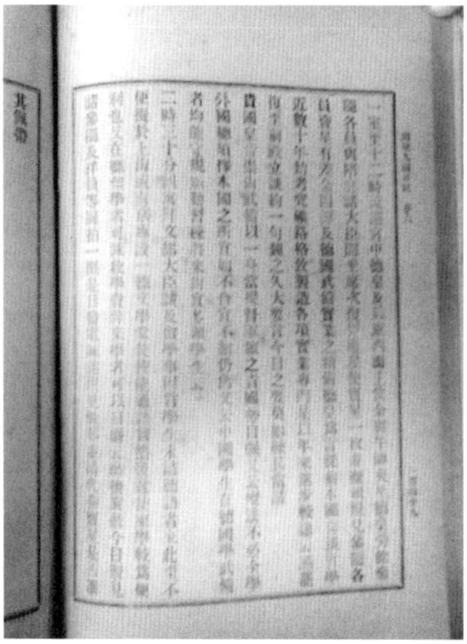

考察团成员戴鸿慈《出使九国日记》中关于中德达成共识在上海或南京建立德国学校的记录

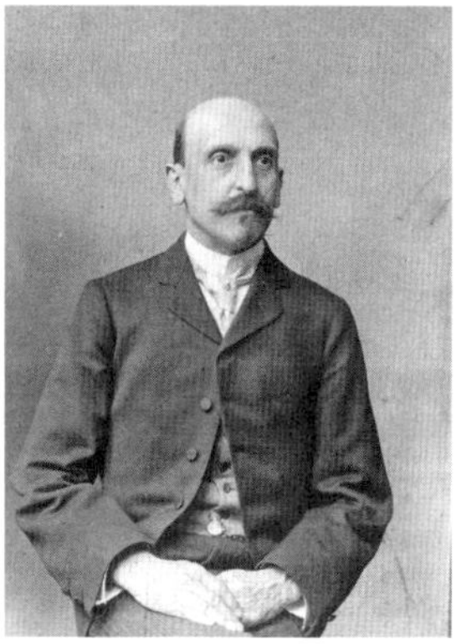

威廉·克纳佩(Wilhelm Knappe)，1898—1905年任德国驻上海总领事，在德文医学堂的创建过程中发挥了重要作用

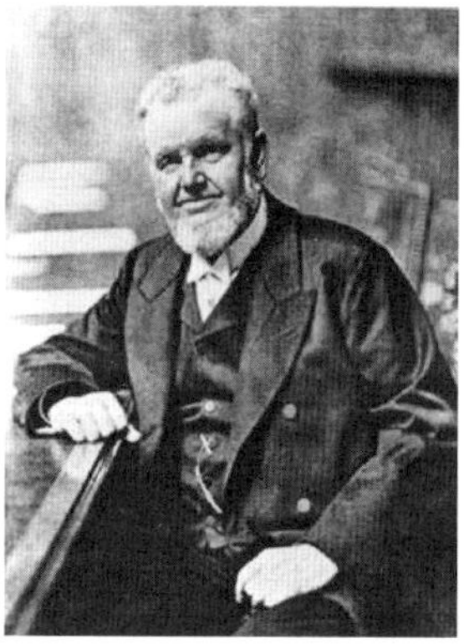

弗里德里希·特奥多尔·阿尔特霍夫(Friedrich Theodor Althof)，时任德国普鲁士政府文化部司长，负责筹集办学所需款项

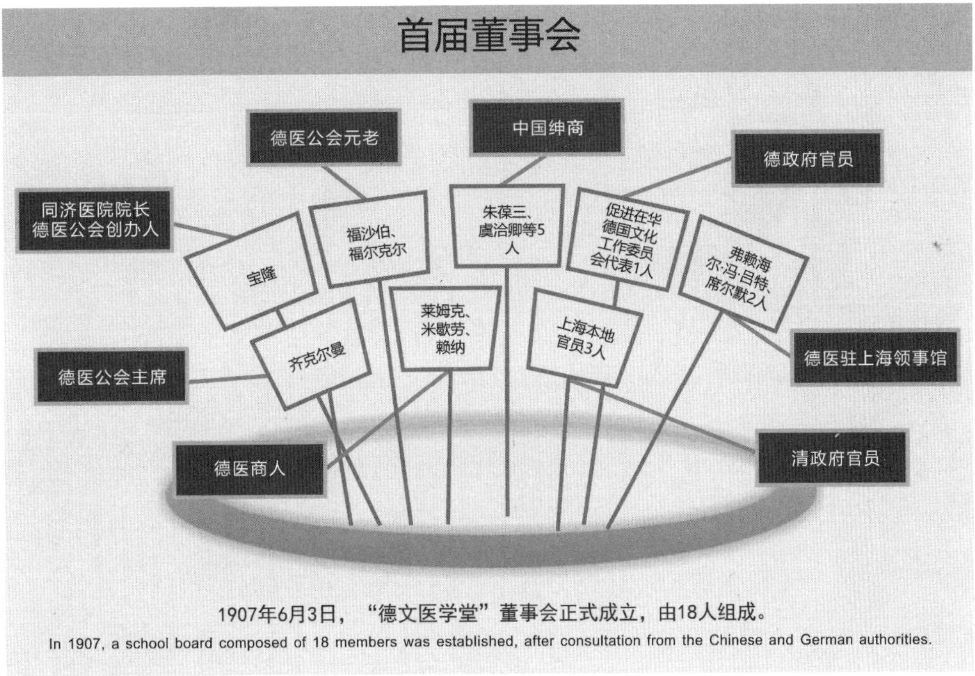

1907年6月3日，“德文医学堂”董事会正式成立，由18人组成。

In 1907, a school board composed of 18 members was established, after consultation from the Chinese and German authorities.

1907 年，中德双方经过协商，建立了由 18 人组成的学校董事会

二、德医授学

医学堂按照德国医科大学标准培养学生，学制五年，设前、后期，前期医预科（两年），后期医正科（三年）；秉持德医传统，重视临床实践。1915 年，德国承认同济医科与其国内医科大学程度相等。医学堂用德语教学，为此专门附设了预备部德文科(或称语言学校)。

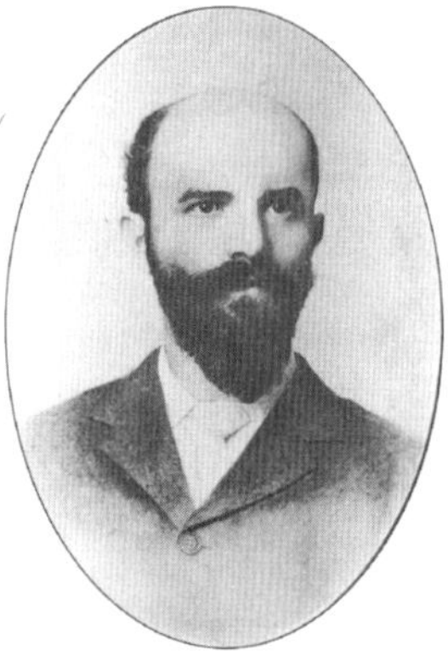

埃里希·宝隆（Erich Paulun，1862—1909），德国医学博士，同济医院和德文医学堂的创办人，德文医学堂首任总监督、总理（1907—1909）

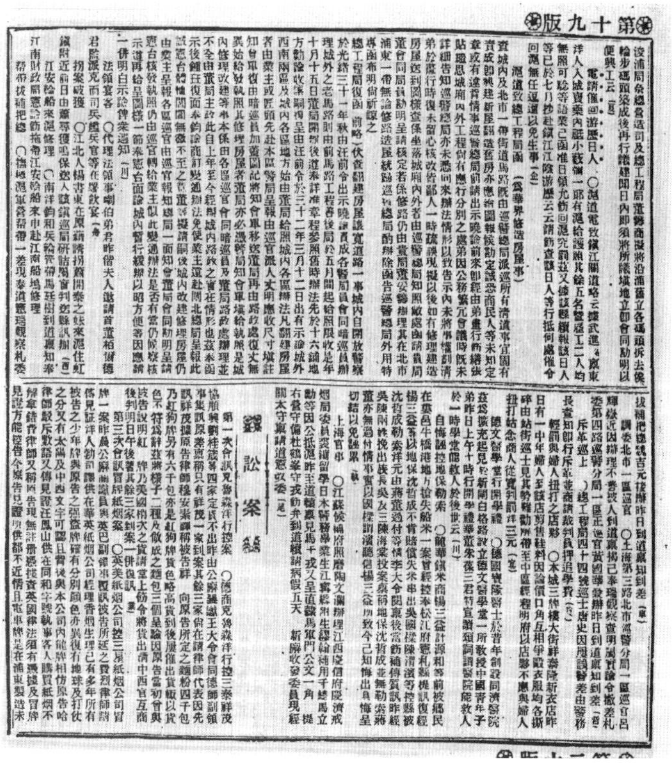

第十九版

德文醫學堂行開學禮 ○德國寶隆醫士於昔年創設同濟醫院茲爲擴充起見於新閘白格路設立德文醫學堂一所教授中國青年子弟昨日上午十時行開學禮華董朱葆三君特宣讀頌詞謂醫院能救人於一時學堂能救人於後世云（川）

1907 年 10 月 2 日《申报》刊载的“德文医学堂行开学典礼”

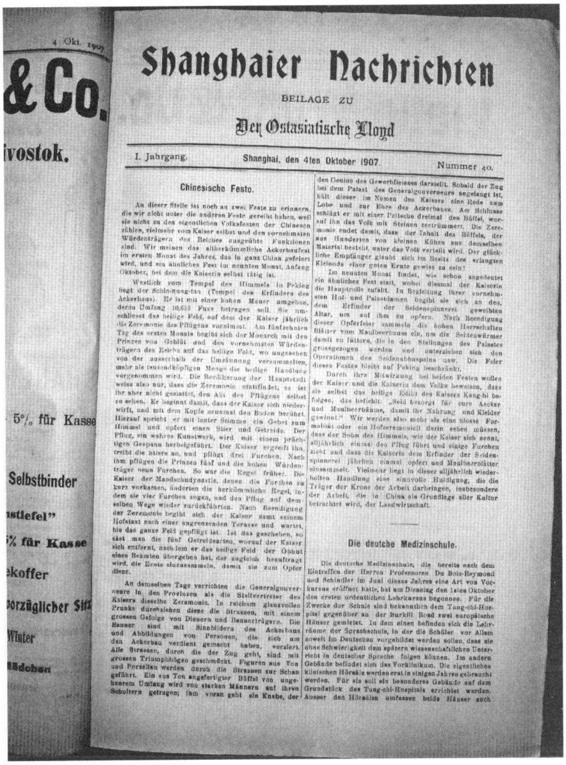

Shanghaier Nachrichten

BEILAGE ZU

Der Ostasiatische Lloyd

I. Jahrgang. Shanghai, den 4ten Oktober 1907. Nummer 40.

Chinesische Feste.

An dieser Stelle ist noch an zwei Feste zu erinnern, die wir nicht unter die anderen Feste gereiht haben, weil sie nicht zu den eigentlichen Volksfesten der Chinesen zählen, vielmehr vom Kaiser selbst und den vornehmsten Würdenträgern des Reiches ausgeübte Funktionen sind. Wir meinen das altherkömmliche Ackerbaufest im ersten Monat des Jahres, das in ganz China gefeiert wird, und ein ähnliches Fest im neunten Monat, Anfang Oktober, bei dem die Kaiserin selbst tätig ist.

Westlich vom Tempel des Himmels in Peking liegt der Schin-nung-tan (Tempel des Erfinders des Ackerbaus). Er ist mit einer hohen Mauer umgeben, deren Umfang 10,636 Fuss betragen soll. Sie umschliesst das heilige Feld, auf dem der Kaiser jährlich die Zeremonie des Pflügens vornimmt. Am fünfzehnten Tag des ersten Monats begibt sich der Monarch mit den Prinzen von Geblüt und den vornehmsten Würdenträgern des Reichs auf das heilige Feld, wo ungesehen von der ausserhalb der Umzäunung versammelten, mehr als tausendköpfigen Menge die heilige Handlung vorgenommen wird. Die Bevölkerung der Hauptstadt weiss also nur, dass die Zeremonie stattfindet; es ist ihr aber nicht gestattet, den Akt des Pflügens selbst zu sehen. Er beginnt damit, dass der Kaiser sich niederwirft, und mit dem Kopfe neunmal den Boden berührt. Hierauf spricht er mit lauter Stimme ein Gebet zum Himmel und opfert einen Stier und Getreide. Der Pflug, ein wahres Kunstwerk, wird mit einem prächtigen Gespann herbeigeführt. Der Kaiser ergreift ihn, treibt die Stiere an, und pflügt drei Furchen. Nach ihm pflügen die Prinzen fünf und die hohen Würdenträger neun Furchen. So war die Regel früher. Die Kaiser der Mandschudynastie, denen die Furchen zu kurz vorkamen, änderten die herkömmliche Regel, indem sie vier Furchen zogen, und den Pflug auf demselben Wege wieder zurückführten. Nach Beendigung der Zeremonie begibt sich der Kaiser samt seinem Hofstaat nach einer angrenzenden Terasse und wartet, bis das ganze Feld gepflügt ist. Ist das geschehen, so säet man die fünf Getreidearten, worauf der Kaiser sich entfernt, nachdem er das heilige Feld der Obhut eines Beamten übergeben hat, der zugleich beauftragt wird, die Ernte einzusammeln, damit sie zum Opfer diene.

An demselben Tage verrichten die Generalgouverneure in den Provinzen als die Stellvertreter des Kaisers dieselbe Zeremonie. In reichem glanzvollen Prunke durchziehen diese die Strassen, mit einem grossen Gefolge von Dienern und Bannerträgern. Die Banner sind mit Sinnbildern des Ackerbaus und Abbildungen von Personen, die sich um den Ackerbau verdient gemacht haben, verziert. Alle Strassen, durch die der Zug geht, sind mit grossen Triumphbögen geschmückt. Figuren aus Ton und Porzellan werden durch die Strassen zur Schau geführt. Ein aus Ton angefertigter Büffel von ungeheurem Umfang wird von starken Männern auf ihren Schultern getragen; ihm voran geht ein Knabe, der den Genius des Gewerbfleisses darstellt. Sobald der Zug bei dem Palast des Generalgouverneurs angelangt ist, hält dieser im Namen des Kaisers eine Rede zum Lobe und zur Ehre des Ackerbaues. Am Schlusse schlägt er mit einer Peitsche dreimal den Büffel, worauf ihn das Volk mit Steinen zertrümmert. Die Zeremonie endet damit, dass der Inhalt des Büffels, der aus Hunderten von kleinen Kühen aus demselben Material besteht, unter das Volk verteilt wird. Der glückliche Empfänger glaubt sich im Besitz des erlangten Kleinods einer guten Ernte gewiss zu sein!

Im neunten Monat findet, wie schon angedeutet ein ähnliches Fest statt, wobei diesmal der Kaiserin die Hauptrolle zufällt. In Begleitung ihrer vornehmsten Hof- und Palastdamen begibt sie sich an den, dem Erfinder der Seidenspinnerei geweihten Altar, um auf ihm zu opfern. Nach Beendigung dieser Opferfeier sammeln die hohen Herrschaften Blätter vom Maulbeerbaum ein, um die Seidenwürmer damit zu füttern, die in den Stallungen des Palastes grossgezogen werden und unterziehen sich den Operationen des Seidenabhaspelns usw. Die Feier dieses Festes bleibt auf Peking beschränkt.

Durch ihre Mitwirkung bei beiden Festen wollen der Kaiser und die Kaiserin dem Volke beweisen, dass sie selbst das heilige Edikt des Kaisers Kang-hi befolgen, das befiehlt: „Seid besorgt für eure Aecker und Maulbeerbäume, damit ihr Nahrung und Kleider gewinnt." Wir werden also mehr als eine blosse Formalität oder ein Hofzeremoniell darin sehen müssen, dass der Sohn des Himmels, wie der Kaiser sich nennt, alljährlich einmal den Pflug führt und einige Furchen zieht und dass die Kaiserin dem Erfinder der Seidenspinnerei jährlich einmal opfert und Maulbeerblätter einsammelt. Vielmehr liegt in dieser alljährlich wiederholten Handlung eine sinnvolle Huldigung, die die Träger der Krone der Arbeit darbringen, insbesondere der Arbeit, die in China als Grundlage aller Kultur betrachtet wird, der Landwirtschaft.

Die deutche Medizinschule.

Die deutsche Medizinschule, die bereits nach dem Eintreffen der Herren Professoren Du Bois-Reymond und Schindler im Juni dieses Jahres eine Art von Vorkursus eröffnet hatte, hat am Dienstag den 1sten Oktober den ersten ordentlichen Lehrkursus begonnen. Für die Zwecke der Schule sind bekanntlich dem Tung-chi-Hospital gegenüber an der Burkill Road zwei europäische Häuser gemietet. In dem einen befinden sich die Lehrräume der Sprachschule, in der die Schüler vor Allem soweit im Deutschen vorgebildet werden sollen, dass sie ohne Schwierigkeit dem spätern wissenschaftlichen Unterricht in deutscher Sprache folgen können. Im andern Gebäude befindet sich das Vorklinikum. Die eigentlichen klinischen Hörsäle werden erst in einigen Jahren gebraucht werden. Für sie soll ein besonderes Gebäude auf dem Grundstück des Tung-chi-Hospitals errichtet werden. Ausser den Hörsälen umfassen beide Häuser auch

1907年10月4日《德文新报》关于“德文医学堂开学典礼”的报道

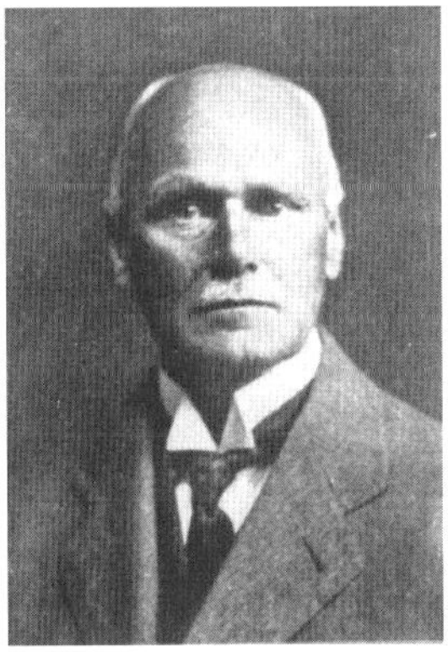

奥斯卡·福沙伯(Oscar von Schab),德国医学博士,同济德文医学堂总监督、总理(1909—1911),同济德文医工学堂总监督、总理(1912—1917)

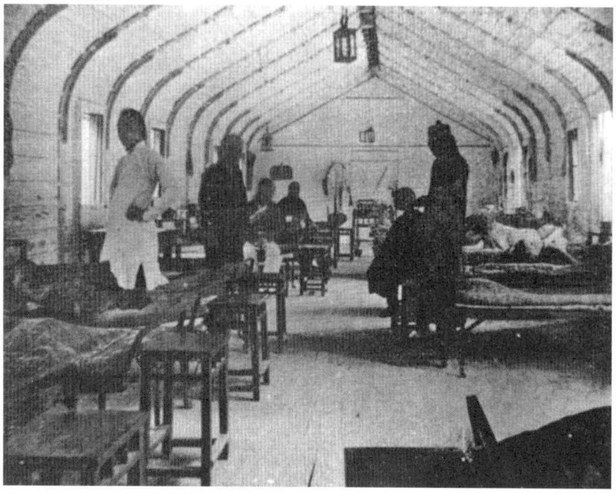

学生在宝隆医院实习

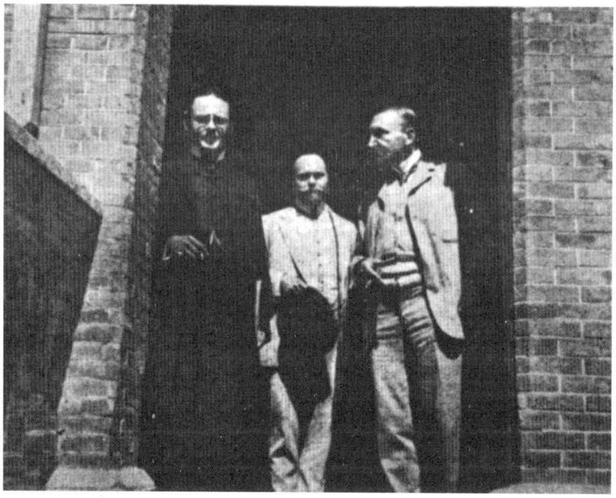

德文医学堂成立时由德国普鲁士文化部派遣的三名教师

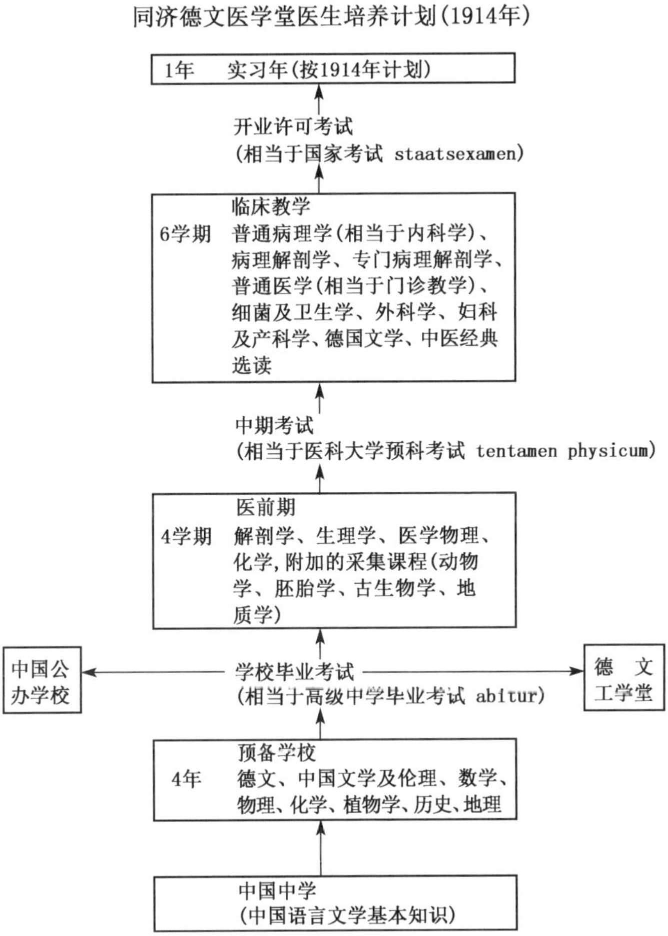

同济德文医学堂培养计划示意图

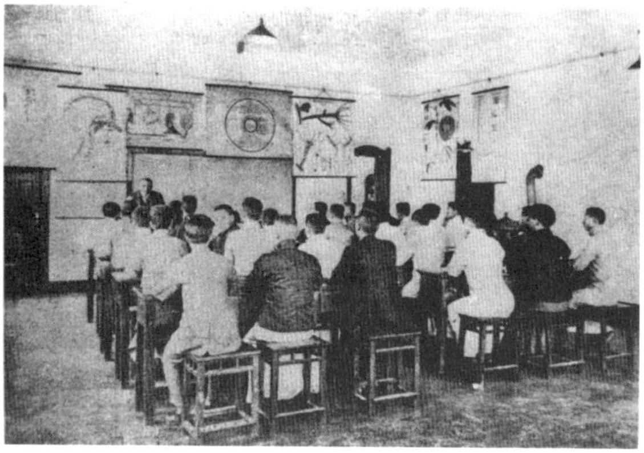

生理学课堂

1907—1917年德文科监督：安东·辛德勒（Anton Schindler）、瓦尔德马尔·阿曼（Waldemar Amman）、沃尔夫冈·林丕雷（Wolfgang Limpricht）、弗里茨·柯乐维康（Fritz Klövekorn）、恩斯特·费提克（Ernst Foethke）。

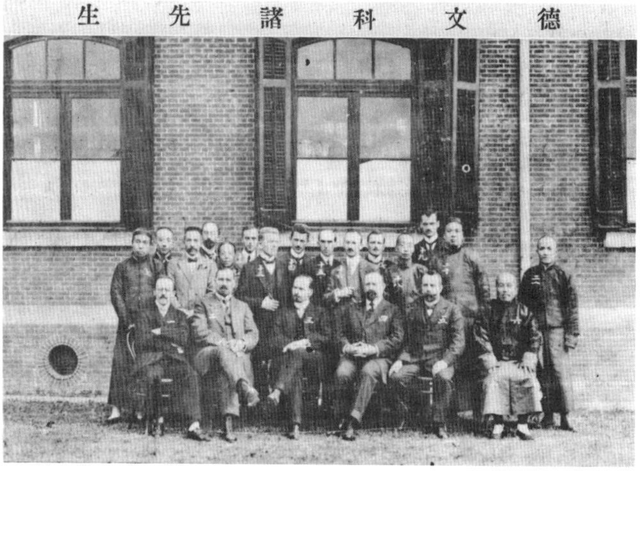

德文科教师合影（1915）

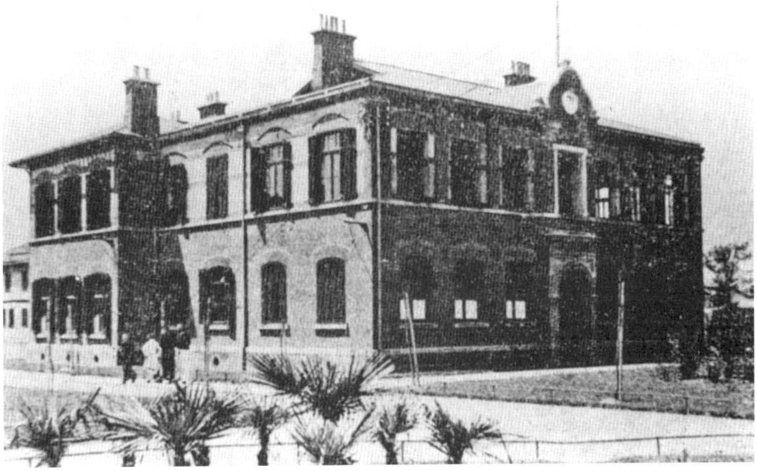

德文科校舍

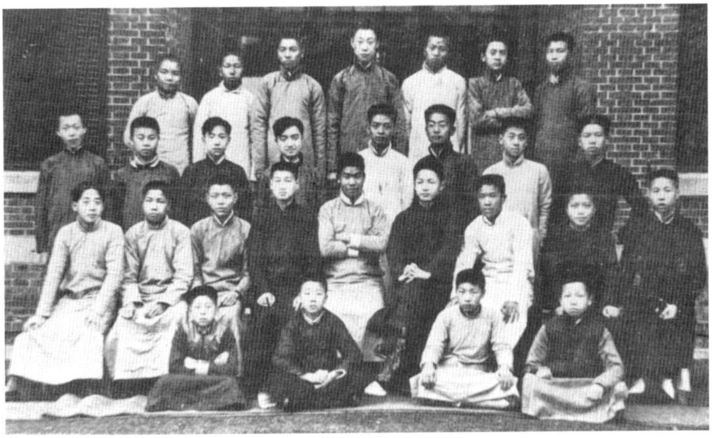

德文科一年级
学生合影(1916)

三、赁屋建舍

1907 年德文医学堂创办时，在白克路（今凤阳路）同济医院对门租赁一幢西式三层楼房作为校舍。1908 年，在宝昌路（今淮海中路）南、金神父路（今瑞金二路）西购得土地 12 亩自建校舍，1909 年落成。1912 年工科建立后，在金神父路增购 19 亩土地扩建校舍，至 1913 年，校舍基本建成，初具规模。

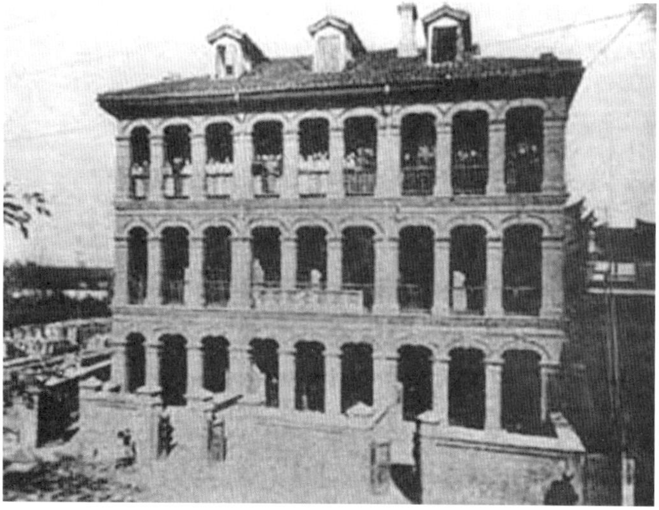

白克路（今凤阳路）校舍（1907）

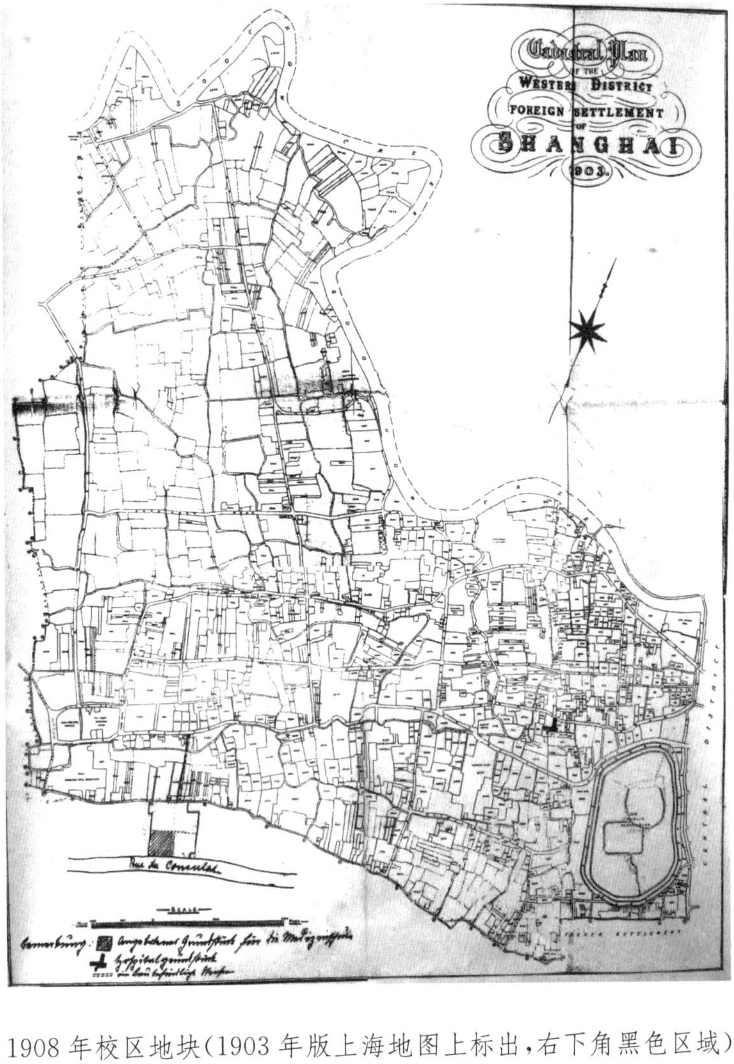

1908 年校区地块(1903 年版上海地图上标出，右下角黑色区域)

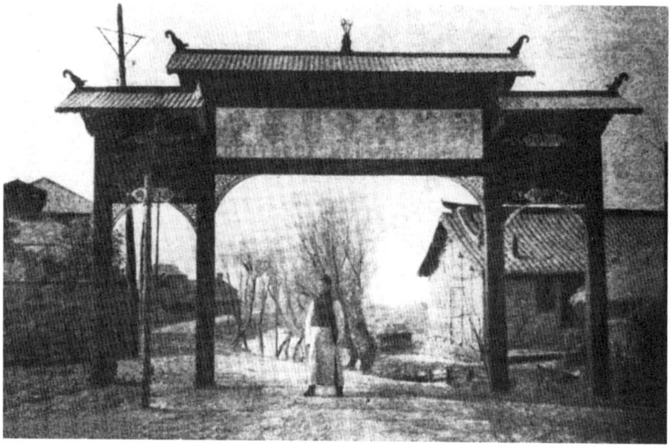

同济德文医学堂校门(1908)

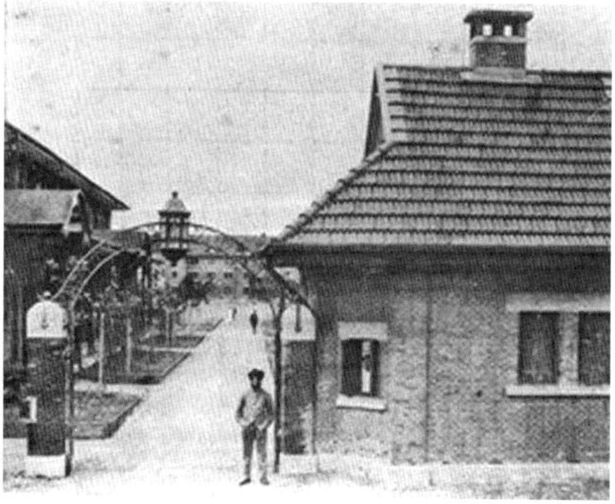

法华路(今复兴中路)同济德文医工学堂校门(1912)

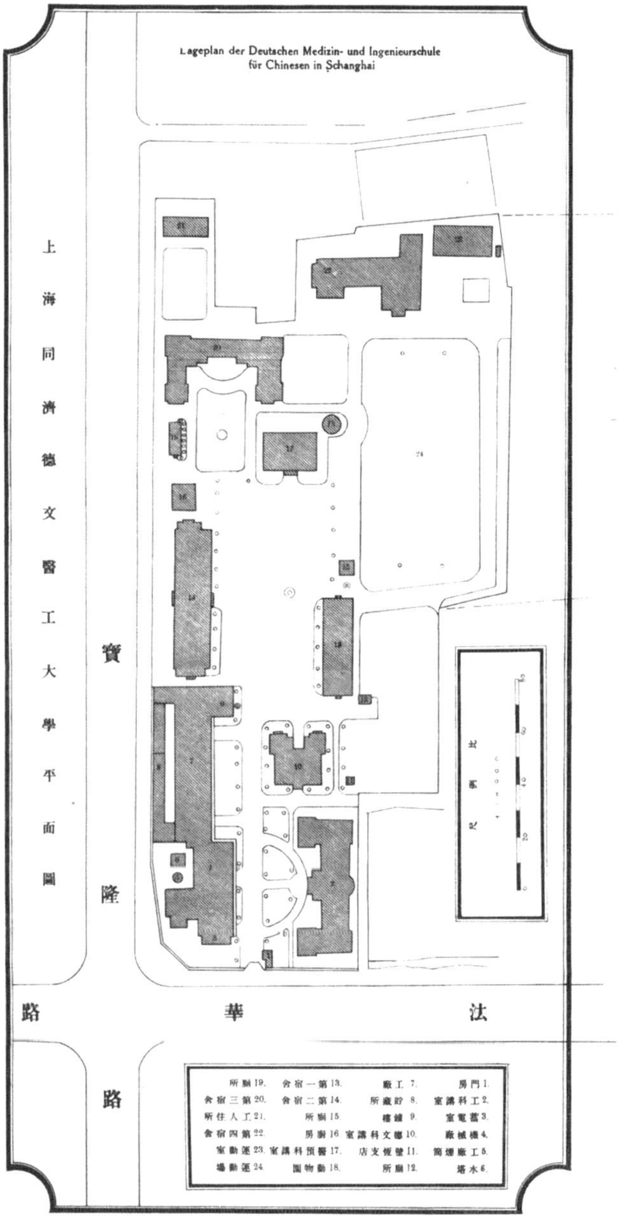

同济德文医工学堂校园平面图(1916)

四、立医为碑

由埃里希·宝隆始建于 1900 年的同济医院，是“德文医学堂”的实习医院，1909 年宝隆去世后，为纪念他的功绩，同济医院更名为宝隆医院。

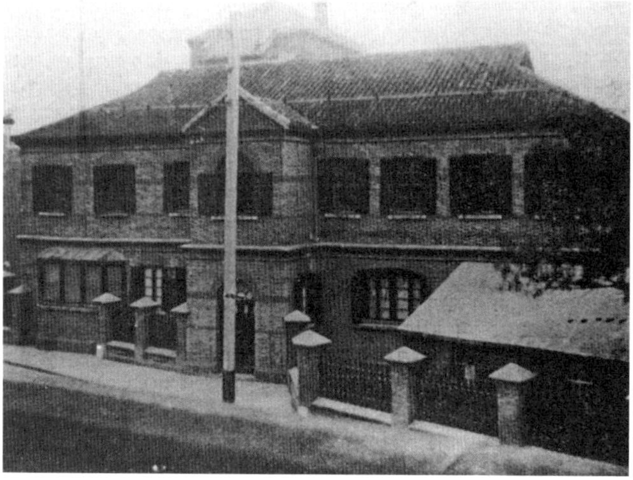

同济医院外景

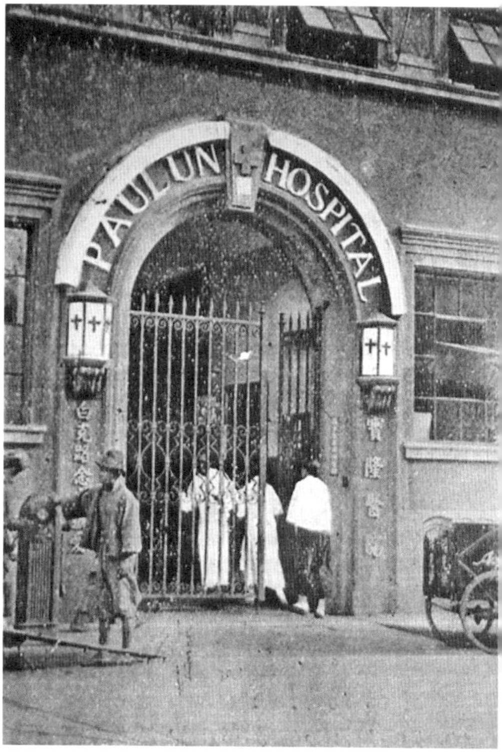

宝隆医院大门

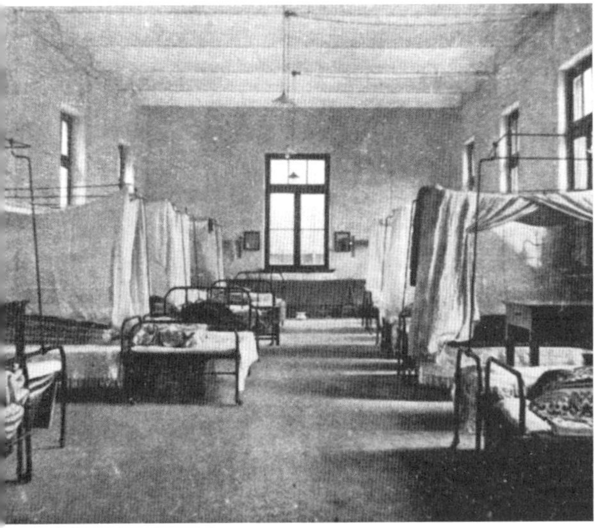

宝隆医院病房

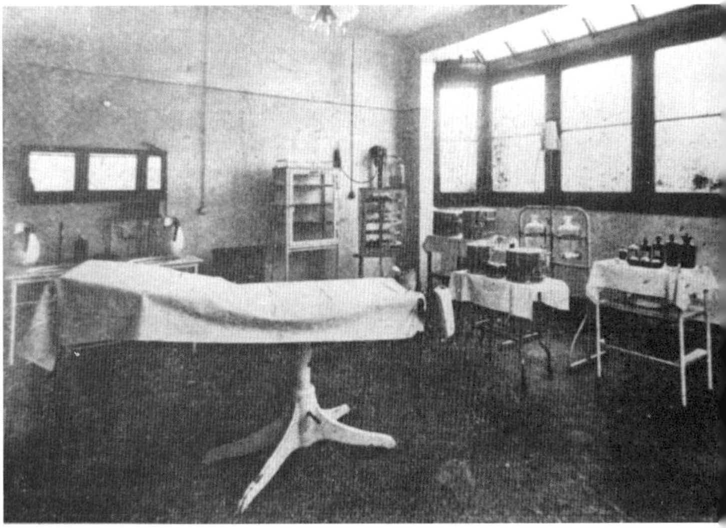

宝隆医院观察室

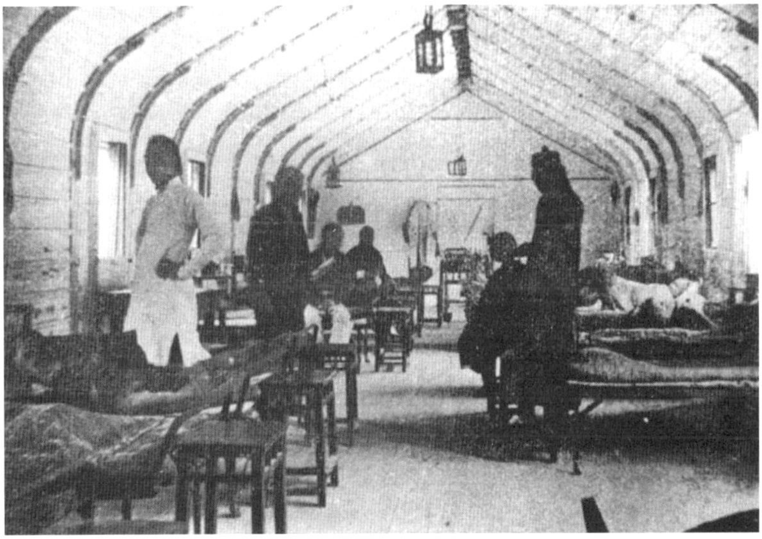

值班医生探视患者

五、惠学益教

医学堂开办时，教员由上海德医公会的医生兼任。随着学堂的发展，师资不断增加，至 1916 年，包括德文、工科以及医科在内，共有德籍教师 26 人，中国籍教师 9 人。

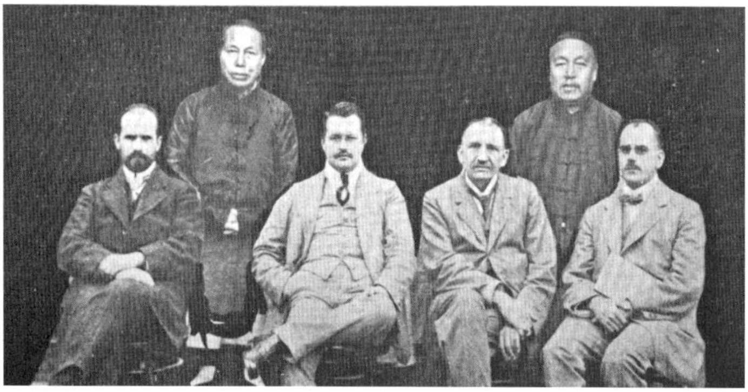

医正科教习(1916)

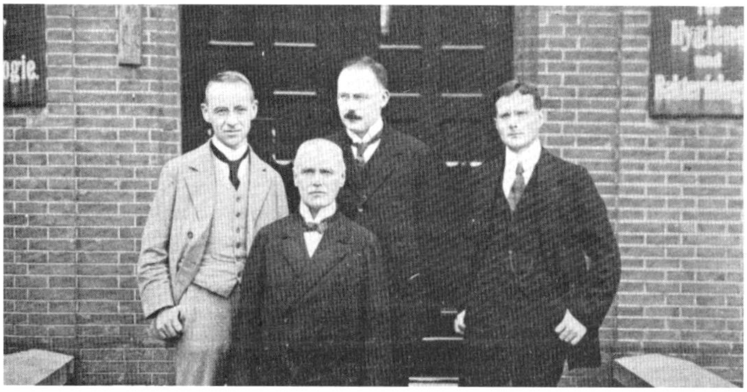

医预科教习(1916)

六、桃李初绽

德文医学堂首届学生8人，首届毕业生仅江逢治、张近枢和何理中3人。至1916年，已有医科学生204人，至1917年，医科共有毕业生42人。

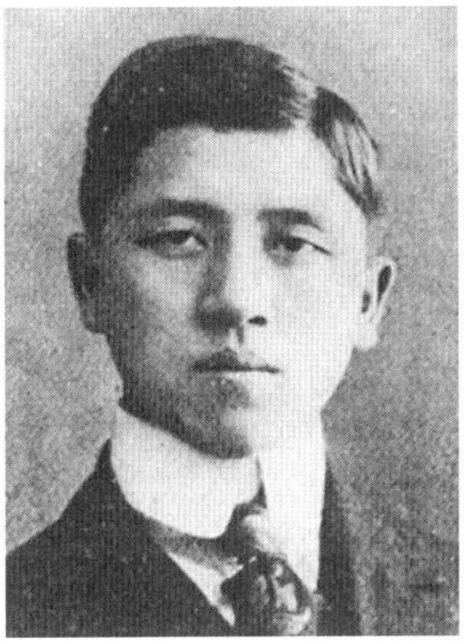

江逢治（1891—1930），1915年获柏林大学医学博士学位，是首位在德国获得医学博士学位的中国学生

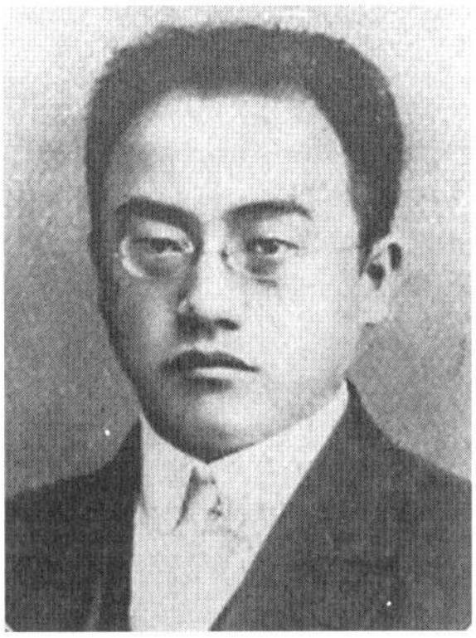

张近枢（1886—不详），曾任上海同德医学专门学校附属同德医院院长

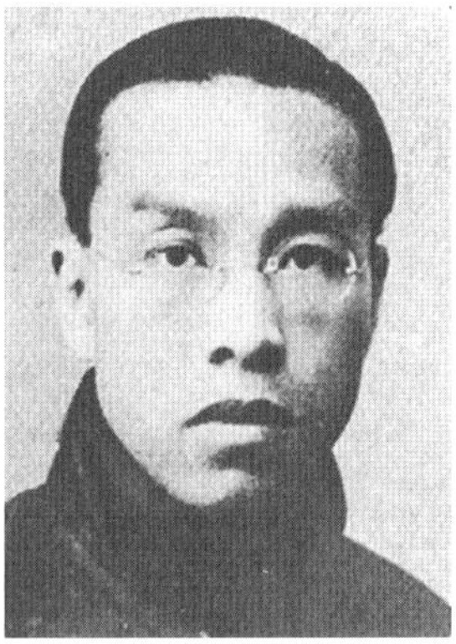

何理中（1881—不详），毕业后在上海行医

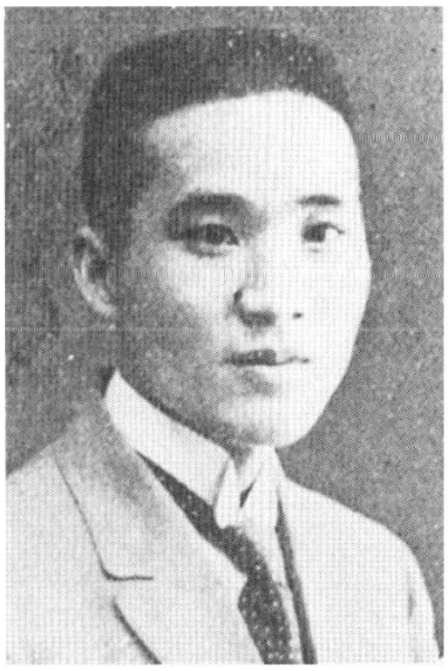

李梅龄（1888—1972），医学堂第三届毕业生，是同济培养的第一位博士，1916年其博士学位获德国认可

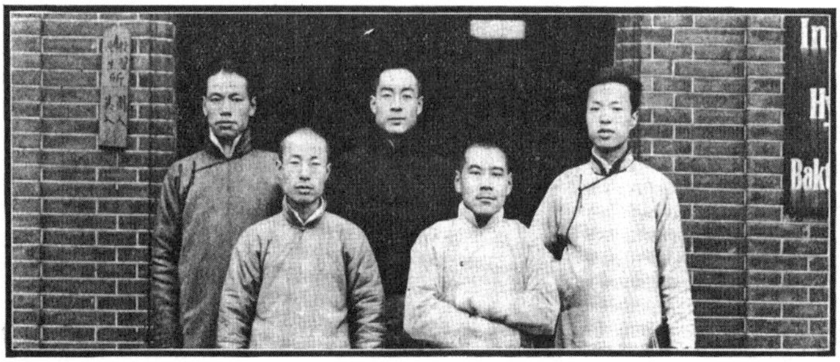

董澄　焦湘宗　鄭葆湜

金建宏　楊瑞雲

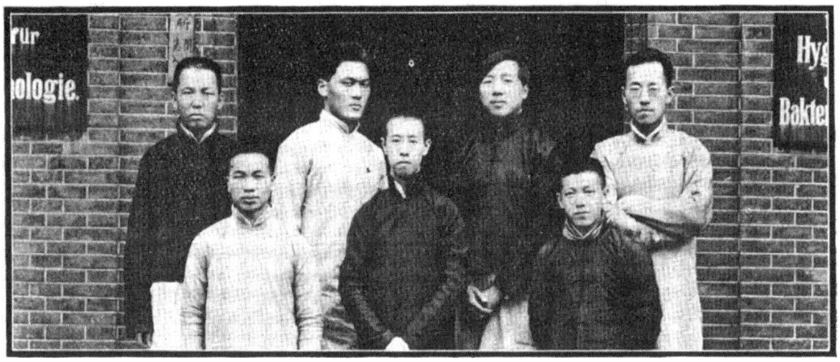

楊永超　何鶴佺　周綸　劉仲剛

曾接安　馮宜鵬　周宗琦

医科各年级学生合影(1916)

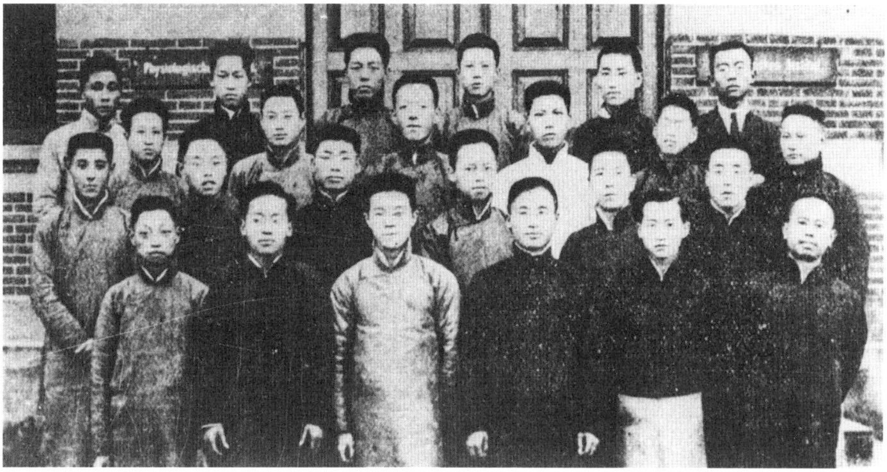

医预科二年级全体同学合影，其中翁之龙(第 3 排右 2)、赵士卿(第 4 排右 2)、丁文渊(第 2 排右 2)先后任 1930—1940 年同济大学校长(1916)

第二章
屡遭劫难　中德共建
（1917—1937）

导语

1917 年 3 月，受第一次世界大战的影响，中德两国政府断交，位于法租界的同济德文医工学堂校区被强行关闭，学校迁往吴淞，由华人接办，更名为私立同济医工专门学校，阮尚介受聘成为首任华人校长，但教务仍由德国教授负责，延续德国教育模式。1923 年 4 月，学校正式更名为同济大学。1927 年 8 月，学校成为南京国民政府确立的首批八所国立大学之一。1930 年，医、工两科分别更名为医学院和工学院，快速发展。

一、罹祸一战

1917 年 3 月 17 日，上海法租界当局强行关闭和没收租界内的德国产业，解散同济德文医工学堂。学校被迫先后搬至吴淞中国公学和炮台湾海军学校，租借校舍继续办学。

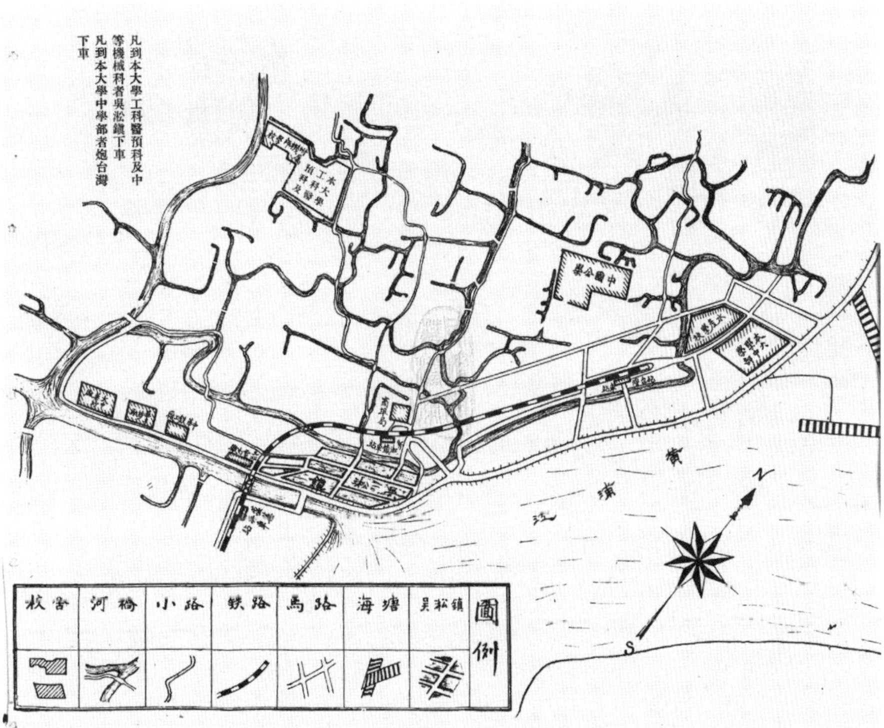

学校在吴淞租借校舍分布图

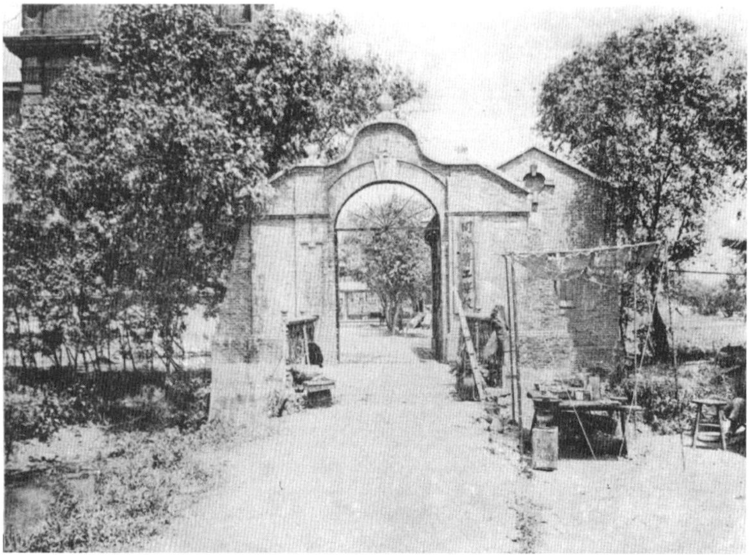

租借中国公学办学时校门

二、德华共育

学校迁至吴淞后，华人组成的校董会成为学校最高领导机构。阮尚介受聘担任校长，成为同济历史上首位华人校长。1919 年，学校在吴淞购地（今宝山区同济路），于 1920 年开始兴建校区。1924 年 5 月 18 日，新校舍主体落成，主要建筑物有大礼堂、生理学馆等 400 余间，占地 198 亩（1 公顷＝15 亩）。

经历了第一次世界大战中德断交的风波后，学校秉持初衷，继续留任德籍教师。1920 年以后，学校恢复对德联系，德国续派教师到校，与华籍教师共同执教。1930 年医科改名学院后，首任院长仍由德籍教授担任，医学教育继续按照德国模式发展。1935 年起,按教育部规定,学校增加实习期 1 年,学制改为 6 年。

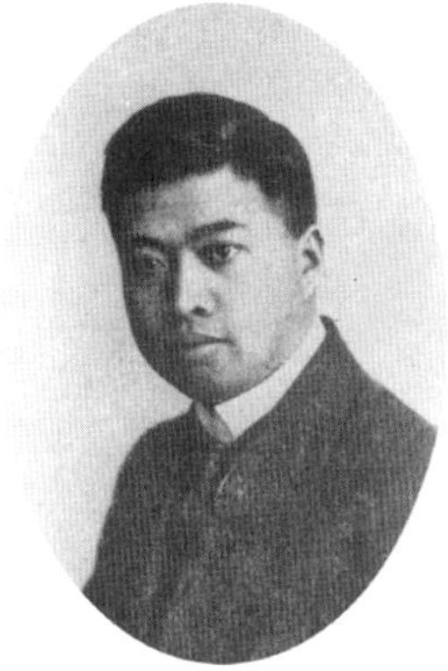

阮尚介(1889—1960),曾先后赴日本和德国留学,同济首位华人校长(1917—1927)

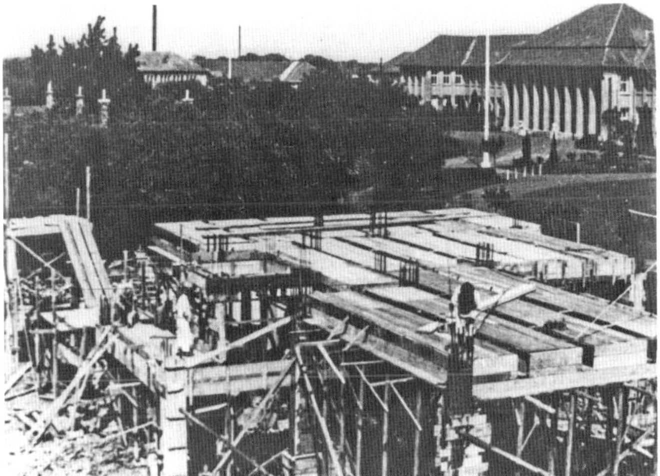

建设中的吴淞新校舍

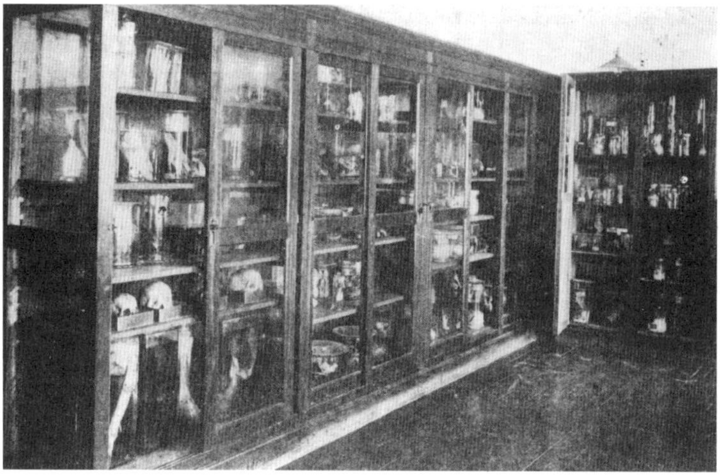

解剖学研究馆

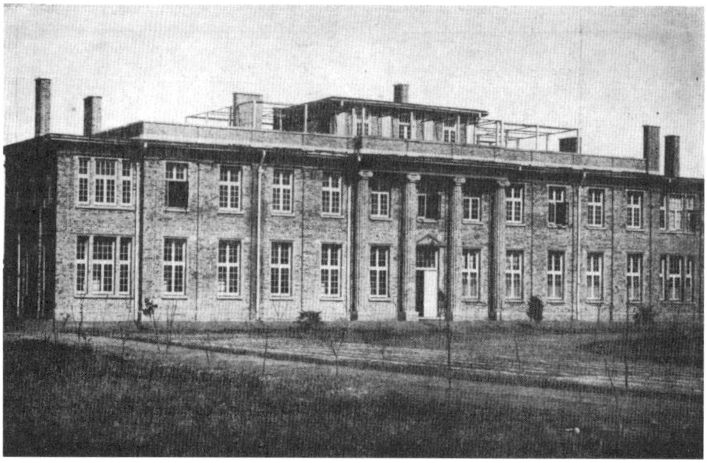

生理学研究馆

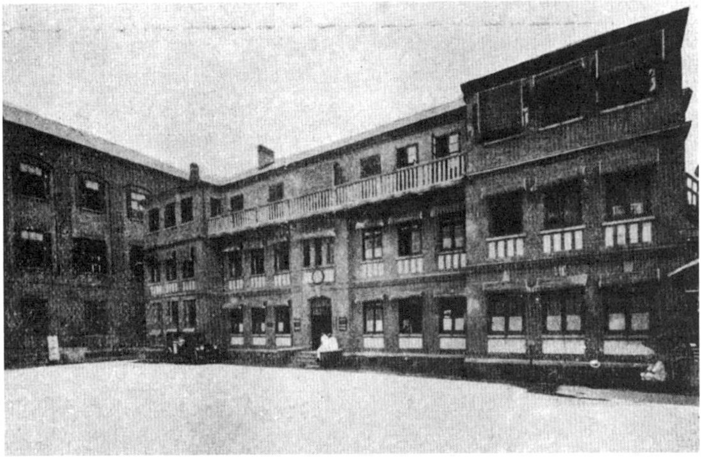

药物学研究馆

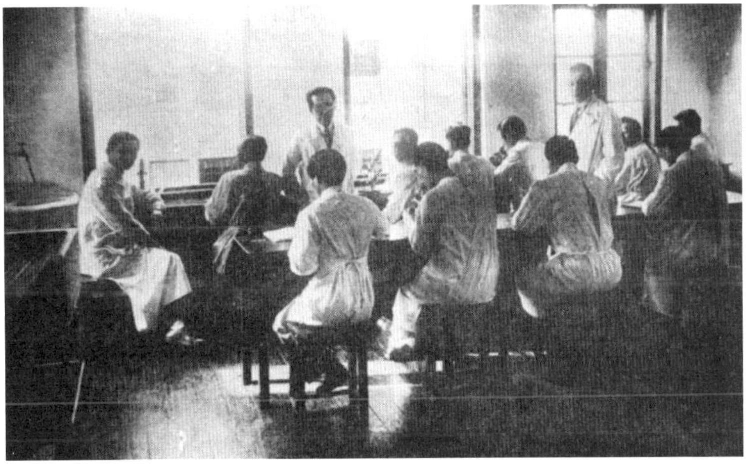

病理学实习(1928)

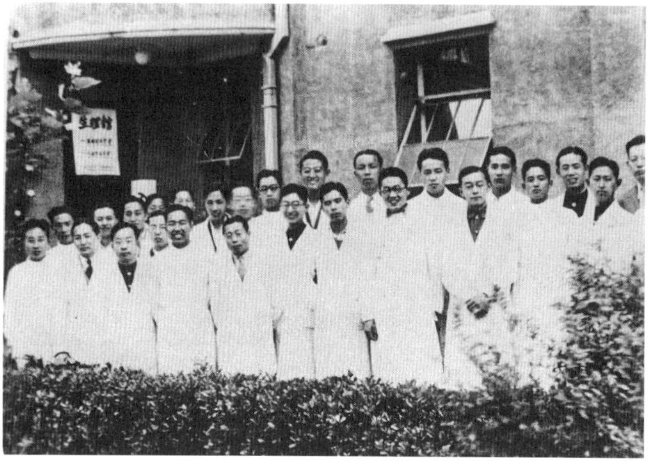

医学院举行解剖学展览会(1936)

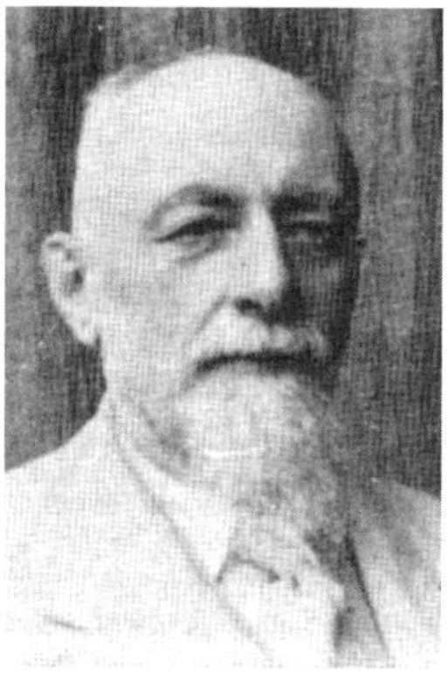

生理学教授汉斯·史图博
(Hans Stübel)

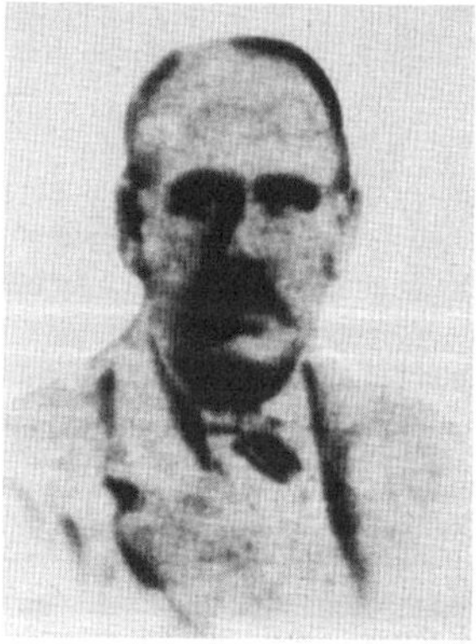

医学院首任德籍院长爱德华·
柏德(Eduard Birt)教授

三、改名并轨

作为与现代大学并轨的外部标志之一，1920 年的同济诸科相继更名：1923 年 4 月 24 日，南京国民政府教育部下达第 634 号指令，学校定名为“同济大学”。1924 年 5 月 20 日，教育部第 120 号训令，批准同济医科为大学。1930 年，医、工两科再次更名，分别为医学院和工学院。

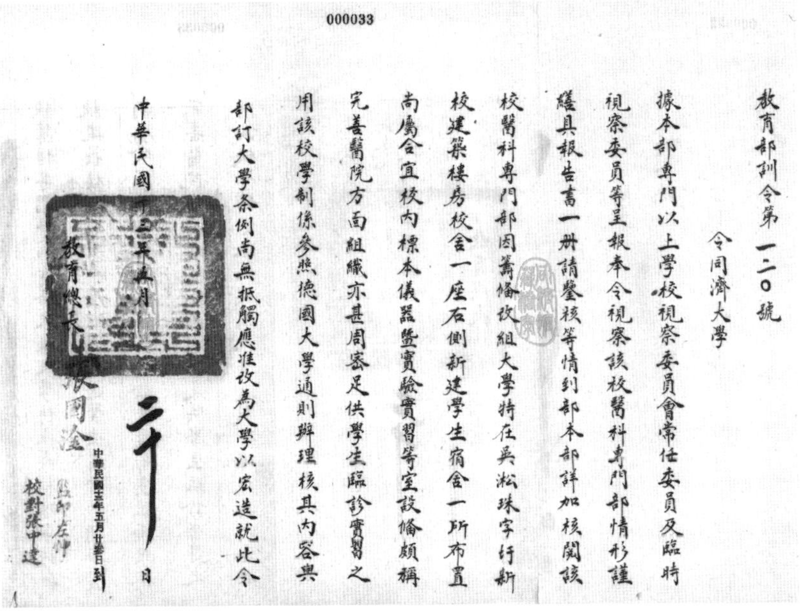

000033

教育部訓令第一二〇號

令同濟大學

據本部專門以上學校視察委員會常任委員及臨時視察委員等呈報奉令視察該校醫科專門部情形謹繕具報告書一冊請鑒核等情到部本部詳加核閱該校醫科專門部因籌備改組大學特在吳淞珠字圩新校建築樓房校舍一座右側新建學生宿舍一所布置尚屬合宜校內標本儀器暨實驗實習等室設備頗稱完善醫院方面組織亦甚周密足供學生臨診實習之用該校學制係參照德國大學通則辦理核其內容與部訂大學条例尚無抵觸應准改為大學以宏造就此令

中華民國十三年五月　日

教育總長 張國淦

中華民國十三年五月廿日到

監印 左仲

校對 張中建

教育部第 120 号训令，批准同济医科为大学

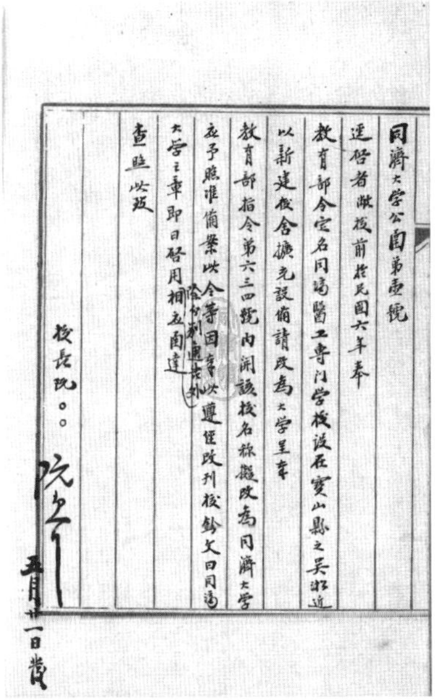

同濟大學公函第壹號

逕啓者敝校前於民國六年奉教育部令定名同濟醫工專門學校設在寶山縣之吳淞以新建校舍擴充設備請改為大學呈奉教育部指令第六三四號內開該校名稱擬改為同濟大學應予照准備案此令等因奉此遵即改刊校鈐文曰同濟大學之章即日啓用除分別呈報外相應函達

查照此致

校長阮○○

阮尚介

五月廿一日發

1924 年 5 月 21 日，阮尚介校长签发的“同济大学公函第壹号”

四、危巢之下

1932 年，“一·二八”淞沪抗战爆发，学校的主要建筑遭到日军轰炸，损失严重，学校暂迁市区巨籁达路（今巨鹿路）民生坊租赁民房上课。1932 年 8 月 25 日，迁回吴淞上课。

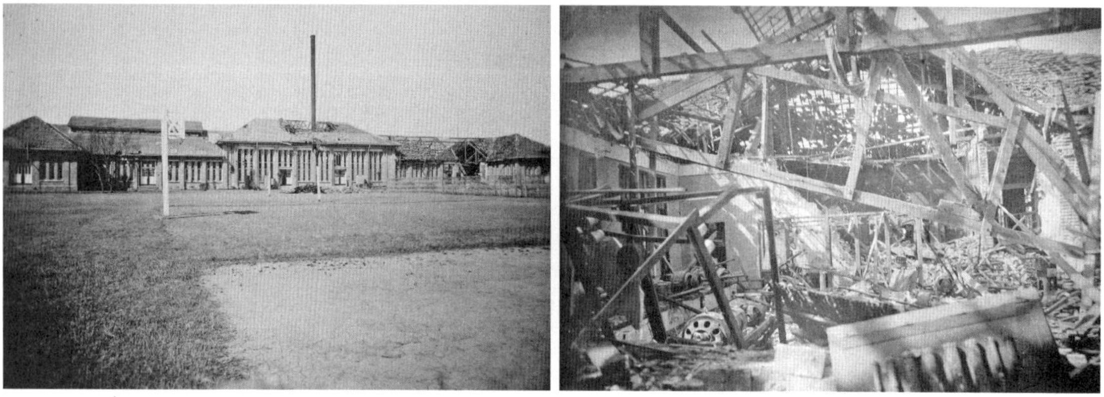

学校受创惨景

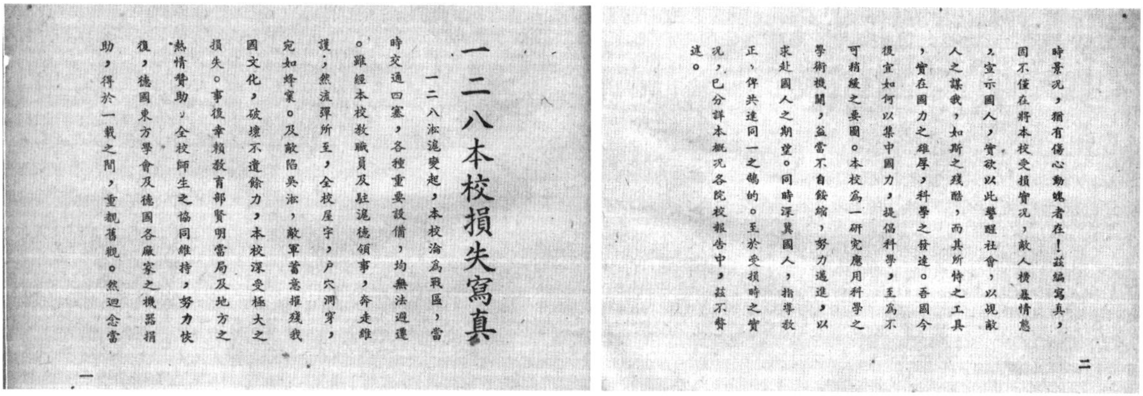

一二八本校損失寫真

一二八淞滬變起，本校淪爲戰區，當時交通四塞，各種重要設備，均無法遷運。雖經本校教職員及駐滬德領事，奔走維護；然流彈所至，全校屋宇，户穴洞穿，宛如蜂窠。及敵陷吳淞，敵軍蓄意摧殘我國文化，破壞不遺餘力，本校深受極大之損失。事後幸賴教育部賢明當局及地方之熱情贊助，全校師生之協同維持，努力恢復，德國東方學會及德國各廠家之機器捐助，得於一載之間，重覩舊觀。然迴念當

一

時景況，猶有傷心動魄者在！茲編寫真，固不僅在將本校受損實況，敵人橫暴情態，宣示國人，實欲以此警醒社會，以覘敵人之謀我，如斯之殘酷，而其所恃之工具，實在國力之雄厚，科學之發達。吾國今後宜如何以集中國力，提倡科學，至爲不可稍緩之要圖。本校爲一研究應用科學之學術機關，益當不自餒縮，努力邁進，以求赴國人之期望。同時深冀國人，指導教正，俾共達同一之鵠的。至於受損時之實況，已分詳本概況各院校報告中，茲不贅述。

二

学校“一·二八”受创损失报告

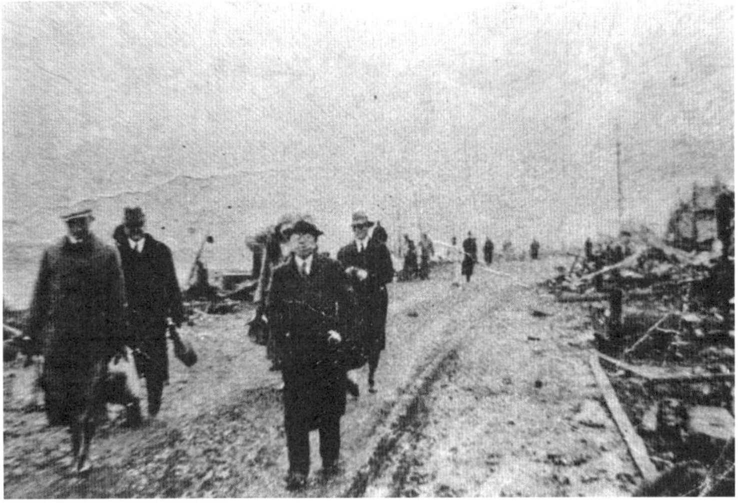

德籍教授撤离吴淞,到市区避难

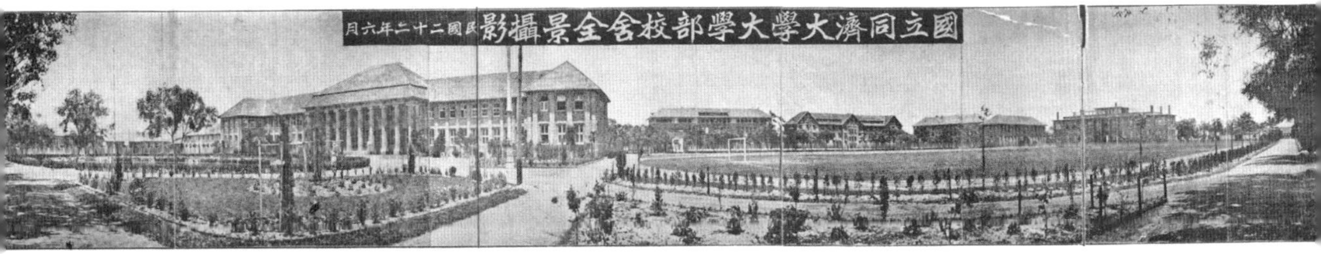
國立同濟大學部校舍全景攝影
民國二十二年六月

修复后的校舍全景(1933 年 6 月)

五、市立医院

1932 年，南京国民政府决定新建一所上海最大最先进的市立医院，委托同济管理使用，作为医学院第二临床实习医院。1937 年 4 月 4 日，市立医院主楼揭幕典礼在江湾（今长海医院所在地）举行，校长翁之龙兼任院长。

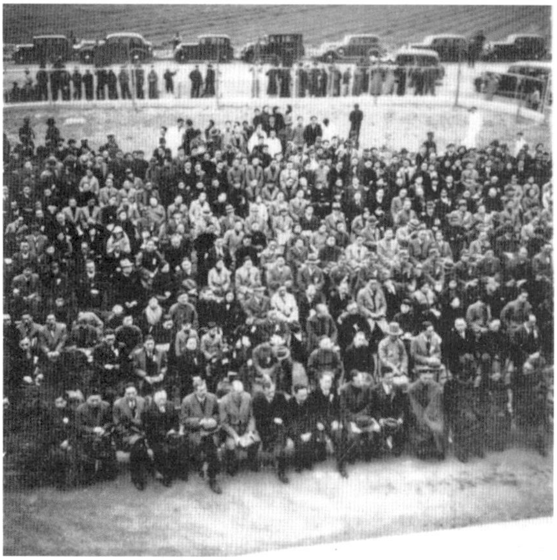

上海市立医院举行揭幕典礼

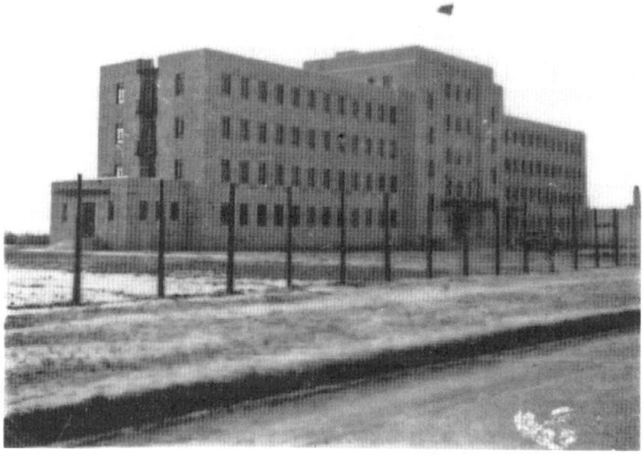

上海市立医院外景

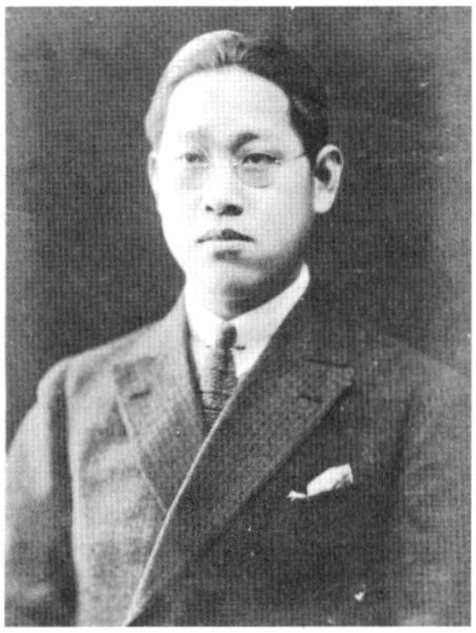

医务长兼妇科主任王味根教授

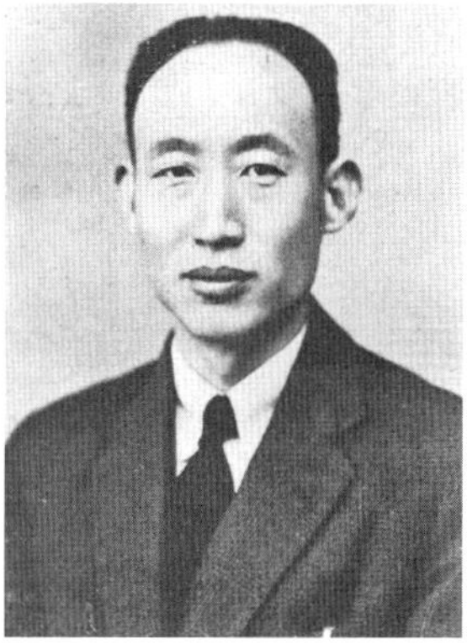

内科主任张静吾教授

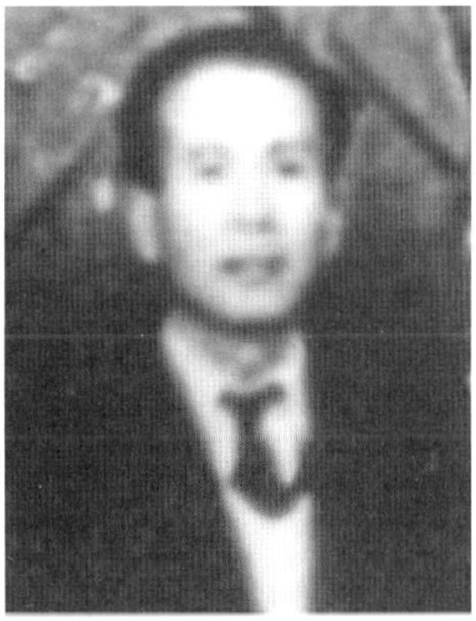

外科主任黄榕增教授

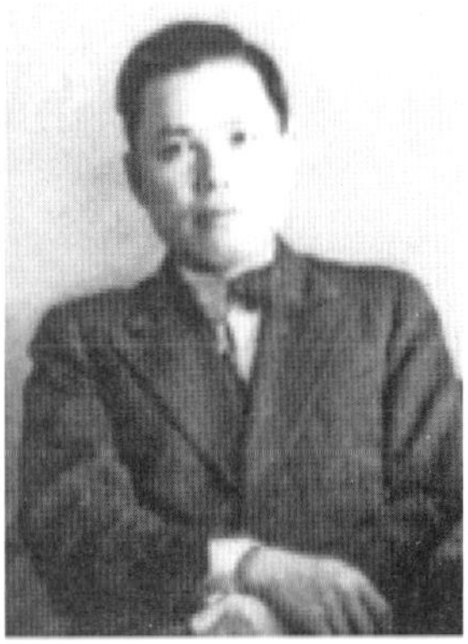

眼科主任郭秉宽教授

第三章
辗转西南　浴火重振
（1937—1949）

导语

1937年8月，日军进攻上海，吴淞校园被炸成一片废墟。为坚持办学，学校被迫六次迁校，辗转沪、浙、赣、粤、湘、桂、滇、黔、川9省市，还曾取道越南，总行程11 000公里（千米）。在此艰难时刻，学校师生同舟共济，越挫越勇，坚持教书育人，直至抗战胜利后复员上海。1946年4月，同济新学年在上海开学，迅速扩张为拥有医、工、理、法和文5个学院、16个系的综合性大学。

一、吴淞之殇

1937 年 8 月 13 日，淞沪会战爆发，日军狂轰滥炸吴淞校园，学校大礼堂、工学院、电机馆、解剖室、生理馆、材料试验馆、实习工厂、教授住宅及学生宿舍等建筑均被炸毁。学校由吴淞撤至市区公共租界地丰路 121 号(今乌鲁木齐北路)。然而战事日益激烈，学校不得已选择离沪，首选迁徙地为浙江金华。

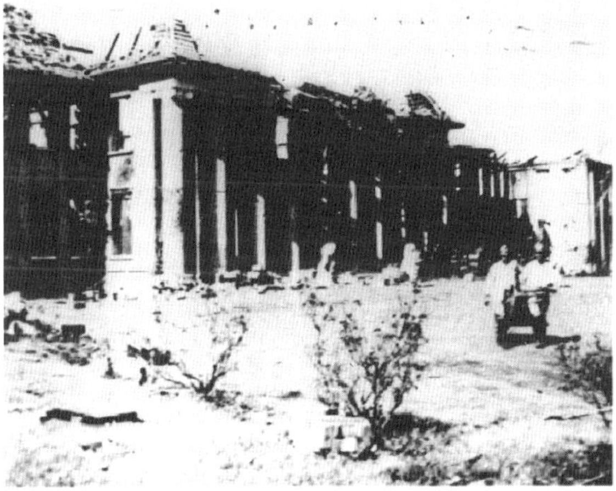

被炸毁的主楼

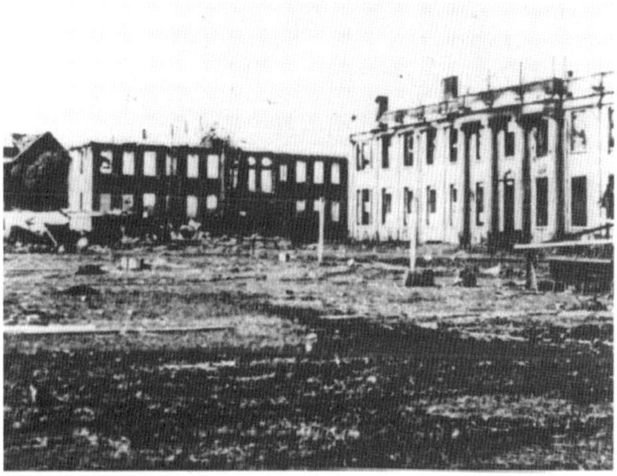

被炸毁的生理馆与女生宿舍

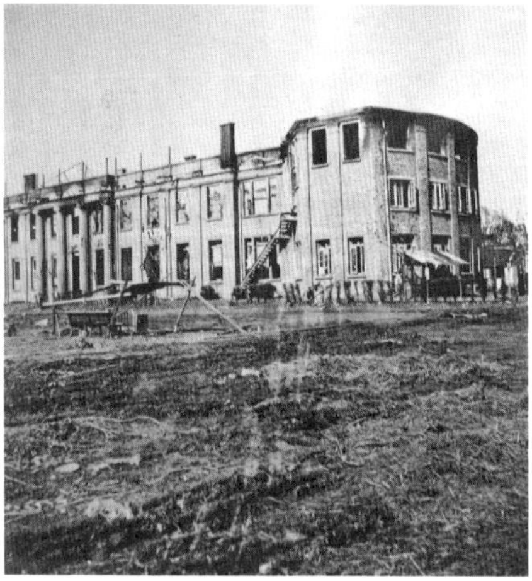

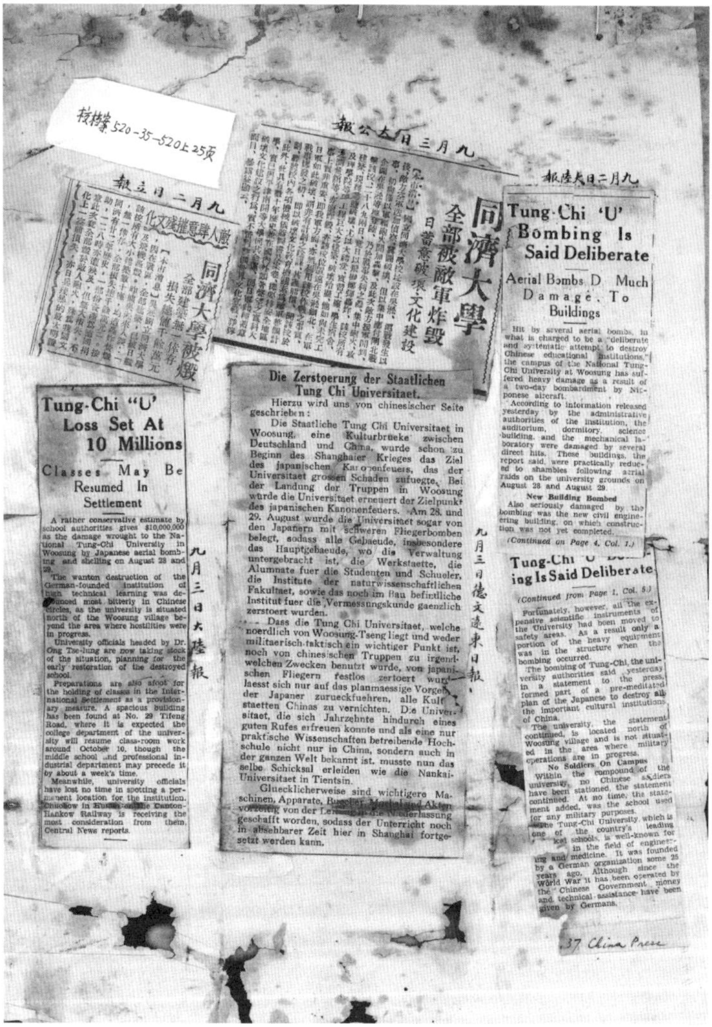

校档案520-35-520上25页

九月三日大公報

同濟大學全部被敵軍炸毀

九月二日立報

同濟大學被燬

全部建築無一倖存 損失總值千餘萬元

敵人蓄意摧殘文化

九月二日大陸報

Tung-Chi 'U' Bombing Is Said Deliberate

Aerial Bombs D[illegible] Much Damage, To Buildings

Hit by several aerial bombs, in what is charged to be a "deliberate and systematic attempt to destroy Chinese educational institutions," the campus of the National Tung-Chi University at Woosung has suffered heavy damage as a result of a two-day bombardment by Nipponese aircraft.

According to information released yesterday by the administrative authorities of the institution, the auditorium, dormitory, science building, and the mechanical laboratory were damaged by several direct hits. These buildings, the report said, were practically reduced to shambles following aerial raids on the university grounds on August 28 and August 29.

New Building Bombed

Also seriously damaged by the bombing was the new civil engineering building, on which construction was not yet completed.

(Continued on Page 4, Col. 1.)

Tung-Chi 'U' Bombing Is Said Deliberate

(Continued from Page 1, Col. 5.)

Fortunately, however, all the expensive scientific instruments of the University had been moved to safety areas. As a result only a portion of the heavy equipment was in the structure when the bombing occurred.

The bombing of Tung-Chi, the university authorities said yesterday in a statement to the press, formed part of a pre-meditated plan of the Japanese to destroy all the important cultural institutions of China.

The university, the statement continued, is located north of Woosung village and is not situated in the area where military operations are in progress.

No Soldiers On Campus

Within the compound of the university, no Chinese soldiers have been stationed, the statement continued. At no time, the statement added, was the school used for any military purposes.

The Tung-Chi University, which is one of the country's leading [illegible]cal schools, is well-known for [illegible] in the field of engineering and medicine. It was founded by a German organization some 25 years ago. Although since the World War it has been operated by the Chinese Government, money and technical assistance have been given by Germans.

'37 China Press

九月三日大陸報

Tung-Chi "U" Loss Set At 10 Millions

Classes May Be Resumed In Settlement

A rather conservative estimate by school authorities gives $10,000,000 as the damage wrought to the National Tung-Chi University in Woosung by Japanese aerial bombing and shelling on August 28 and 29.

The wanton destruction of the German-founded institution of high technical learning was denounced most bitterly in Chinese circles, as the university is situated north of the Woosung village beyond the area where hostilities were in progress.

University officials headed by Dr. Ong Tse-lung are now taking stock of the situation, planning for the early restoration of the destroyed school.

Preparations are also afoot for the holding of classes in the International Settlement as a provisionary measure. A spacious building has been found at No. 29 Tifeng Road, where it is expected the college department of the university will resume class-room work around October 10, though the middle school and professional industrial department may precede it by about a week's time.

Meanwhile, university officials have lost no time in spotting a permanent location for the institution. Chuchow in [illegible] the Canton-Hankow Railway is receiving the most consideration from them, Central News reports.

九月三日德文遠東日報

Die Zerstoerung der Staatlichen Tung Chi Universitaet.

Hierzu wird uns von chinesischer Seite geschrieben:

Die Staatliche Tung Chi Universitaet in Woosung, eine Kulturbruecke zwischen Deutschland und China, wurde schon zu Beginn des Shanghaier Krieges das Ziel des japanischen Kanonenfeuers, das der Universitaet grossen Schaden zufuegte. Bei der Landung der Truppen in Woosung wurde die Universitaet erneuert der Zielpunkt des japanischen Kanonenfeuers. Am 28. und 29. August wurde die Universitaet sogar von den Japanern mit schweren Fliegerbomben belegt, sodass alle Gebaeude, insbesondere das Hauptgebaeude, wo die Verwaltung untergebracht ist, die Werkstaette, die Alumnate fuer die Studenten und Schueler, die Institute der naturwissenschaftlichen Fakultaet, sowie das noch im Bau befindliche Institut fuer die Vermessungskunde gaenzlich zerstoert wurden.

Dass die Tung Chi Universitaet, welche noerdlich von Woosung-Tseng liegt und weder militaerisch-taktisch ein wichtiger Punkt ist, noch von chinesischen Truppen zu irgendwelchen Zwecken benutzt wurde, von japanischen Fliegern restlos zertoert wurd[illegible], laesst sich nur auf das planmaessige Vorge[illegible] der Japaner zurueckfuehren, alle Kult[illegible]staetten Chinas zu vernichten. Die Universitaet, die sich Jahrzehnte hindurch eines guten Rufes erfreuen konnte und als eine nur praktische Wissenschaften betreibende Hochschule nicht nur in China, sondern auch in der ganzen Welt bekannt ist, musste nun dasselbe Schicksal erleiden wie die Nankai-Universitaet in Tientsin.

Gluecklicherweise sind wichtigere Maschinen, Apparate, [illegible] vorzeitig von der [illegible] Niederlassung geschafft worden, sodass der Unterricht noch in absehbarer Zeit hier in Shanghai fortgesetzt werden kann.

被轰炸后的解剖馆　　　　刊载同济大学被炸毁消息的中外简报

二、千里辗转

随着日寇战火的一步步延烧，1937 年 11 月，学校撤离金华，继续西迁。

金华（1937.9—1937.11）

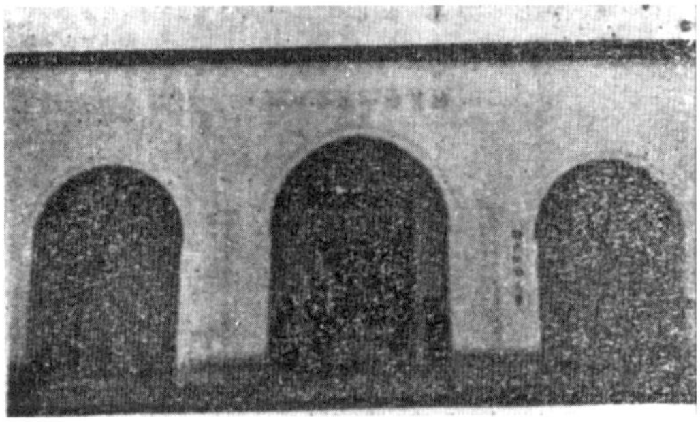

金华时期校门

赣州和吉安（1937.11—1938.7）

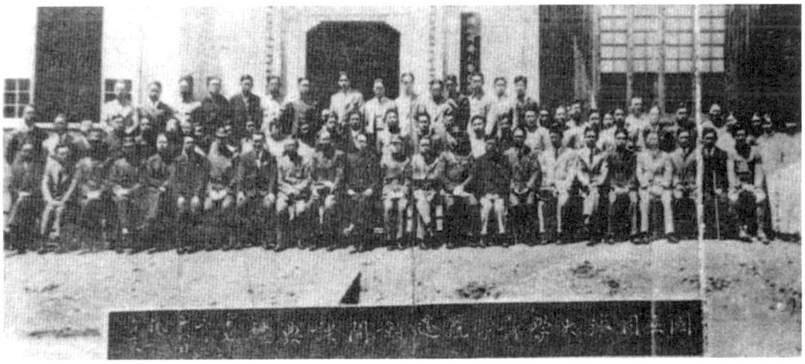

医学院迁赣开课典礼

八步镇(1938.7—1938.12)

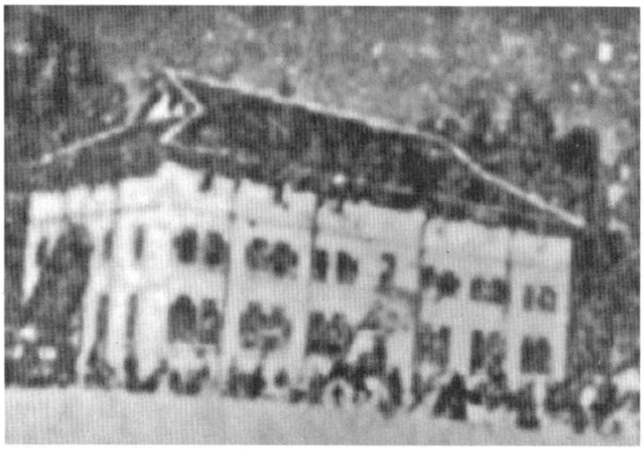

八步校舍

昆明(1938.12—1941.2)

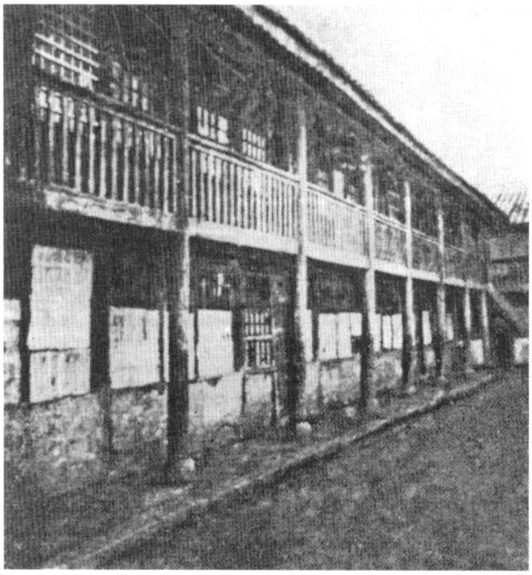

昆明时期校舍

三、落户李庄

1939 年，经校友钱子宁联系，四川南溪（今属宜宾市）李庄镇开明绅士罗南陔发电相邀：“同大迁川，李庄欢迎，一切需要，地方供给。”学校即于1941 年春迁至李庄。同期迁往的还有金陵大学、中央研究院、中央博物院等十多家高等学府和科研院所。李庄成为抗战时期大后方的文化中心之一。

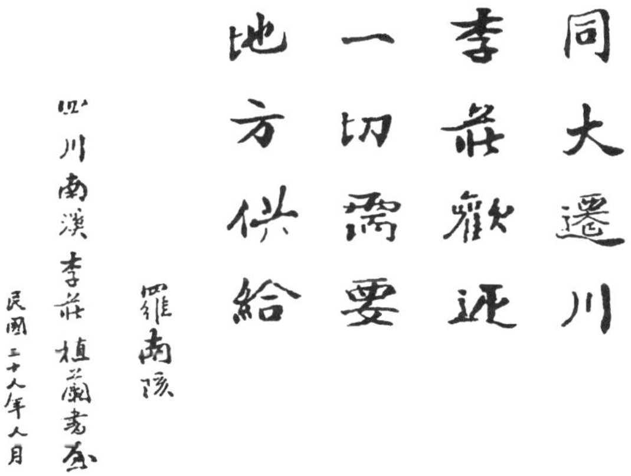

罗南陔致同济十六字电文

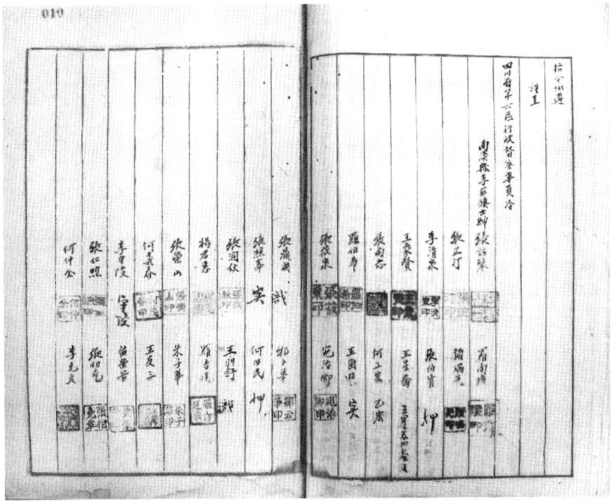

李庄 32 乡绅致信冷寅东愿意接纳同济

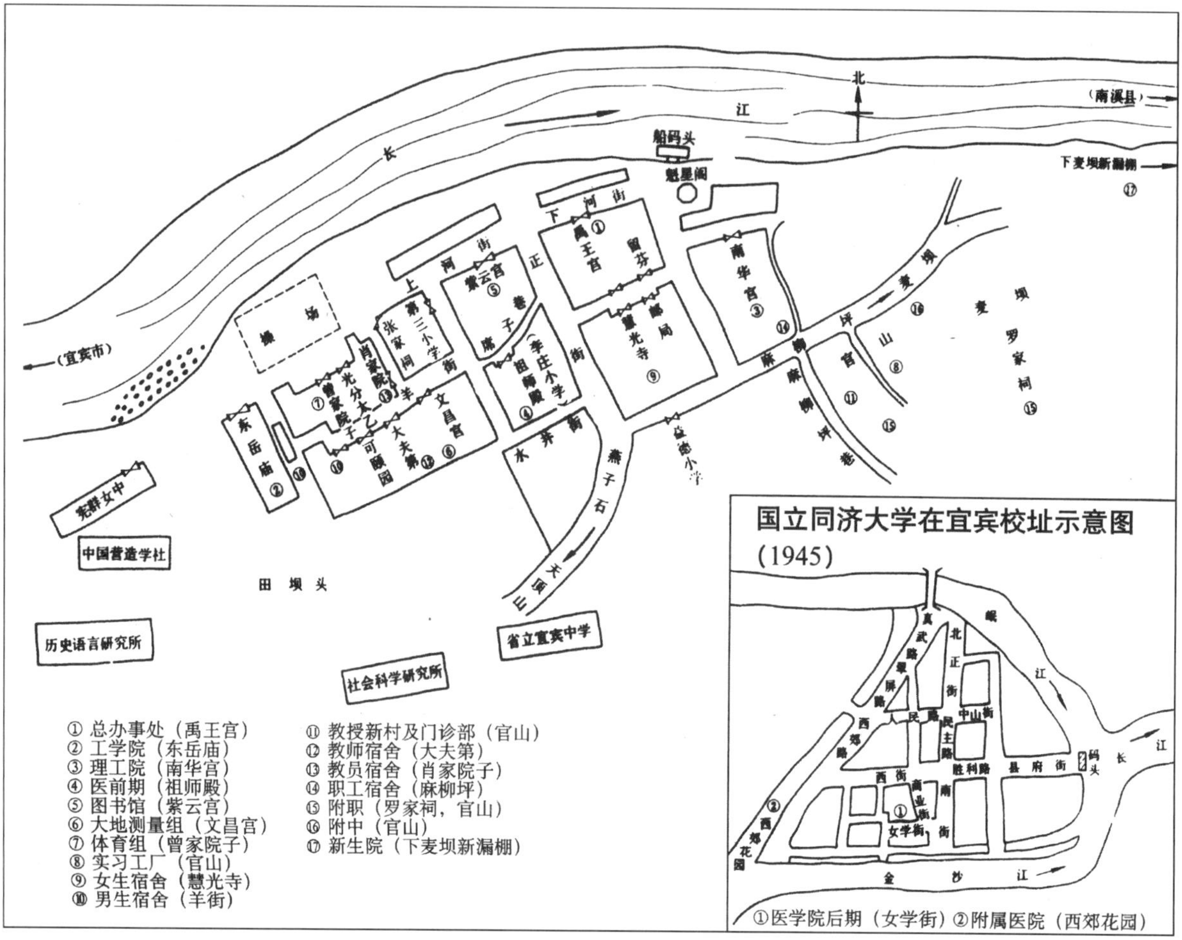

国立同济大学在四川李庄镇校址示意图(1945)

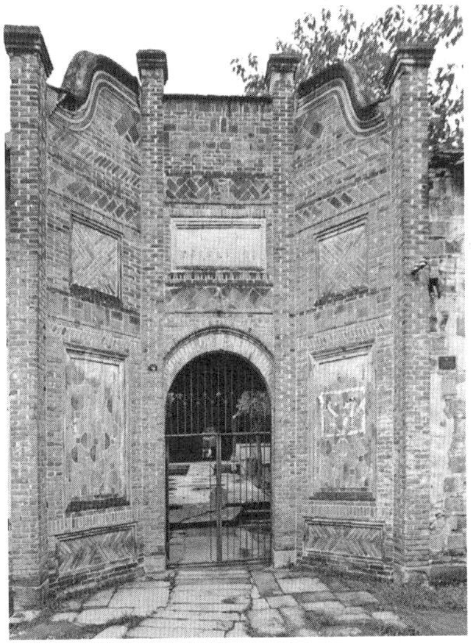

医前期教室(李庄祖师殿)

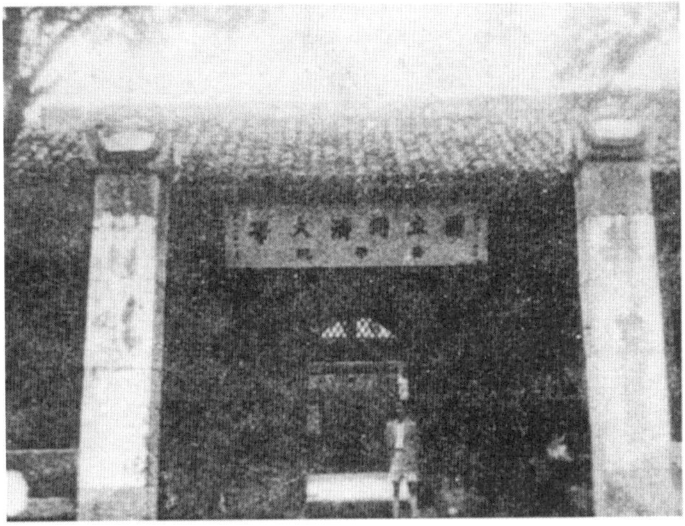

迁至宜宾的医后期教室及临时医院

四、成果迭现

在相对平静的李庄，同济师资、生源、设施和实习条件得到一定保障，办学规模不减反增。师生们潜心问学，取得了一系列成果。

1941 年，生物学家童第周受聘为生物系教授。他自费买下一台德国造的旧显微镜，在李庄开展胚胎学研究，并取得了领先世界的生物胚胎研究成果，被誉为中国的“克隆之父”。

川南一带流行着一种当地人称为“麻脚瘟”的痹病。医学院教授唐哲、杜公振和助教邓瑞麟通过研究，查出致病原因，挽救了成千上万个患者。该成果获 1943 年教育部学术奖励一等奖。

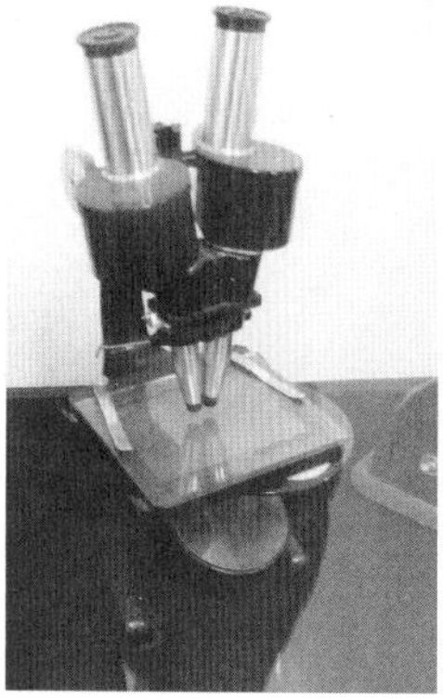

童第周教授购买的显微镜

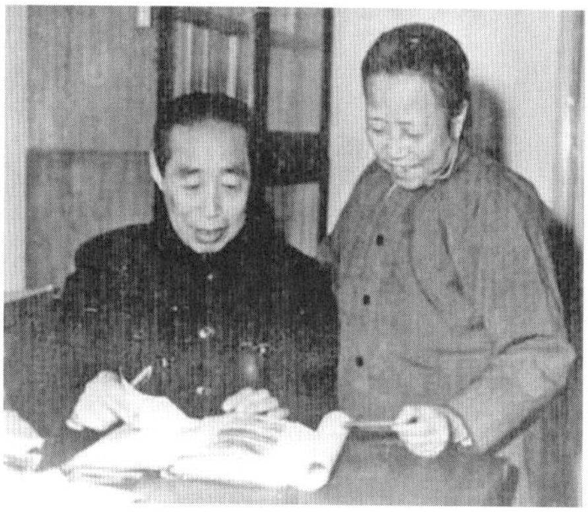

童第周、叶毓芬夫妇被称为中国生物学界的“居里夫妇”

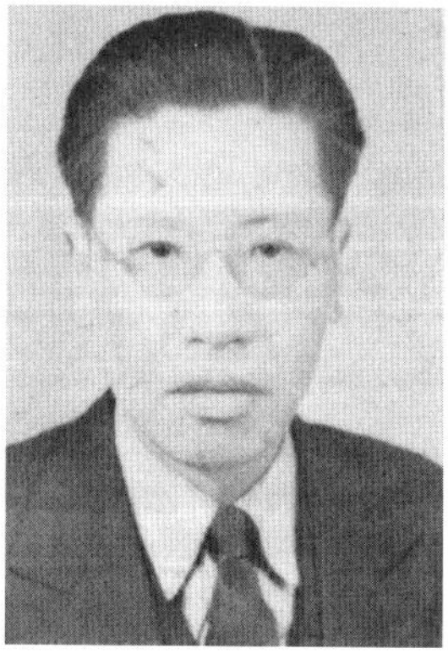

唐 哲

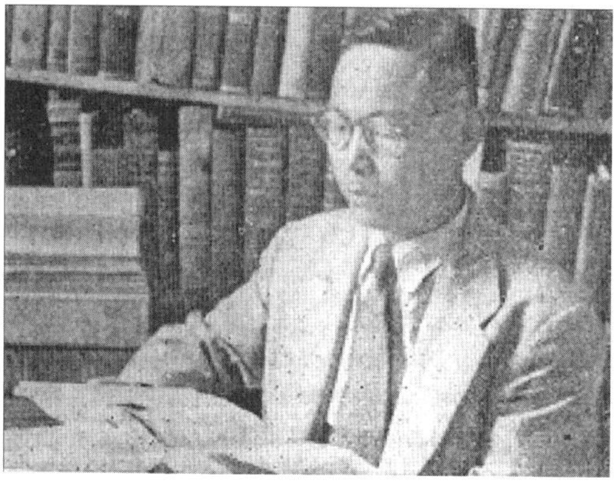

杜公振

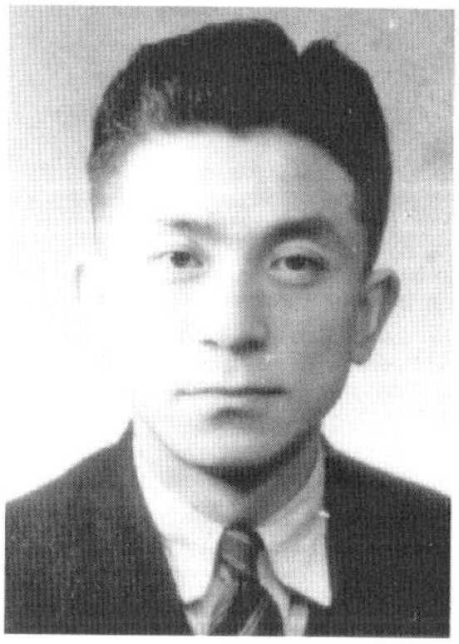

邓瑞麟

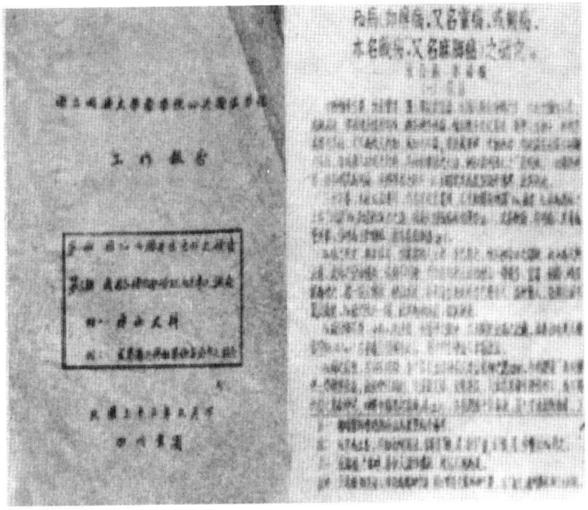

痹症研究论文，获1943年教育部学术奖励一等奖

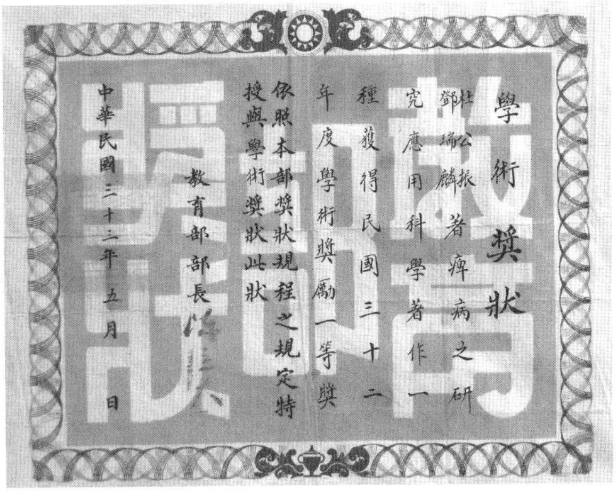

學術獎狀

杜公振
鄧瑞麟 著痹病之研究應用科學著作一種獲得民國三十二年度學術獎勵一等獎依照本部獎狀規程之規定特授與學術獎狀此狀

教育部部長

中華民國三十三年五月 日

杜公振、邓瑞麟所获全国科学类发明一等奖奖状

五、复员上海

1946年4月，同济复员上海，浴火重振。医学院很快成立了解剖、生理、化学、病理4个研究馆，并且第一次拥有了自己的附属医院——中美医院；同时将市立第二传染病医院，市立第二、第六医院，公济医院签约为学生实习场所。深受读者欢迎的《大众医学》也于1948年创办。“北有协和、南有同济”之美誉一时风靡。

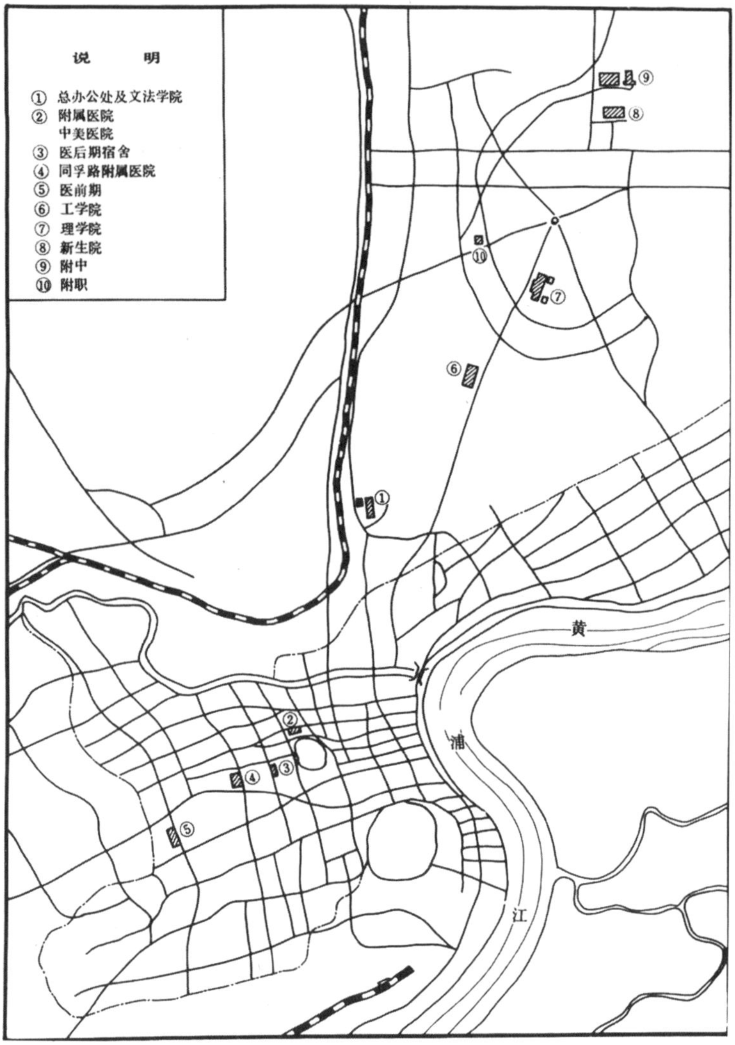

同济大学复员后校址分布图(1949)

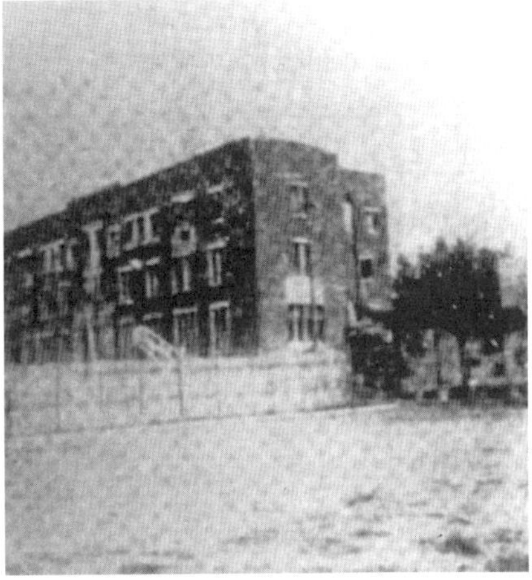

医后期即临床教学时期宿舍(凤阳路,今常熟路)

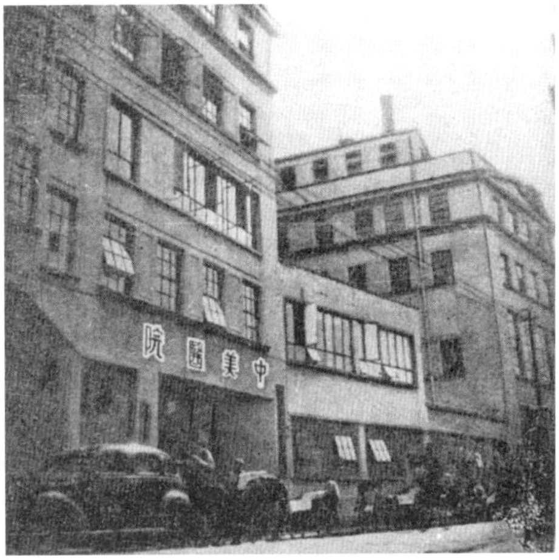

中美医院,前身是宝隆医院,抗战胜利后被国民党军统局中美合作所接收并改名,先后担任医院院长的是沈衔书、梁之彦、林竟成

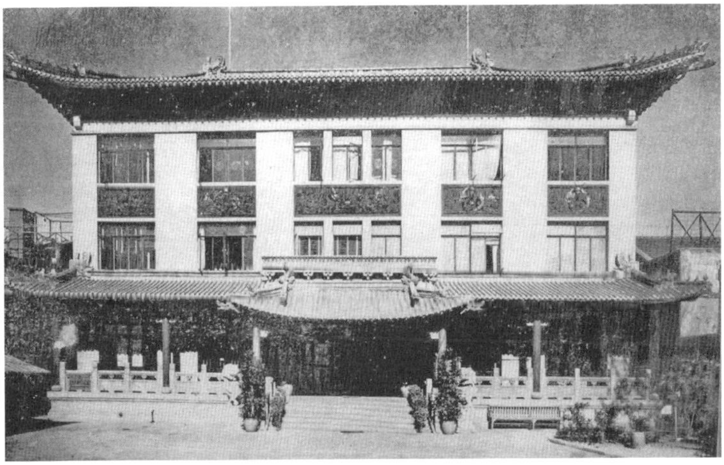

中美医院分院,原德国医学院附属医院,位于同孚路 82 号(现石门一路)

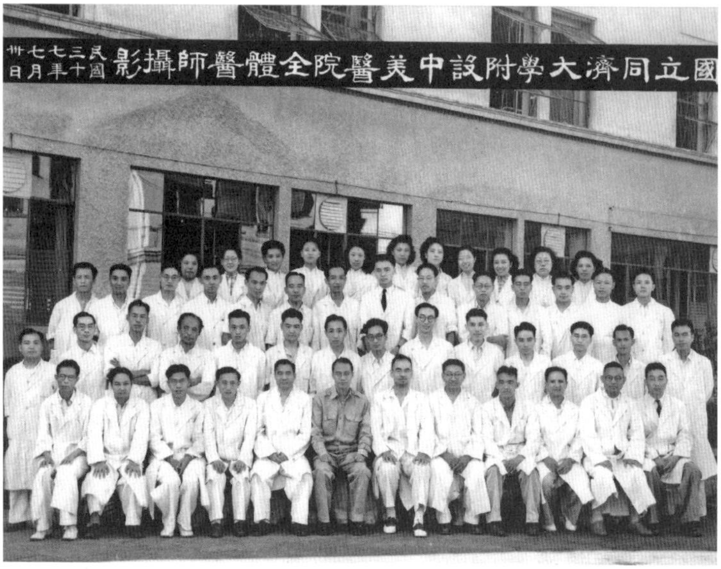
國立同濟大學附設中美醫院全體醫師攝影
民國三十七年七月卅日

中美医院全体医师合影

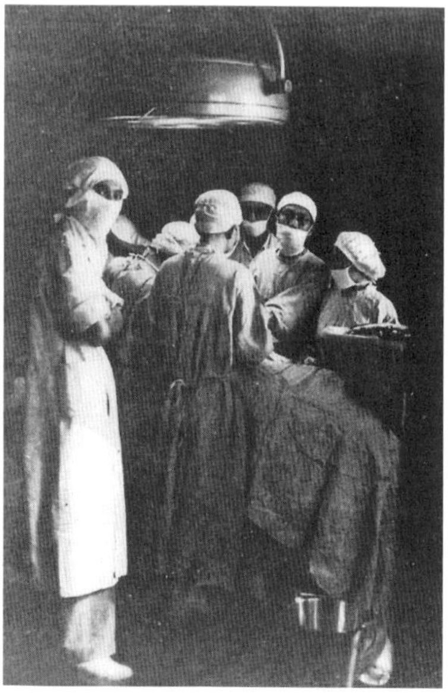

上海中美医院时期裘法祖
教授做手术时的情形(1948)

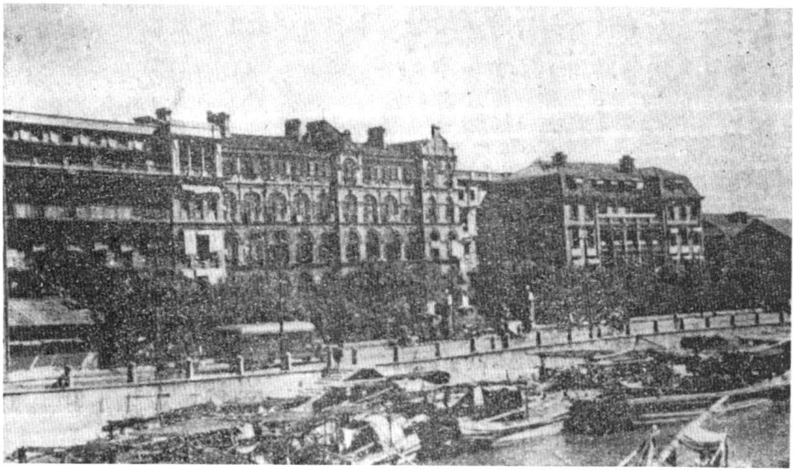

公济医院全景

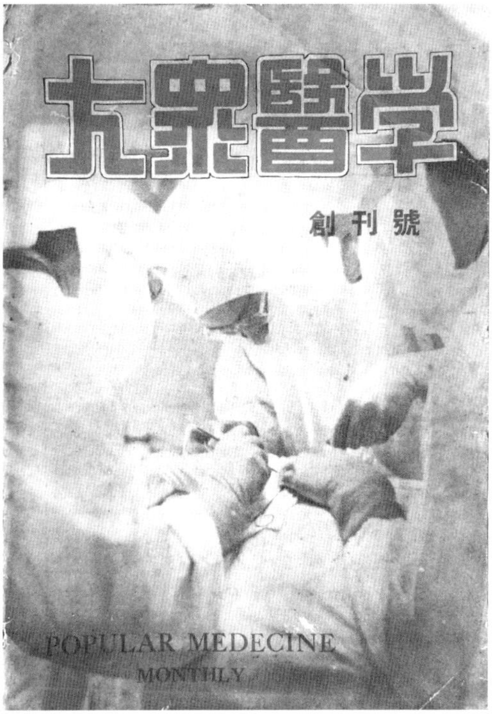

1948年出版的《大众医学》创刊号，主编：谢毓晋，常务编辑：金问淇、过晋源、裘法祖、陈任

第四章
服务国家　奉命内迁
（1949—1951）

导语

1949 年 5 月，上海解放，广大师生以极大的政治热情投身于中华人民共和国建设。至 1951 年，同济在全国性院系大调整中从综合性大学收缩为以土木建筑为主的单科性大学，医学院服从国家需要，整体迁往武汉，经多年努力，现已成长为中南地区最负盛名的医学与医疗机构之一。

一、济世输诚

1949 年 5 月 27 日，上海解放。6 月 25 日，上海市军管会接管同济大学。1950 年 1 月，上海组织 1 000 余人防治大队应对正在流行的血吸虫病，同济大学邵丙杨医师任大队长；由医学院 220 余名师生组成的第二中队奔赴太仓，协助解放军第九兵团某师防治血吸虫病。1951 年，以同济师生组建的上海第一批志愿医疗手术队，奔赴“抗美援朝”前线。

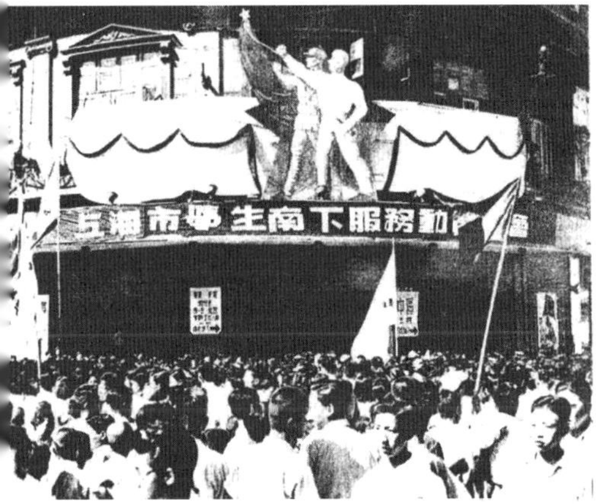

华东随军南下服务团动员大会

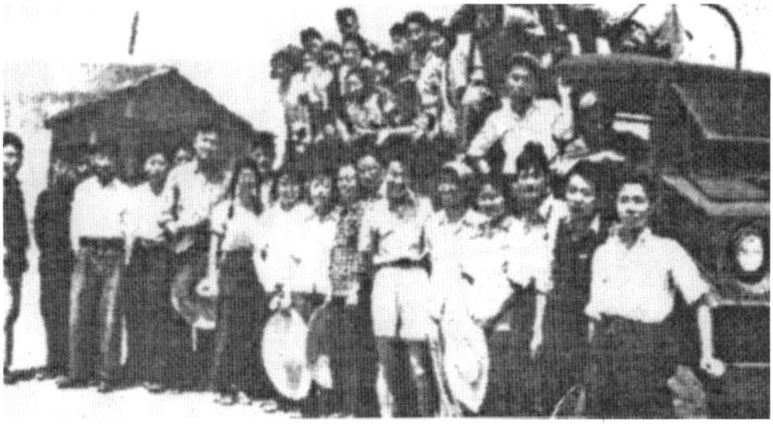

医学院师生治疗血吸虫病

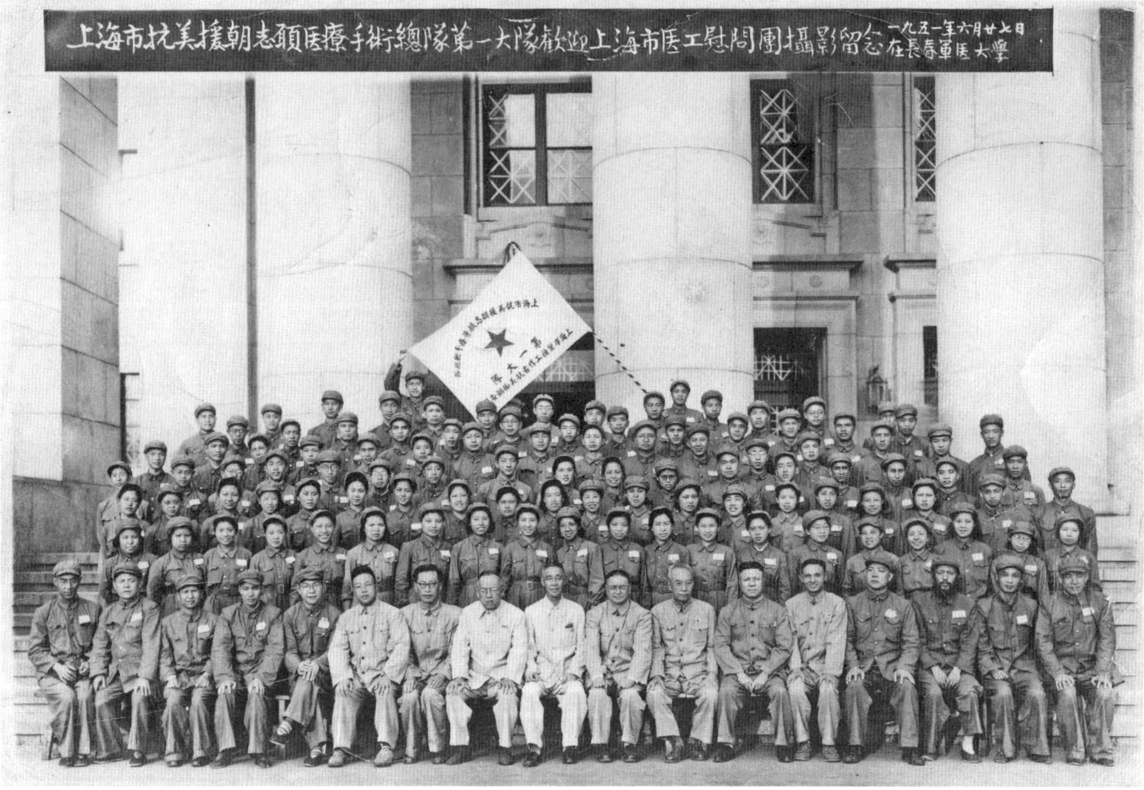

同济 113 人组成上海第一批志愿医疗手术队，奔赴“抗美援朝”前线

二、奉调内迁

1950年4月,为支援湘鄂粤桂豫赣六省(中原区)医疗卫生事业,华东军政委员会教育部宣布中央命令:同济大学医学院迁往武汉。1951年9月20日,中央教育部批复:"同济大学医学院迁往汉口与武汉大学医学院合并成立中南同济医学院。"至1955年,同济大学医学院和附属同济医院整体迁往武汉,上海同济的医科教育历史至此中断,暂付阙如。

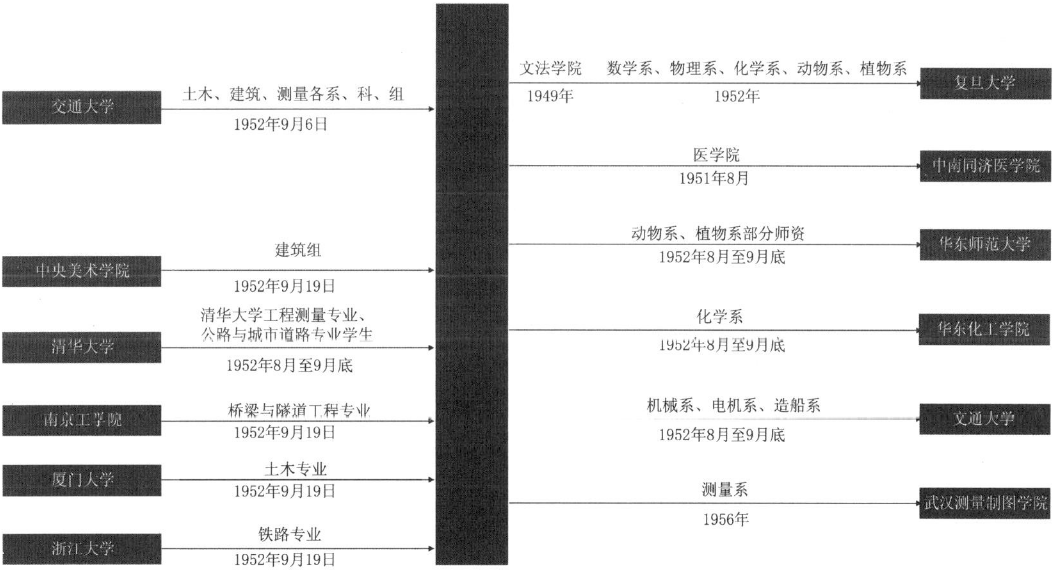

院系调整示意图

三、名师名医

新政初诞，共襄伟业。同济医学院众多名医名师秉持初衷，以极大的政治热情投身于祖国的建设，在各自擅长的领域授业解惑、悬壶济世，之后又在全国院系调整中服从安排，迁往武汉。

1. 国家一级教授(按出生年月排序)

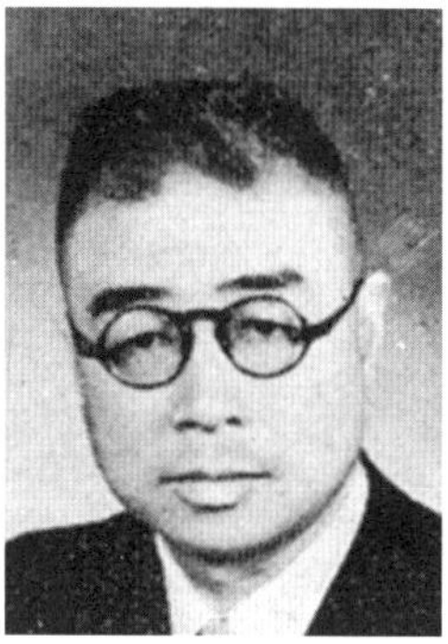

金问淇(1899—1968)

浙江平湖人，中共党员。妇产科学家。1925 年获德国弗莱堡大学医学院医学博士学位。在治疗功能性子宫出血和不孕症等方面处于国际领先地位。曾出席全国先进生产者大会和全国文教群英会。

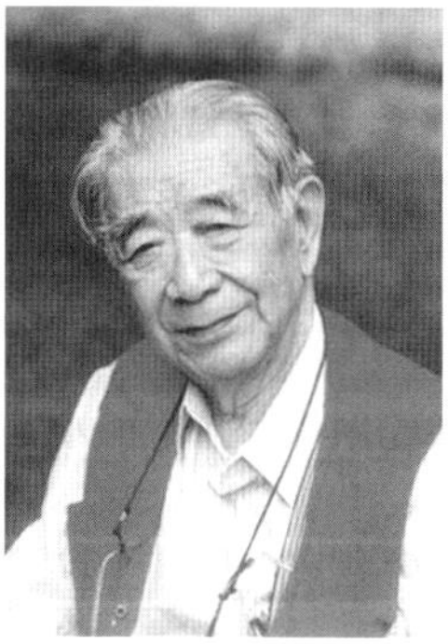

于光元(1899—1991)

山东烟台人。皮肤病学家，我国皮肤科学主要创始人之一。1923 年赴英国爱丁堡大学医学院留学。对“日光性皮炎”一病的命名与研究受到国内外皮肤科学界专家的高度评价和重视。

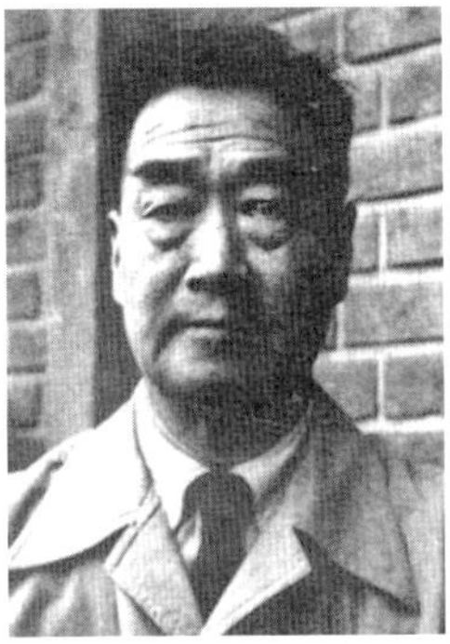

李赋京(1900—1988)

陕西蒲城人,中共党员。解剖学家,钉螺专家。1928年毕业于德国哥廷根大学,获医学博士学位。长期担任人体解剖学、组织胚胎学教授,潜心于日本血吸虫中间宿主钉螺的研究。1936年发现钉螺新种,经鉴定命名为"李氏钉螺"。

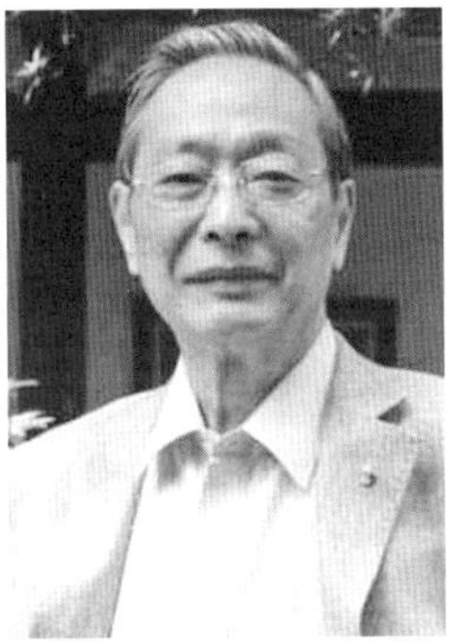

梁之彦(1900—1986)

河南孟津(今洛阳市孟津区)人。生物化学家。1927年赴德国留学,1929年获博士学位。历任同济大学医学院院长、生化学馆主任、教授和同济大学校务委员会委员等职。

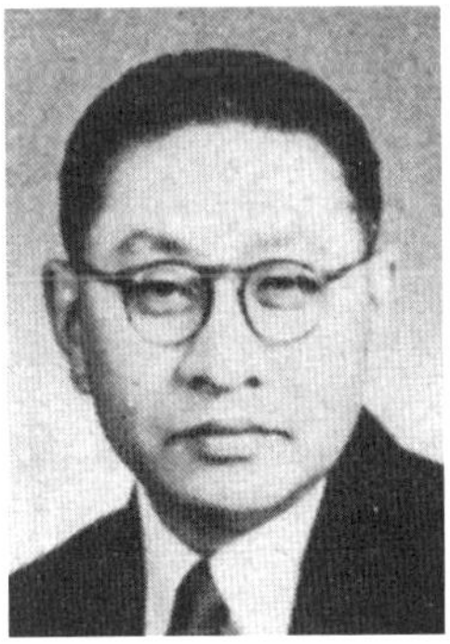

李宝实(1900—1987)

辽宁梨树(今属吉林省)人,中共党员。耳鼻咽喉科学家、医学教育家。1929年赴英国爱丁堡皇家学院任研究员。1947年任同济大学医学院教授兼附属医院耳鼻咽喉科主任。

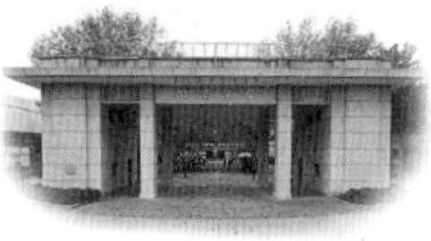

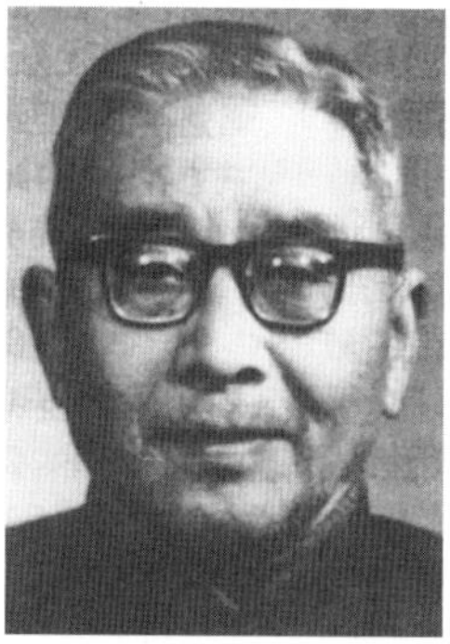

姚永政(1901—1985)

浙江绍兴人，寄生虫学家。我国人体寄生虫学奠基人之一。1927—1932 年先后赴美国与英国深造和工作。20 世纪 30 年代末，在国内首次发现蛋形疟原虫及含有天然感染性无膜鞭毛型杜氏利什曼原虫的中华白蛉，并证实后者为黑热病的传播媒介。1938 年，在广西发现日本血吸虫的中间宿主钉螺新种，被命名为“姚氏钉螺”。20 世纪 40 年代初证实了我国西南山区流行的“瘴气”病为恶性疟疾。著有《实用医学昆虫学》《人体寄生虫学教范》《人体寄生虫学实用图谱》等。

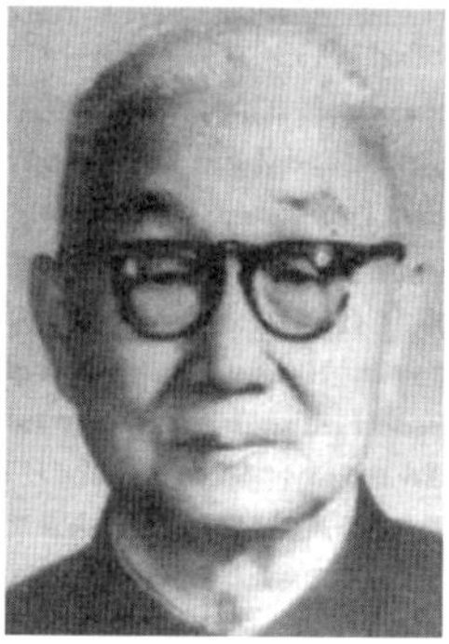

杨述祖(1903—1983)

陕西华县（今渭南市华州区）人，中共党员。病理学家。1935 年获日本帝国大学医学博士学位，历时 8 年主持编写了我国第一部大型病理学参考书《外科病理学》，为我国病理诊断学的发展做出重要贡献。

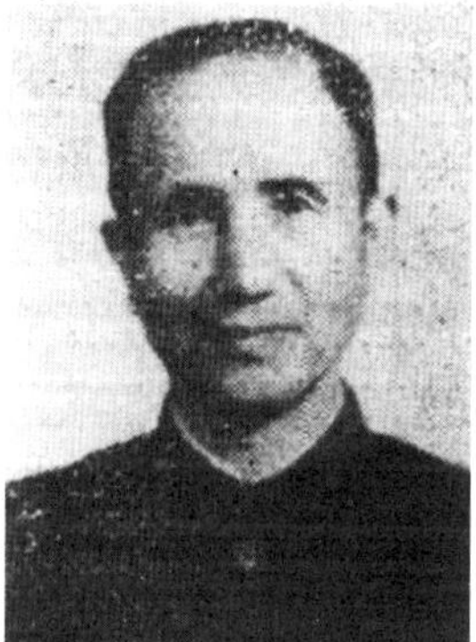

陶桓乐(1907—1994)

湖南岳阳人，中共党员。心血管疾病专家。1935 年毕业于同济大学医学院。曾任同济医学院教授和肺科、内科主任。

2. 国家二级教授(按出生年月排序)

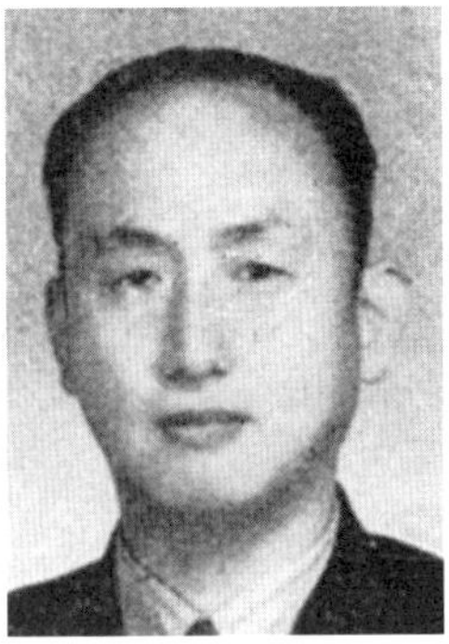

章元瑾(1902—1983)

安徽来安人,外科学家。1931 年毕业于同济大学医学院,赴德国汉堡大学医学院学习获医学博士学位。1937 年七七事变后,受同济大学选派到第五重伤医院参加医疗救护工作。曾参加抗美援朝医疗队。

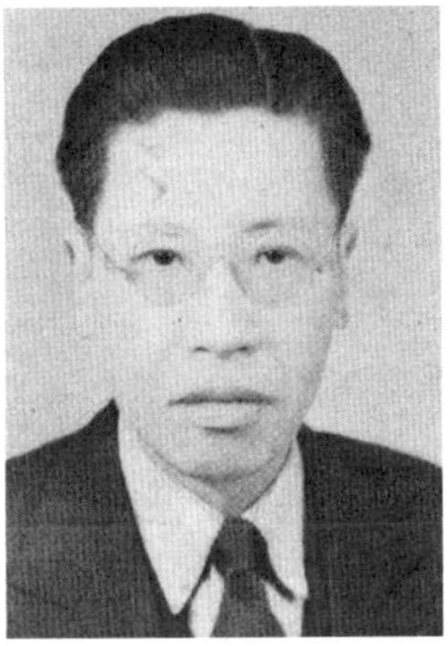

唐哲(1905—1993)

四川广安人,民盟盟员。1930 年毕业于同济大学医学院,曾任同济大学校务委员会常委兼医学院院长。

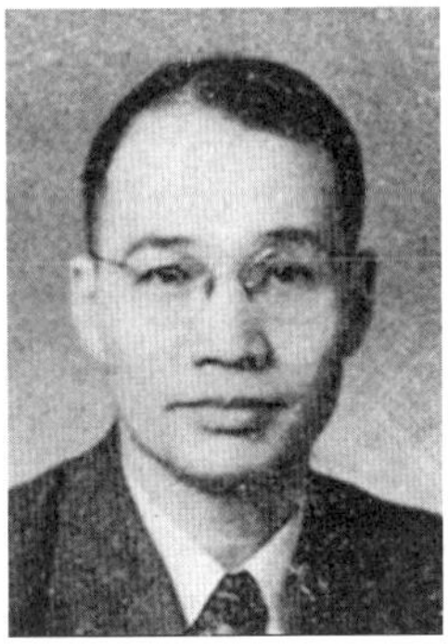

林竟成(1907—1987)

福建福州人,民盟盟员。社会医学和卫生管理学家。1933 年毕业于同济大学医学院。1947 年赴美国进修公共卫生和医院管理,回国后曾任上海国防医学院副院长、中美医院院长、同济大学医学院公共卫生学馆主任等职。

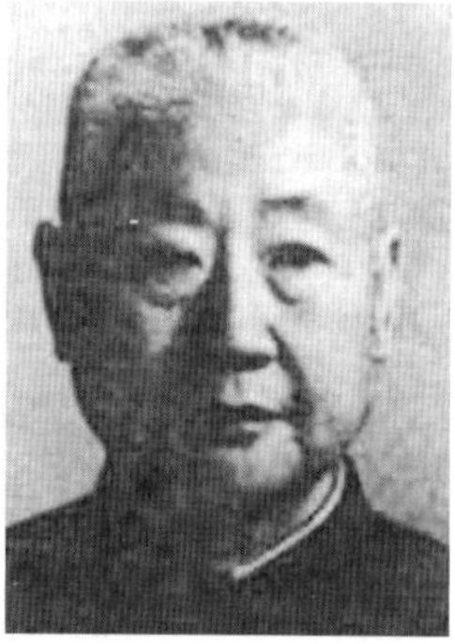

吕富华(1907—2000)

山东龙口人，中共党员，民盟盟员，药理学家。1932 年毕业于同济大学医学院，1936 年获德国弗莱堡大学医学博士学位。1933 年首次证明烟草焦油的致癌性。

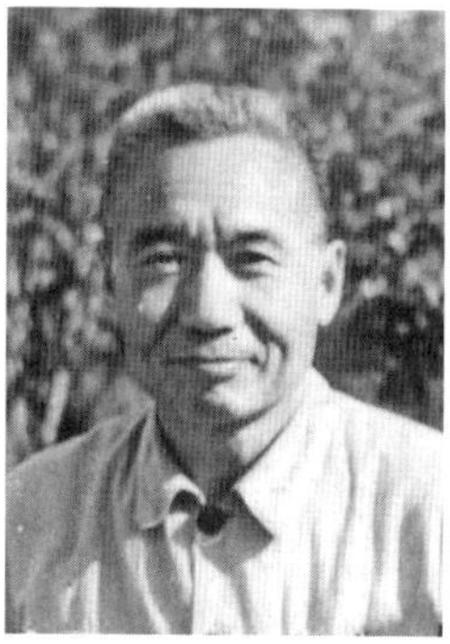

陈任(1907—1993)

浙江奉化（今宁波市奉化区）人，民盟盟员，眼科学家。1932 年毕业于德国吉森大学医学院，获医学博士学位。曾任同济大学医学院教授、眼科主任。

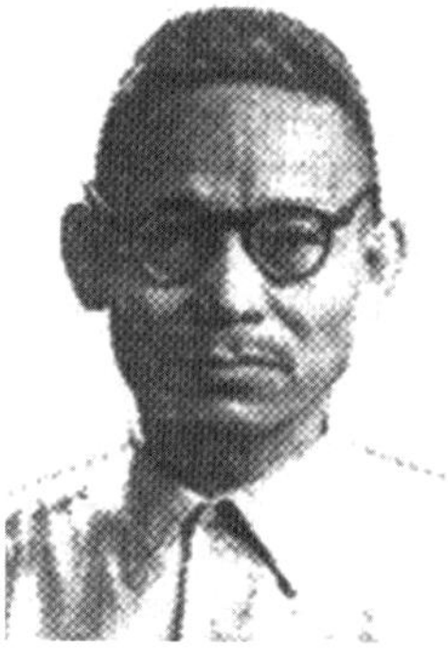

杜公振(1908—1986)

山东高密人，民盟盟员，微生物学家。1933 年毕业于同济大学医学院，1937 年获杜宾根大学医学院医学博士学位。1942 年发现并证实四川痹病的病因是钡盐中毒。

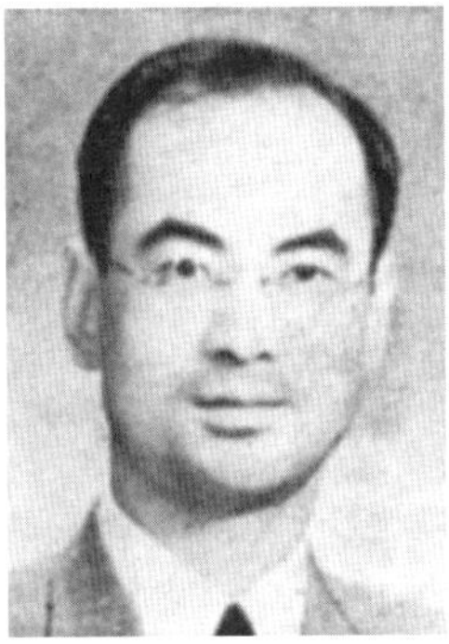

宋名通(1914—1983)

江西奉新人,民盟盟员。小儿肝肾病专家。1937 年毕业于同济大学医学院,1940 年获德国汉堡大学医学博士学位。曾任上海铁路医院院长,中美医院、同济医院儿科主任。

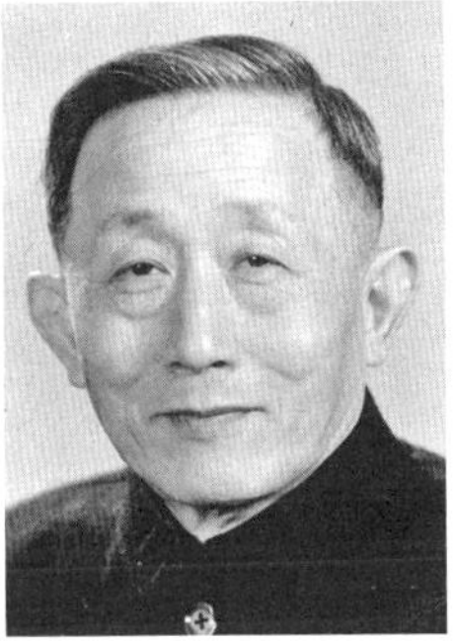

过晋源(1914—1991)

江苏无锡人,中共党员,民盟盟员。内科学消化系专家。1932 年考入同济大学医学院,1939 年获德国慕尼黑大学医学博士学位。曾任同济大学医学院内科主任。《大众医学》创办人之一,后改任杂志总编辑 10 余年。

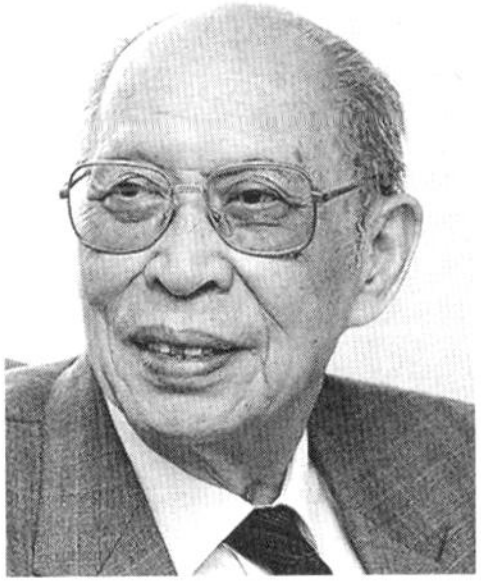

裘法祖(1914—2008)

浙江杭州人,中共党员。中国科学院院士,外科学家。1936 年同济大学医学院前期结业。1939 年获慕尼黑大学医学院医学博士学位。推动我国腹部外科及普通外科发展的主要开拓者之一,我国器官移植外科的主要创始人,《大众医学》创办人之一。

第五章
艰苦创业 铁医春秋
(1953—2000)

导语

与同济大学医学院内迁中南几乎同步，1953 年 6 月，一所名为上海铁路卫生学校的中等专业技术学校在上海成立。5 年之后，上海铁道医学院在这所卫校的基础上建立。2000 年，上海铁道医学院在经历了 42 年波澜曲折之后，归并同济大学，变身为新的同济大学医学院。开阖之际，为百年同济曾经中断的医学教育接脉续谱，揭开新的一页。

一、历史沿革

（一）卫校前身（1953—1958）

1953 年 6 月 9 日，上海铁路管理局上海铁路卫生学校筹委会成立。同年 9 月 21 日在张华浜军工北路临时校址开学。录取医士、护士两个专业新生 373 名，另由广州铁路卫生学校转入医士专业二年级学生 77 名。

1954 年，校名改为铁道部上海卫生学校。

1955 年 1 月，学校迁入共和新路 1238 号校址。

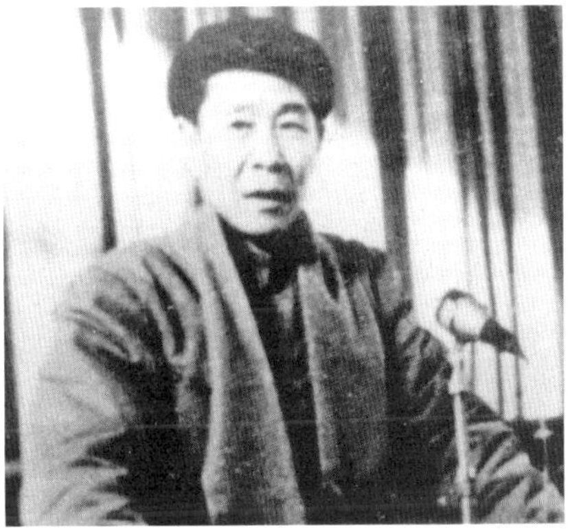

上海铁路管理局卫生处长杨培森，先后担任卫校筹委会主任和第一任校长

（二）铁医初创（1958—1971）

1958 年 4 月，中共中央、国务院下放教育管理权，号召全党全民办学。经铁道部批准，上海铁路管理局在上海卫校的基础上创办上海铁道医学院。1958 年 9 月 15 日，上海铁道医学院正式开学，首届招收临床医学专业五年制本科生 448 名。

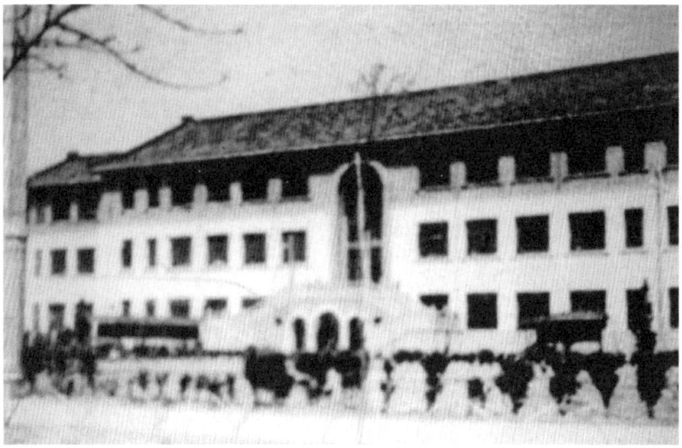

建院初仅有的一幢教学、实验、办公综合楼

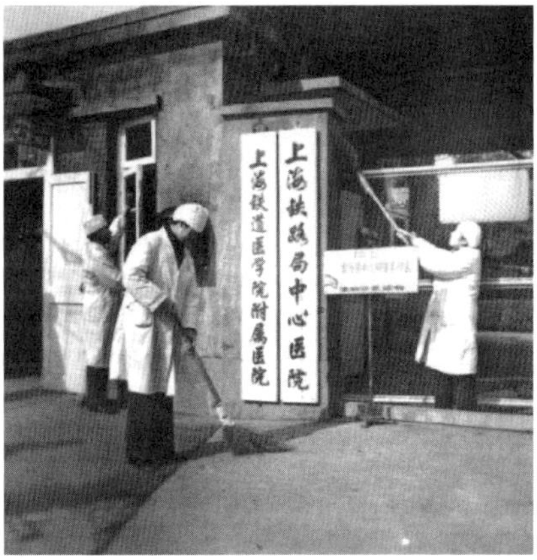

1959 年 9 月 3 日，上海铁路局中心医院划归上海铁道医学院为附属医院

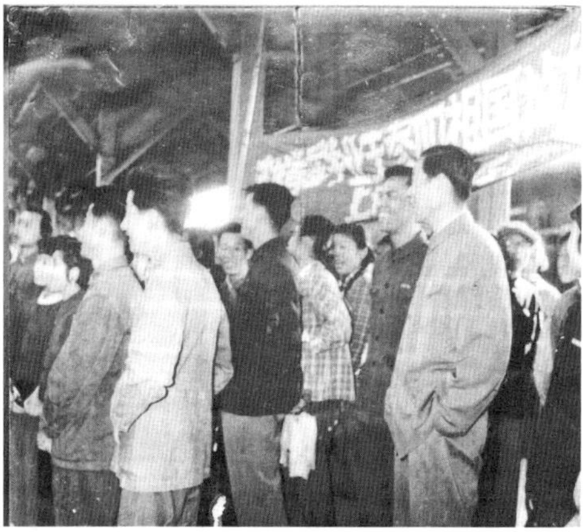

1964 年 9 月，院领导欢送第一届毕业生

1960 年始，我国面临三年严重经济困难时期，学校自力更生，扩建校舍。自 1958 年 9 月至 1963 年 10 月的 5 年中，全体教师员工共计投入 132 329 个劳动日，平均每人每年 36.13 日。学生宿舍楼、多功能大礼堂兼食堂、附属医院教学楼等主要由师生员工自己动手建成。

1965 年 12 月 29 日，北京铁道医学院被撤销。北京铁道医学院 25 名干部、教师率领 64、65 两个年级的 186 名学生，并携带部分教学设备，于 1966 年 2 月 25 日，并入上海铁道医学院。

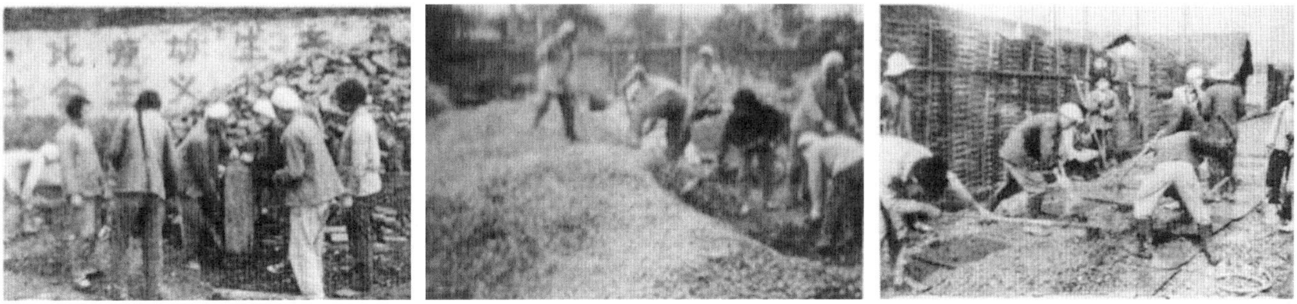

劳动建校：1960 年参加建校劳动的学生曾写诗描述劳动情景："块块砖儿亲手砌，滴滴汗水拌沙泥。一块砖，一勺泥，砖砖泥泥拌心意。今日播下劳动种，明日高楼平地起。"

（三）西迁宁夏（1971—1980）

1971 年 8 月，中共中央以中发〔1971〕44 号文件转发《关于高等院校调整方案》，指令上海铁道医学院搬迁宁夏，与宁夏大学医疗系合并，组建宁夏医学院。

1972 年 2 月，先遣人员奔赴银川，安排拆迁工作；11 月 27 日，首批赴宁教职工 26 人到达银川。直至 1975 年春，搬迁结束，上海铁道医学院不复存在。

上海铁道医学院整体搬迁宁夏后，为宁夏医学院的学科建设与发展、党政管理、后勤保障等，提供了基本框架，注入了较为扎实、可持续的上升动力，为提高宁夏医学院的教学、科研、医疗水平，社会知名度和影响力，做出了显著贡献。

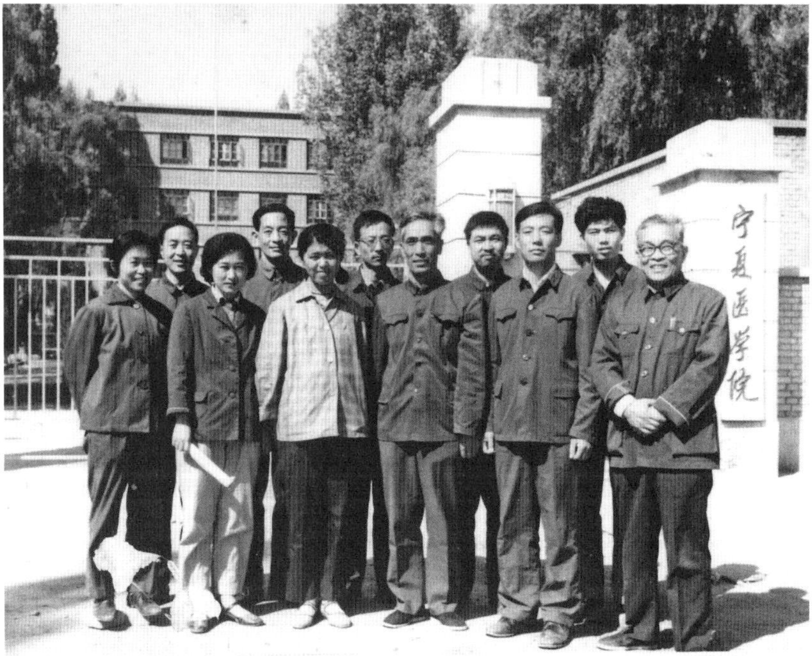

宁夏医学院校址

迁宁人员名单

1972—1980 年上海铁道医学院赴宁医教职工名单

1	曹承华	22	黄福中	43	罗润胜	64	徐　龙
2	曹佑安	23	姬忠奎	44	罗善圣	65	徐荣海
3	陈邦枢	24	姜殿甫	45	马正行	66	许坤兴
4	陈德利	25	李春华	46	潘鳌川	67	薛凤岐
5	陈桂林	26	李福祥	47	强龙才	68	严慕程
6	陈剑飞	27	李名瑜	48	邵培成	69	杨虎川
7	陈秀春	28	李少英	49	沈　刚	70	于克明
8	陈志铭	29	李　素	50	沈　谧	71	余　彬
9	邓永高	30	李耀曾	51	盛履玄	72	余伟钧
10	范增芬	31	李义清	52	施梦娟	73	袁太之
11	冯嘉福	32	李宗泉	53	宋玉环	74	詹闲学
12	冯兆鼐	33	梁大用	54	孙建中	75	张承祖
13	贡　坚	34	林周璋	55	唐国治	76	张启泉
14	顾伯诚	35	凌林法	56	田洪元	77	张清云
15	顾福祥	36	刘长法	57	汪炳华	78	张银福
16	顾振声	37	刘静良	58	汪林芳	79	赵　恩
17	郭大定	38	刘现桐	59	王晋芳	80	赵培翼
18	郭　莉	39	刘振荣	60	王庆坤	81	周湘云
19	侯锡祥	40	楼瑞祥	61	王兆元	82	周振菁
20	侯仲球	41	卢玉韻	62	吴培德	83	朱五荣
21	胡雪琴	42	吕安明	63	吴信法	84	祝寿嵩

（四）返沪复校（1980—1995）

党的十一届三中全会召开后，1979 年 3 月，中共中央批准撤销中发〔1971〕44 号文件中关于高等院校调整的部分内容。1980 年 7 月 1 日，经国务院批准，上海铁道医学院在原址恢复；上海铁路卫生学校划归上海铁道医学院，改为中专部(后改为附属卫生学校)；上海铁路中心医院作为附属医院，由上海铁路局和上海铁道医学院双重领导。经过长达 10 年的艰苦努力，至 1991 年 11 月 28 日，新建成的附属甘泉医院正式开诊，标志着上海铁道医学院走完了艰难的复校历程，开始了一个新的发展阶段。

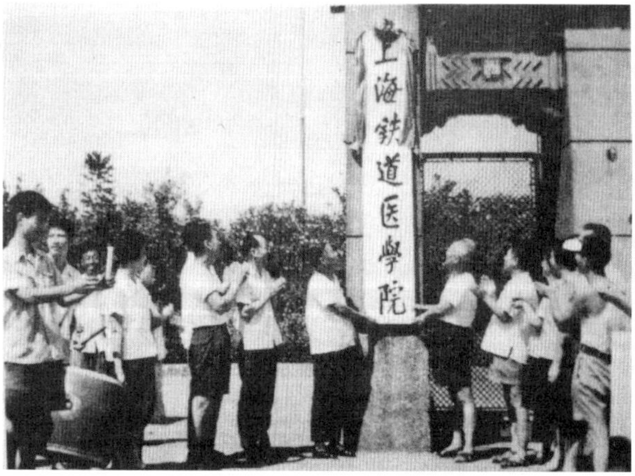

1980 年 7 月 28 日，上海铁道医学院复校揭牌仪式在中山北路 1238 号举行，新校牌由原华东局书记魏文伯题写

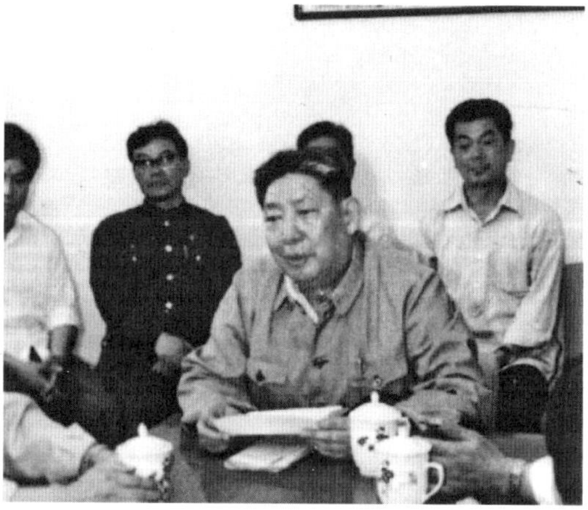

主持复校工作的党委书记胡常伦

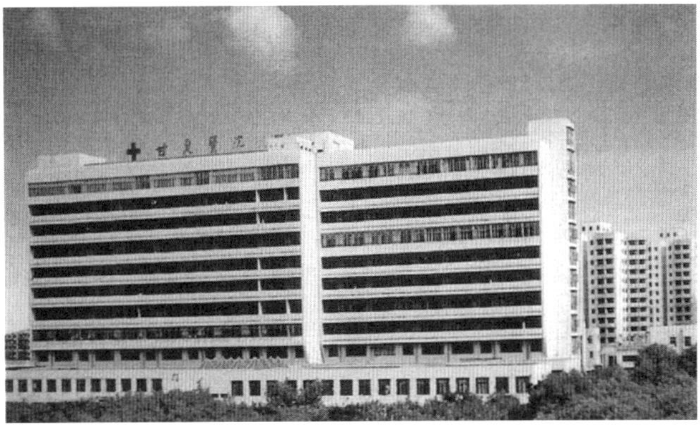

甘泉医院

（五）两次并校（1995—2000）

1995 年 3 月，国家教育委员会同意铁道部关于上海铁道学院和上海铁道医学院合并组建上海铁道大学。1995 年 5 月 18 日，两院完成合并，原建制撤销，上海铁道大学宣告成立。

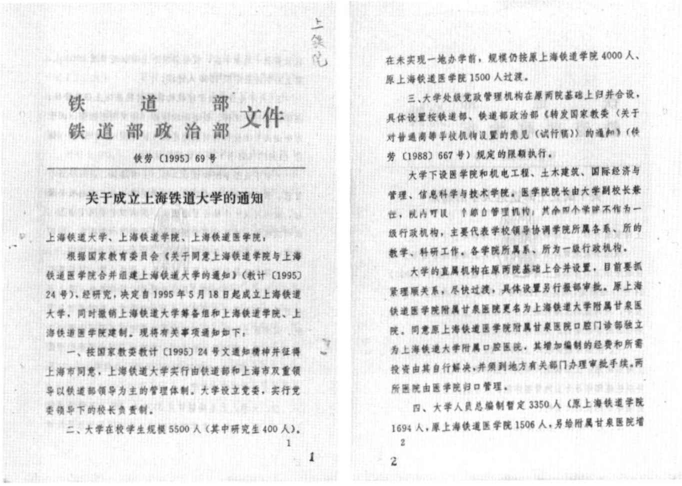

上铁院

铁道部
铁道部政治部 文件

铁劳〔1995〕69 号

关于成立上海铁道大学的通知

上海铁道大学、上海铁道学院、上海铁道医学院：

根据国家教育委员会《关于同意上海铁道学院与上海铁道医学院合并组建上海铁道大学的通知》（教计〔1995〕24 号），经研究，决定自 1995 年 5 月 18 日起成立上海铁道大学，同时撤销上海铁道大学筹备组和上海铁道学院、上海铁道医学院建制。现将有关事项通知如下：

一、按国家教委教计〔1995〕24 号文通知精神并征得上海市同意，上海铁道大学实行由铁道部和上海市双重领导以铁道部领导为主的管理体制。大学设立党委，实行党委领导下的校长负责制。

二、大学在校学生规模 5500 人（其中研究生 400 人）。

1

在未实现一地办学前，规模仍按原上海铁道学院 4000 人、原上海铁道医学院 1500 人过渡。

三、大学处级党政管理机构在原两院基础上归并合设，具体设置按铁道部、铁道部政治部《转发国家教委〈关于对普通高等学校机构设置的意见（试行稿）〉的通知》（铁劳〔1988〕667 号）规定的限额执行。

大学下设医学院和机电工程、土木建筑、国际经济与管理、信息科学与技术学院。医学院院长由大学副校长兼任，院内可设一个综合管理机构；其余四个学院不作为一级行政机构，主要代表学校领导协调学院所属各系、所的教学、科研工作。各学院所属系、所为一级行政机构。

大学的直属机构在原两院基础上合并设置，目前要抓紧理顺关系，尽快过渡，具体设置另行报部审批。原上海铁道医学院附属甘泉医院更名为上海铁道大学附属甘泉医院。同意原上海铁道医学院附属甘泉医院口腔门诊部独立为上海铁道大学附属口腔医院，其增加编制的经费和所需投资由其自行解决，并须到地方有关部门办理审批手续。两所医院由医学院归口管理。

四、大学人员总编制暂定 3350 人（原上海铁道学院 1694 人，原上海铁道医学院 1506 人，另给附属甘泉医院增

2

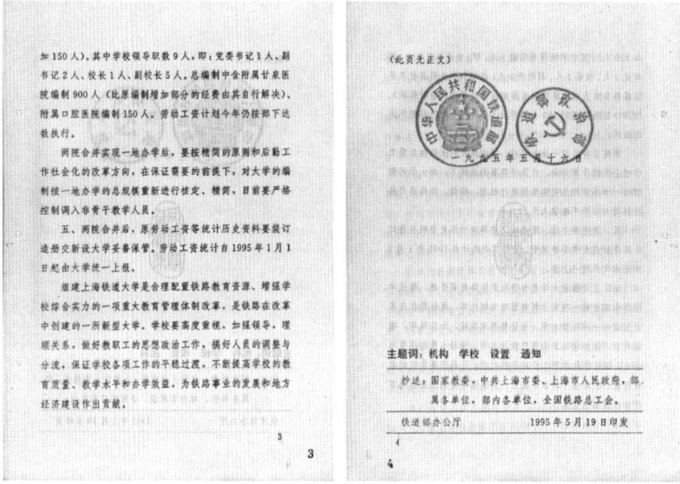

加 150 人）。其中学校领导职数 9 人，即：党委书记 1 人、副书记 2 人、校长 1 人、副校长 5 人。总编制中含附属甘泉医院编制 900 人（比原编制增加部分的经费由其自行解决）、附属口腔医院编制 150 人。劳动工资计划今年仍按部下达数执行。

两院合并实现一地办学后，要按精简的原则和后勤工作社会化的改革方向，在保证需要的前提下，对大学的编制按一地办学的总规模重新进行核定、精简，目前要严格控制调入非骨干教学人员。

五、两院合并后，原劳动工资等统计历史资料要装订造册交新设大学妥善保管。劳动工资统计自 1995 年 1 月 1 日起由大学统一上报。

组建上海铁道大学是合理配置铁路教育资源、增强学校综合实力的一项重大教育管理体制改革，是铁路在改革中创建的一所新型大学。学校要高度重视，加强领导，理顺关系，做好教职工的思想政治工作，搞好人员的调整与分流，保证学校各项工作的平稳过渡，不断提高学校的教育质量、教学水平和办学效益，为铁路事业的发展和地方经济建设作出贡献。

3

3

（此页无正文）

中华人民共和国铁道部　铁道部政治部

一九九五年五月十六日

主题词：机构　学校　设置　通知

抄送：国家教委，中共上海市委、上海市人民政府，部属各单位，部内各单位，全国铁路总工会。

铁道部办公厅　　1995 年 5 月 19 日印发

4

4

上海铁道学院、上海铁道医学院合并成立上海铁道大学的文件

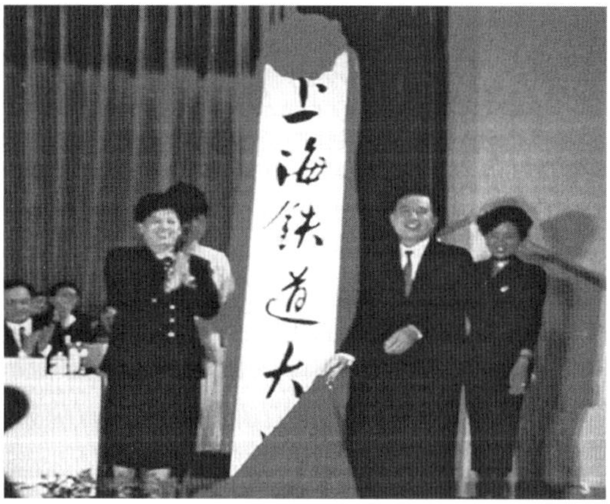

铁道部副部长傅志寰、上海市委副书记陈至立为大学校牌揭幕

2000 年 4 月，同济大学与上海铁道大学合并，组成新的同济大学；上海铁道大学医学院亦随之成为同济的一部分。在此基础上，“同济大学医学院”建立。此举为同济大学添加了医学学科和 3 所附属医院，使中断了近 50 年的同济大学医学教育得以恢复，使同济大学在建设综合性大学的道路上迈出了重要一步。

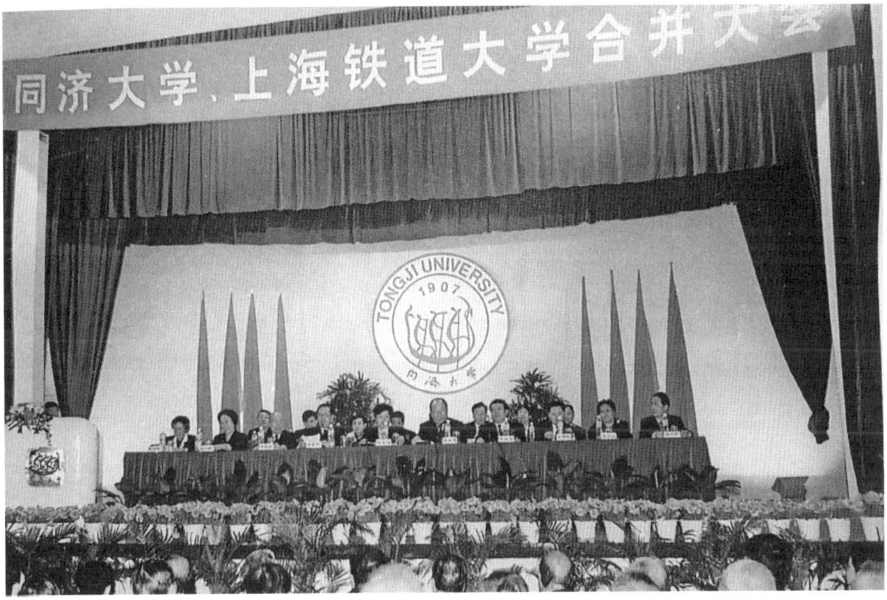

2000 年 4 月 27 日，同济大学与上海铁道大学合并大会在同济大学举行。教育部部长陈至立、上海市市长徐匡迪、铁道部副部长蔡庆华到会讲话，上海市委副书记龚学平主持会议

二、人才培养

复校之初，学院仅设单一临床医学专业，1985 年增设口腔医学专业，学科建设日趋健全。1986 年批准“营养学与食品卫生”“内科学（心血管）”两个硕士点，共招生 7 人，1987 年 9 月 7 日，首届硕士研究生开学；截至 2000 年与同济大学并校前夕，上海铁道大学医学院下设：基础医学部、临床医学一系、临床医学二系、附属卫生学校；建有 6 个本专科专业和 8 个硕士点。

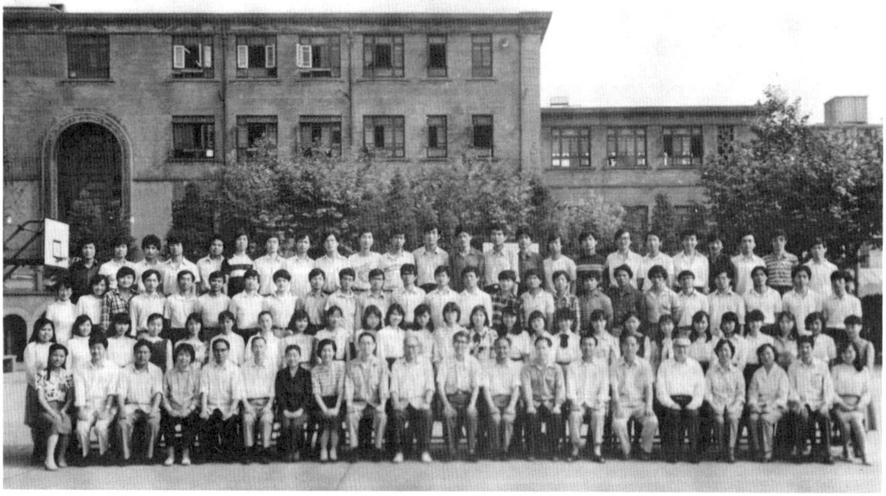

上海铁道医学院一九八七届全体毕业生合影留念(1987)

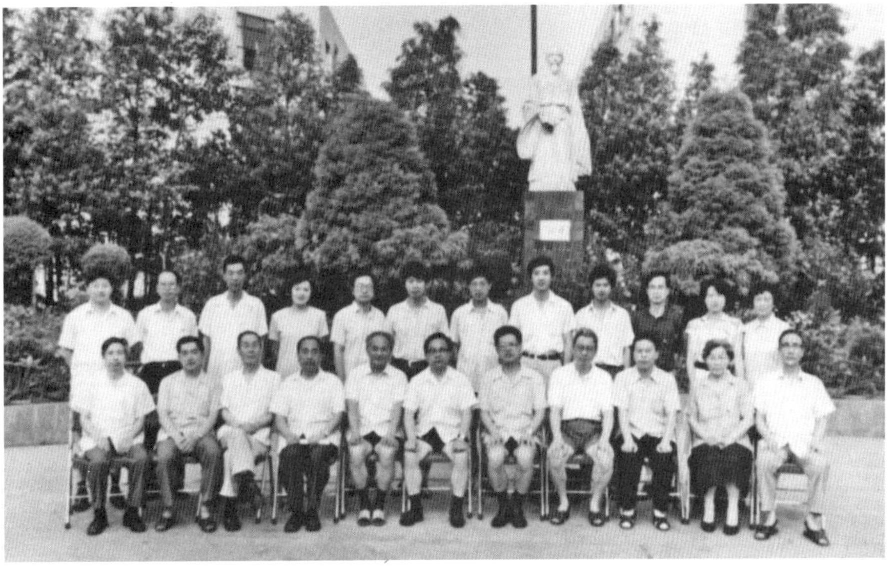

上海铁道医学院首届研究生毕业纪念(1998)

(一) 本专科教育

2000 年本专科专业设置

本科专业			
序号	专业名称	学位门类	学制/年
1	临床医学	医学士	5
2	口腔医学	医学士	5
专科专业			
序号	专业名称	学位门类	学制/年
1	临床医学与医学技术	/	3
2	临床医学	/	3
3	护理学	/	3
4	护理学(高职)	/	3

（二）研究生教育

2000 年研究生学位授予点设置

序号	专业名	学位门类	调整前曾用专业名	批准时间(年)
1	内科学	医学硕士		1986
2	营养与食品卫生学	医学硕士		1986
3	影像医学与核医学	医学硕士	影像医学	1993
4	口腔临床医学	医学硕士	口腔医学(内科)	1995
5	精神病与精神卫生学	医学硕士		1995
6	肿瘤学	医学硕士		1998
7	病原生物学	医学硕士		1998
8	外科学	医学硕士		1998

（三）培训教育

1980 年复校后，为缓解铁路系统医疗卫生资源短缺的社会矛盾，学院受铁道部卫生局和卫生部的委托，先后举办多种短期学习班，学制多为两周至一年。截至 1990 年，共举办 45 期，广受上级和选送单位好评。

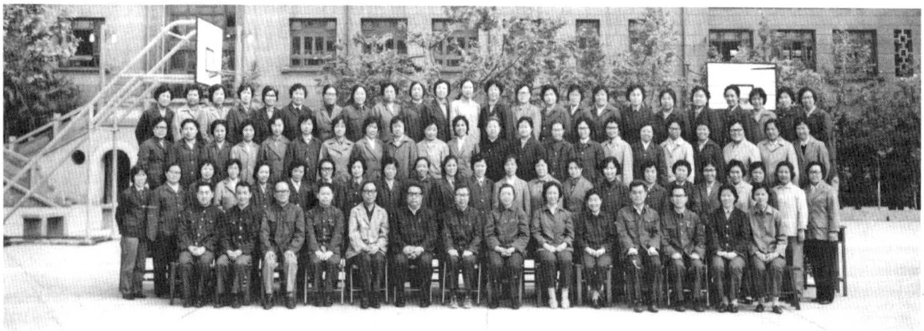

上海铁道医学院围产医学讲习班结业留影(1984 年 5 月)

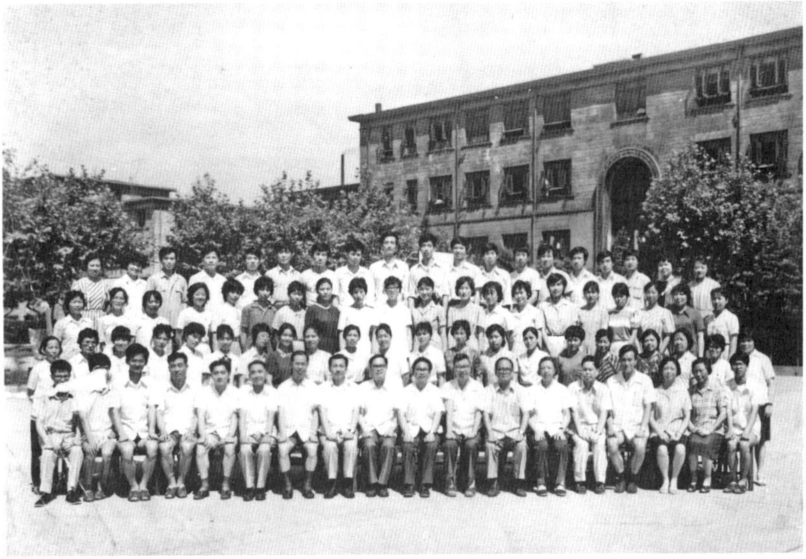

上海铁道医学院1985年卫生业务统计班结业留影(1985年7月12日)

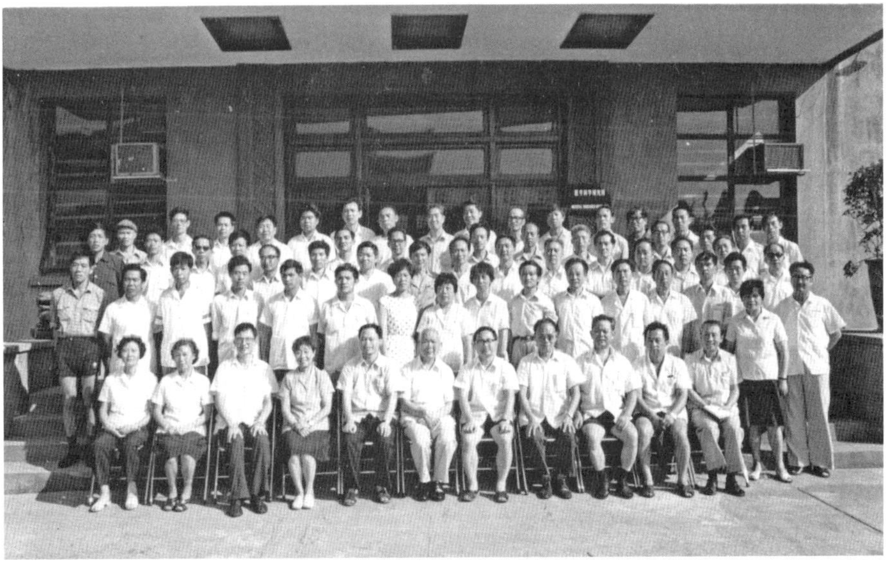

上海铁道医学院腹部外科再次手术讲习班(1986年9月)

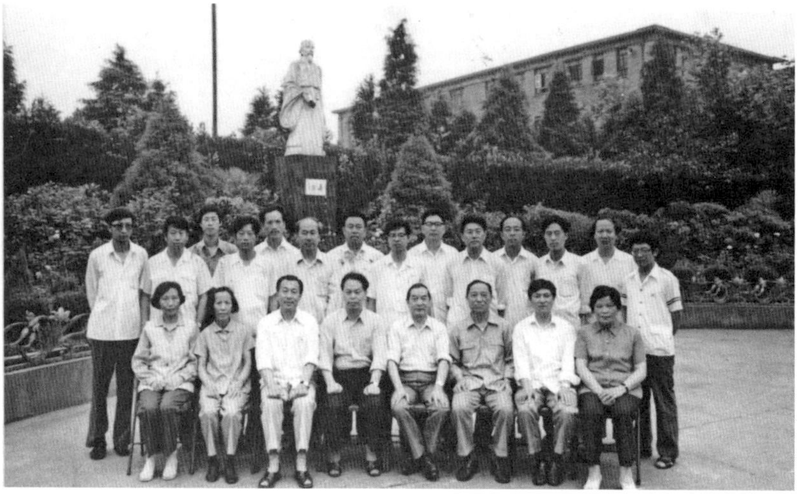

上海铁道医学院全路骨科学习班(1987 年 7 月)

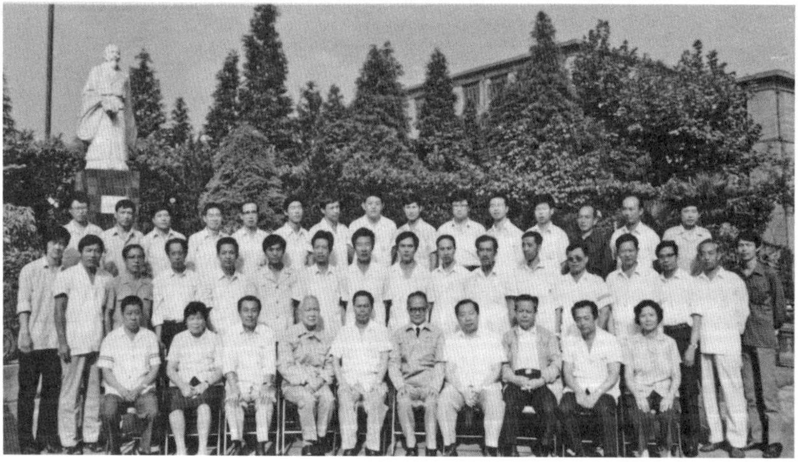

上海铁道医学院第三期腹部外科再次手术讲习班(1988 年 9 月)

三、科学研究

与教学的恢复和发展同步，复校之后在科研、学术和学科建设等方面也取得了长足的进步，成果丰硕。

（一）省部级及以上科研成果

上海铁道医学院获省部级奖一览表（1983—1995）

年份	成果名称	完成人	鉴定或得奖情况
1983	抗地戈辛特异抗体治疗严重洋地黄中毒性心律失常	邓南伟	卫生部重大科技成果二等奖
1985	固有荧光早期癌诊断仪的应用研究	李义清	上海市科技成果二等奖
1986	微小胃癌、小胃癌的病理学研究	李义清	铁道部科技成果三等奖
1986	果蝇伴性隐性致死试验在环境致变物快速筛选方面的应用	叶恩赐	铁道部科技成果三等奖
1986	老年人血硒、谷胱甘肽过氧化物酶的水平及补硒效果观察	蔡梅雪	铁道部科技成果四等奖
1986	钙离子对肥大细胞释放组织胺的作用	余伟均	铁道部科技成果四等奖
1986	口腔白斑和扁平苔藓及癌变的防治研究	吴少鹏	卫生部重大科技成果集体二等奖
1986	过热（40～44℃）对人胃癌细胞系 Kato 生物学效应及其超微结构的改变	杨虎川	铁道部科技成果五等奖
1987	胃黏膜炎症性及细小癌性病变的立体显微镜和病理组织学对比观察	李义清	铁道部科技成果二等奖
1987	胆道扩张症临床病理分型与临床诊治	强龙才	宁夏回族自治区优秀科技成果奖

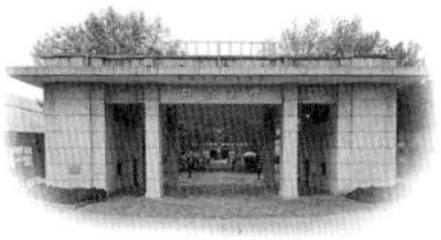

（续表）

年份	成果名称	完成人	鉴定或得奖情况
1988	固有荧光诊断胃癌病理学因素的研究	程双炳	铁道部科技成果三等奖
1989	血浆糖皮质激素活性为放射多体分析法	范　杰	解放军总后勤部二等奖
1989	先天性聋哑遗传规律与优生措施研究	邱维勤 胡诞宁	上海市科技进步三等奖
1990	牙胶尖、吸潮纸尖	尤宝芸	上海市优秀新产品三等奖
1990	合成洗涤剂安全性评价	艾裕和 叶恩赐	上海市科技成果三等奖
1990	基因遗传病遗传规律与遗传咨询研究	邱维勤 胡诞宁	上海市科技进步三等奖
1991	吐温 80 合并温热对 BGC-823 人胃癌细胞的生物学效应	杨虎川	铁道部科技成果二等奖
1992	胃黏膜的组织损害与抗损害在胃癌发病学上的重要作用	李义清	铁道部科技进步三等奖
1992	始发期胃印戒细胞癌的形态发生肿瘤标志及 DNA 定量分析的研究	李义清	铁道部科技成果二等奖
1993	即刻全口义齿的研究	郑光榕	铁道部科技进步四等奖
1993	蓖麻毒素蛋白对肝癌细胞作用的实验研究	龚承友	铁道部科技进步四等奖
1995	心脏保存的实验研究	陈长志	铁道部科技进步二等奖
1995	中国海异尖线虫科幼虫感染调查和药物防治	孙世正	铁道部科技进步二等奖
1995	水凝胶人工晶体的研制和临床应用	郑一仁	铁道部科技进步二等奖
1996	检测化学致畸物的体外筛选系统的建立	陈婉蓉	铁道部科技进步二等奖
1996	卷心菜汁液抗突变性研究及饮料开发	叶恩赐	铁道部科技进步三等奖
1996	溶脲脲原体与男性不育	叶元康	上海市科技进步二等奖

（续表）

年份	成果名称	完成人	鉴定或得奖情况
1997	旅行性精神障碍综合因素分析建立	吴文源	铁道部科技进步二等奖
1997	富硒食物菌硒生物利用率及对中老年人抗氧功能的影响	蔡梅雪	铁道部科技进步三等奖
1998	吐温 80 合并温热的协同抗肿瘤效应	杨耀琴	铁道部科技进步二等奖
1998	盲人计算机系统的研究	董德存	上海市科技进步三等奖
1999	第二掌背动脉皮瓣的基础与临床应用	俞光荣	铁道部科技进步二等奖

（二）学术刊物

上海铁道医学院 1982—1995 年出版学术刊物

刊物名称	创刊时间	篇幅/期	主编	说明
上海铁道医学院学报	1987.6	82 页	余伟均　朱广杰	
当代世界医学	1986	96 页	余伟均	1990 年停刊
口腔颌面外科杂志	1991.9	90 页	朱广杰　周正炎	
神经生化学通讯	1994.2	40 页	王　尧	内部发行
中国医学文摘——外科学分册(英文版)	1994.1	90 页	朱广杰	
上海铁道医学院译丛	1982.11	96 页	余伟均	1984 年停刊

（三）重点学科及重点实验室

重点学科及重点实验室(1980—2000)

序号	批准部门	性质	批准年份	学科名称
1	铁道部	重点学科	1987	临床心血管内科、心胸外科、精神医学、骨科、口腔内科、口腔矫形科、遗传医学

（续表）

序号	批准部门	性质	批准年份	学科名称
2	铁道部	重点学科	1997	肿瘤学
3	铁道部	重点学科	1997	心胸外科学
4	上海市	医学领先	1995	儿童口腔医学
5	铁道部 教卫司	开放实验室	1997	儿童口腔医学、营养与食品卫生学、性医学心理生理实验室、临床医用生物分子学

（四）学术交流

建校初期，重点抓教学，校园内小型学术活动比较活跃。1980 年在沪复校后，教学基础逐渐巩固，科研条件也日臻具备。学术活动逐渐发展到院内外协作和全国会议交流，并且开始加入国际学术交流。1981 年，首派教师参加东京齿科大学校庆活动。1995 年，学院设立“西迫政夫医学育英基金会”，开始每年选送优秀教师、学生出国访问。

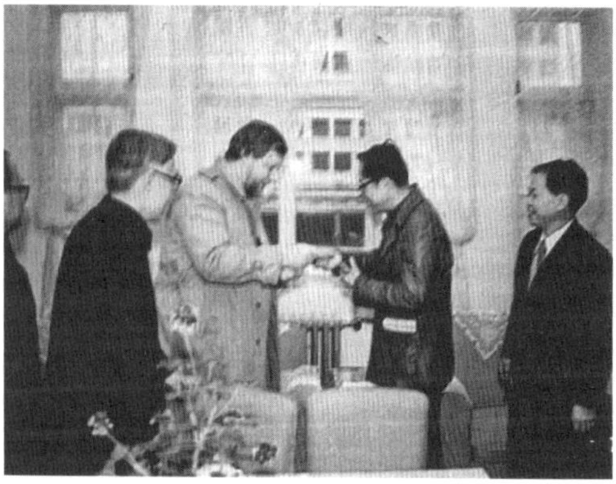

1985 年，学院首次将上海铁道医学院名誉教授的学术称号授予丹麦皇家牙科学院院长菲杰尔科夫

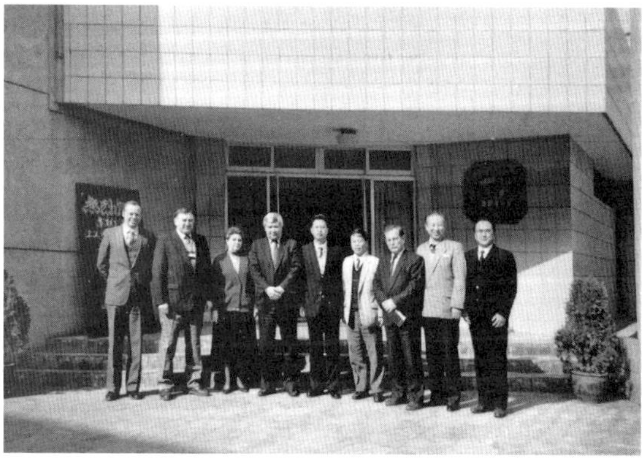

苏联铁道卫生代表团来访

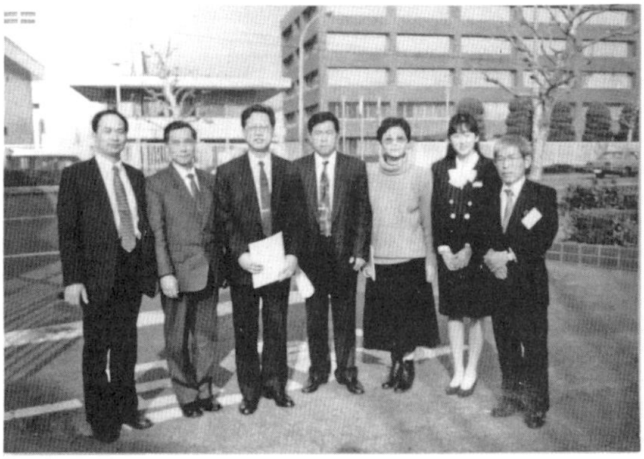

教师访日合影

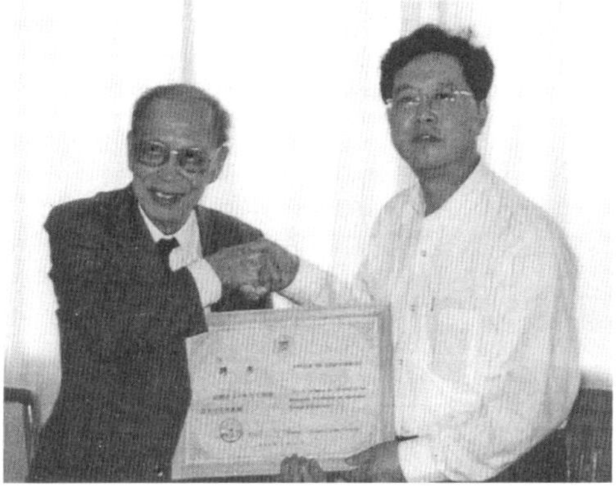

上海铁道大学校长朱广杰向裘法祖教授颁发兼职教授聘书

四、师资队伍

(一) 名医名师

复校后，在教学和科研实践中，涌现出一批著名专家、学者，为引领学校建设，培养合格人才，做出了贡献。

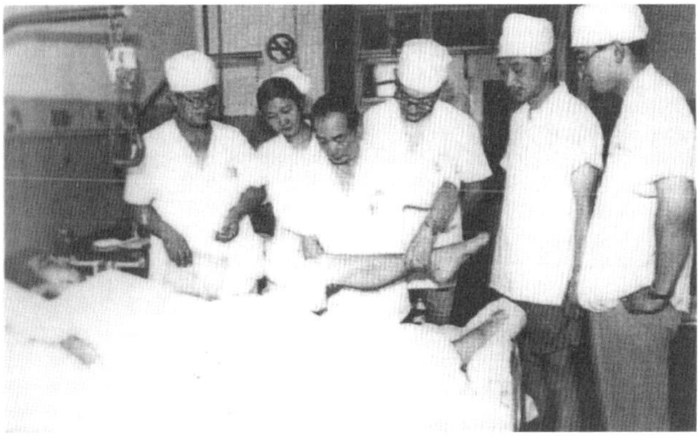

郭荻萍教授正在检查"骨肿瘤灭活再植"手术患者的术后情况

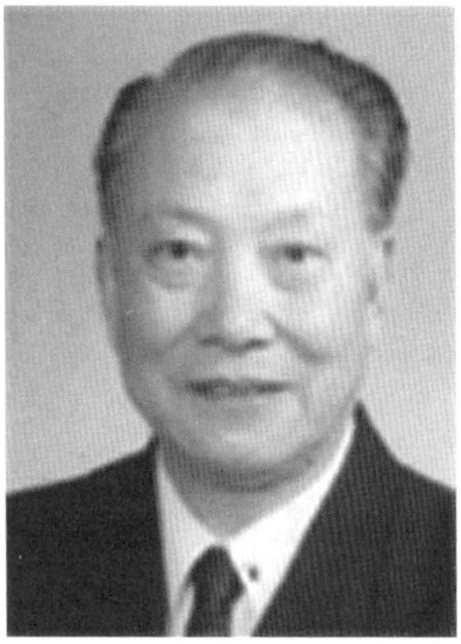

以主持人工角膜研究获国家重大科技成果奖的郑一仁教授

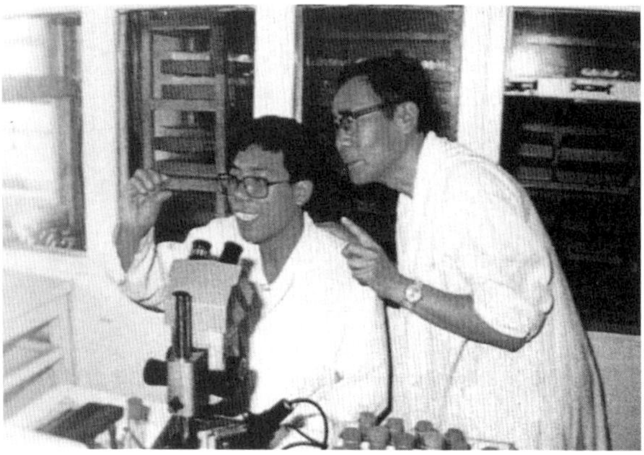

研究建立环境中化学致癌致突变物的叶恩赐教授
（图右为叶恩赐教授）

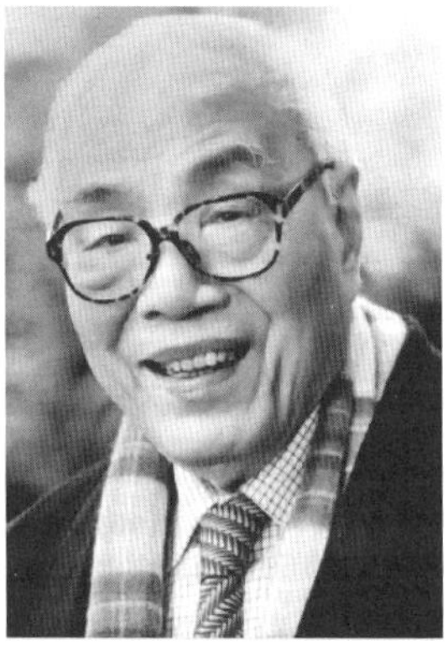

以延缓衰老研究获誉海内外的老中医颜德馨教授

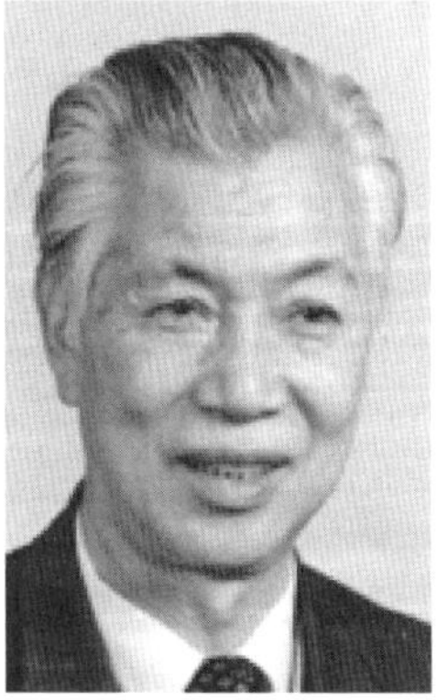

以微小胃癌研究取得具有国际领先水平成果的李义清教授

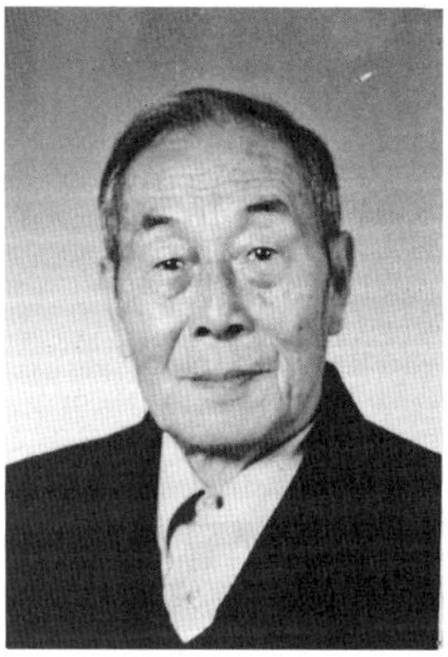

以"抗地高辛特异抗体治疗严重洋地黄中毒性心律失常"研究获卫生部重大科技成果乙等奖的邓南伟教授

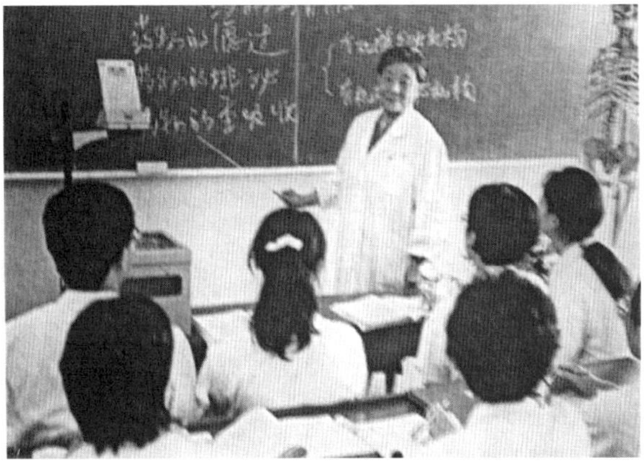

专长肾脏病和内分泌，科研成果1978年获宁夏回族自治区科技三等奖的李素教授

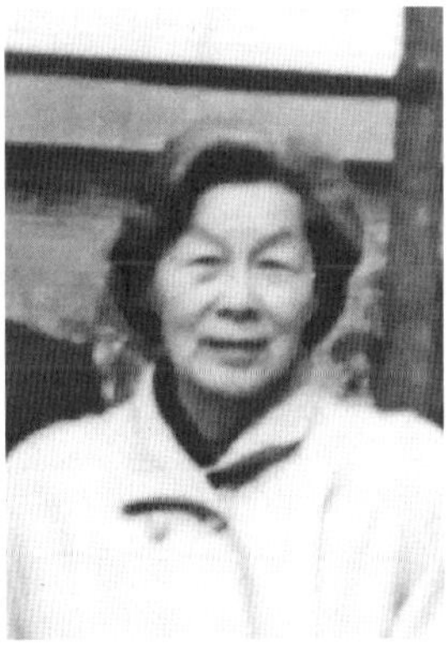

以“硒对分化和衰老期神经元细胞的分子生物学效应”（与厉曙光等）课题获得国家自然科学基金资助的蔡梅雪教授

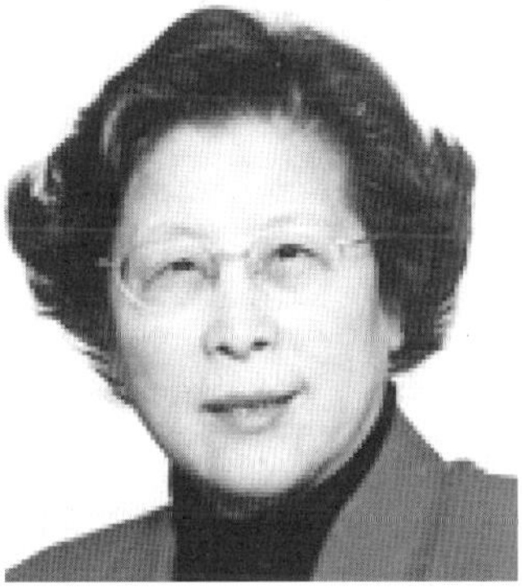

以主持“旅行性精神障碍综合因素分析建立”课题获得1997年铁道部科技进步奖二等奖的吴文源教授

（二）优秀骨干

下图为获得全国优秀称号的骨干教师。

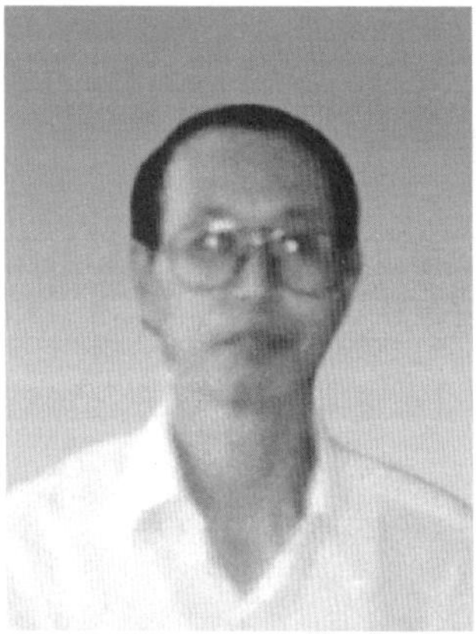

1989 年全国优秀教师冯子强

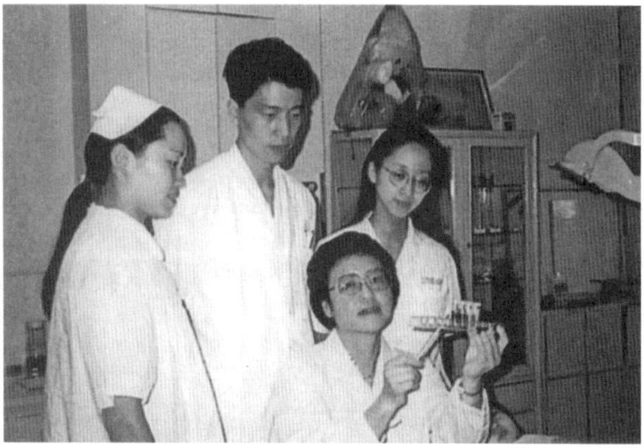

1995(或 1996)年全国优秀教师石四箴
（石教授在指导研究生）

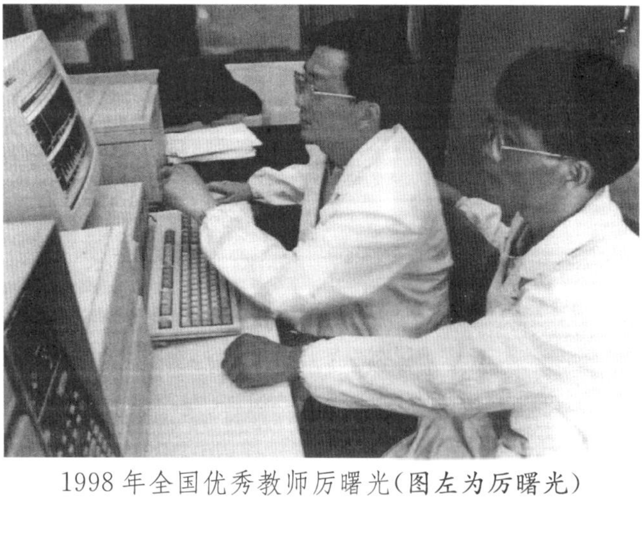

1998 年全国优秀教师厉曙光(图左为厉曙光)

五、附属医院

（一）上海铁道医学院附属铁路医院（今同济大学附属第十人民医院）

创建于 1910 年，前身为上海沪宁铁路医院。1915 年，因故一度撤销。1933 年 7 月在老靶子路（现武进路 527 号）重建，更名为京沪、沪杭甬铁路上海医院。抗战爆发后，迁至上海西站（现长宁站）附近，改名铁路伤兵医院。同年 12 月，因战争又迁至海格路（现华山路）860 号，托庇于上海国际红十字会，改名为上海市红十字会第一难民医院。1942 年夏迁入虬江路 1057 号现址，改名为上海铁道医院。1949 年 8 月改名为上海铁路管理局总医院。1959 年 9 月成为上海铁道医学院附属医院。

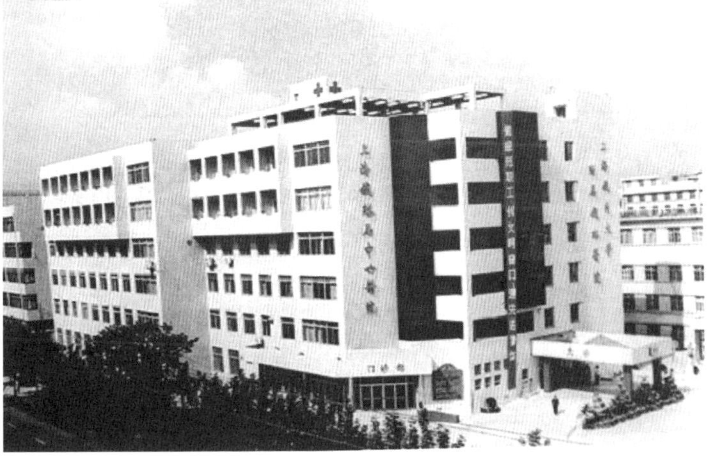

位于共和新路延长路的附属铁路医院新楼

（二）上海铁道医学院附属甘泉医院（今同济大学附属同济医院）

1983 年 2 月 25 日，上海铁道医学院为教学需要，向铁道部申请在上海建设一所三级综合性医院。经铁道部与上海市政府商定，在上海市普陀区新村路与志丹路交会处新建上海铁道医学院附属甘泉医院；1991 年 11 月 28 日建成开诊。

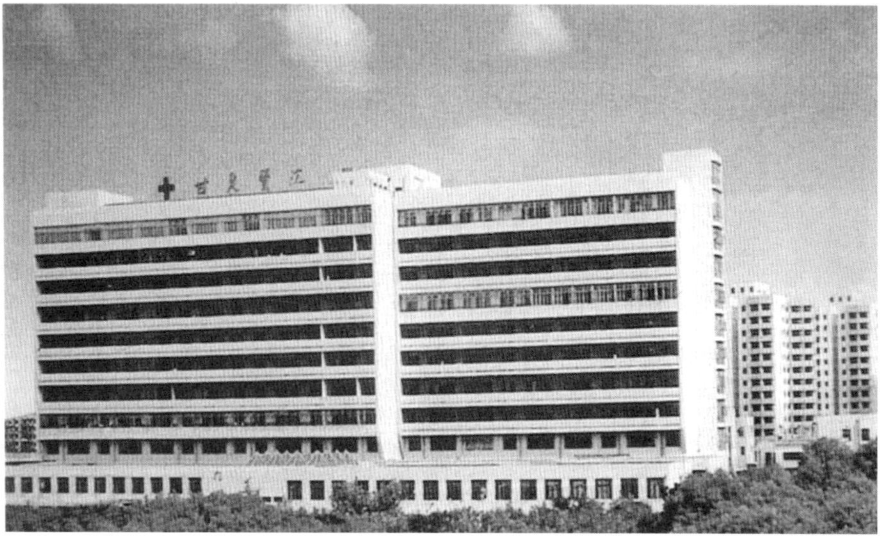

上海铁道医学院附属甘泉医院

（三）上海铁道医学院附属甘泉医院口腔门诊部（今同济大学附属口腔医院）

该门诊部成立于 1987 年 12 月，1995 年 5 月更名为上海铁道大学附属口腔医院。

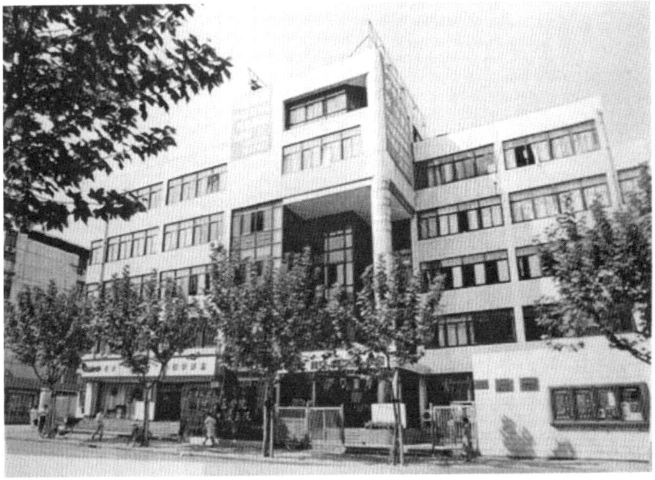

位于延长路的附属口腔医院正门

六、附属机构

附属卫校设有三年制护理、口腔医技专业。

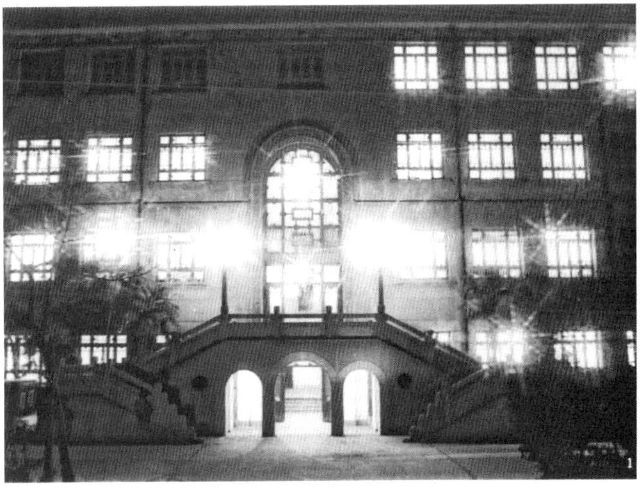

附属卫校

七、党建思政

学校党委始终把党建思政工作放在重要位置，重视加强宣传思想理论工作、开展精神文明建设，在全校干部、教师、职工、学生中，分层次、有重点、多形式地组织广大师生进行学习、宣传和研究，为学校改革、发展、稳定提供了坚实的理论支撑和指明了方向。

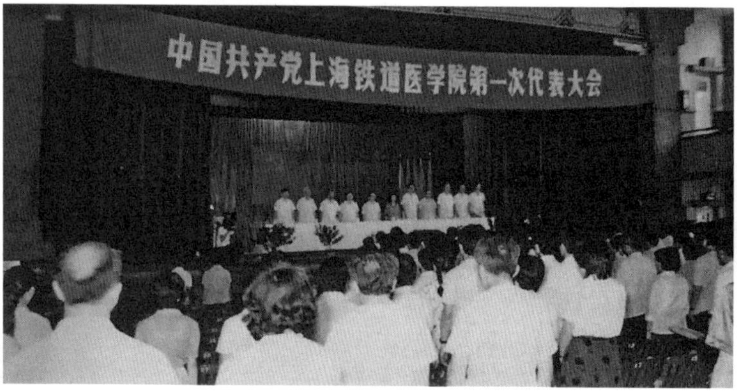

中国共产党上海铁道医学院第一次代表大会

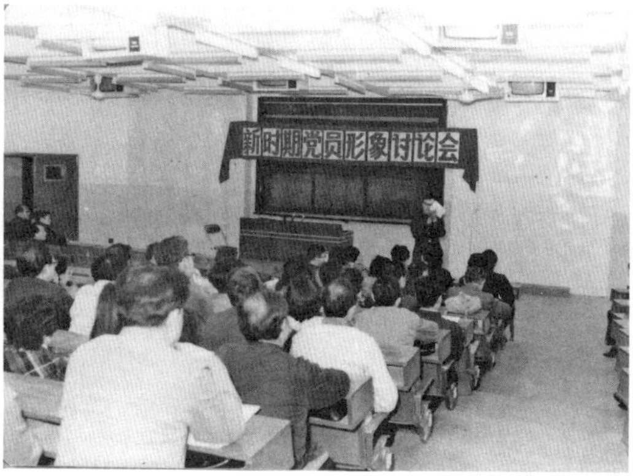

新时期党员形象讨论会

八、校园文化

校园文化活动丰富，类型多样，尤其是 1980 年复校以来，举办了教书育人经验交流会、学术节等学术研讨类活动，运动会、艺术节、书画展等文体类活动，以及成立了合唱队、艺术体操队等艺术类社团，营造了良好的校园文化氛围。

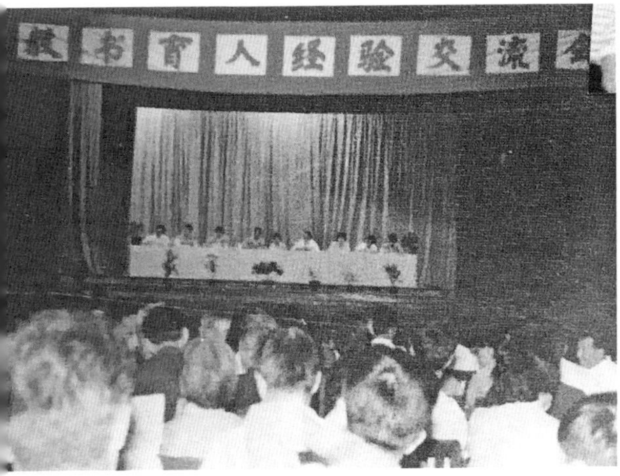

教书育人经验交流会

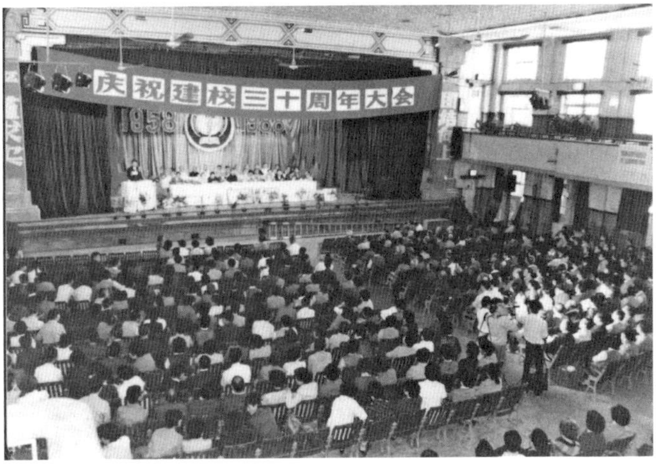

庆祝建校三十周年大会

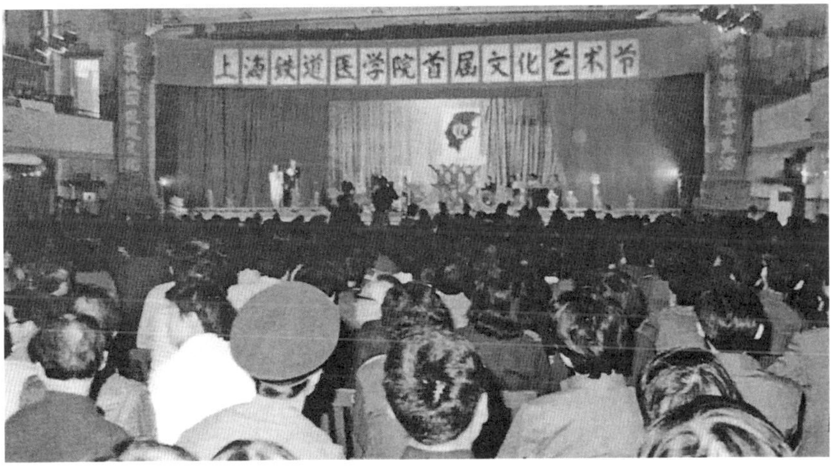

上海铁道医学院首届文化艺术节

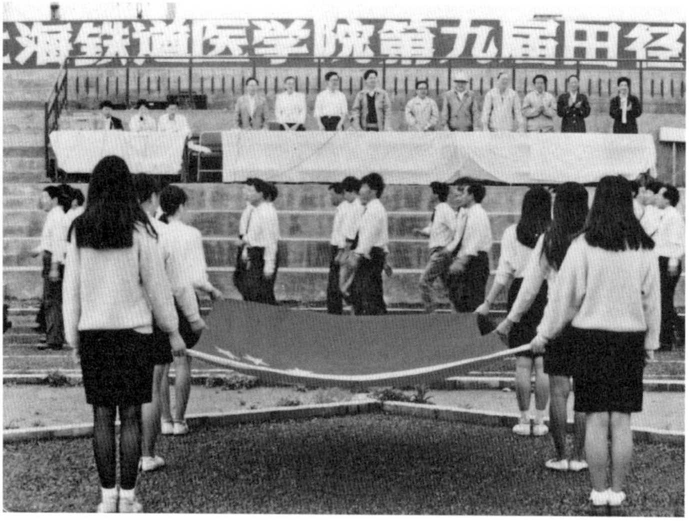

上海铁道医学院第九届田径运动会

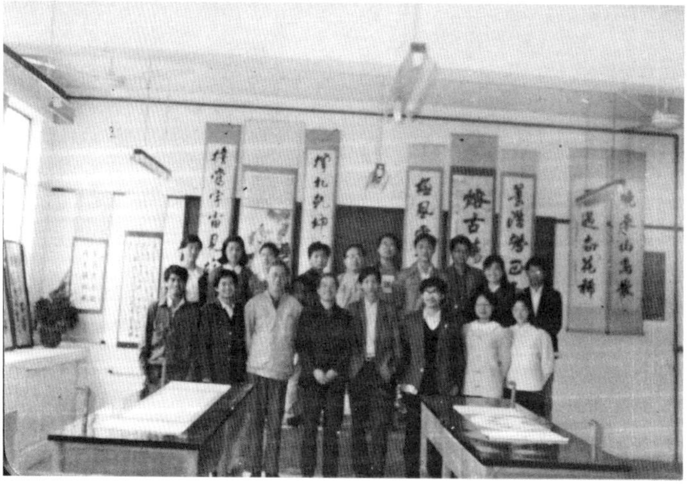

上海铁道医学院书画展

第六章
恢复医科　全面发展
（2000—2022）

导语

2000年，同济大学与上海铁道大学合并，组成新的同济大学。

同济医科教育得以恢复和发展，既是对教育大发展的时代需要做出的积极响应，成为实现学校“由土木为主的单科性大学向理工为主的多科性大学转变”这一战略目标的重要组成部分，也是对同济人长期以来为恢复医科而付出的不懈努力的回馈与慰藉。

经过快速发展，同济大学不断推进“双一流”高水平高质量建设，践行“健康中国2030”规划战略，秉承“学科至上，人才为先”的发展战略，探索新医科改革发展路径。医学学科的整体水平已跻身全国医学院校前10%，2022年同济大学成为教育部直属优质医学院校。

一、并校扩容

(一) 恢复医科

恢复医科是好几代同济人，包括已内迁武汉的老一代同济人的共同夙愿，长期以来虽屡经波折但矢志不改。

1982 年 2 月，学校分别向上海市卫生局、教育局提出“开设医疗系”的请示，得到一致支持；时任校长李国豪也分别给同济老校友、卫生部前部长钱信忠和教育部前部长蒋南翔去信，获得了他们个人的赞同。为此，同济在人力、物力、师资等方面进行了积极筹备。1982 年 3 月 29 日，卫生部教育局给同济复函，称“目前条件尚不成熟”，待“开办条件成熟以后再办”。9 月，学校又请示教育部，终因卫生部有不同看法等多种原因而未获准。

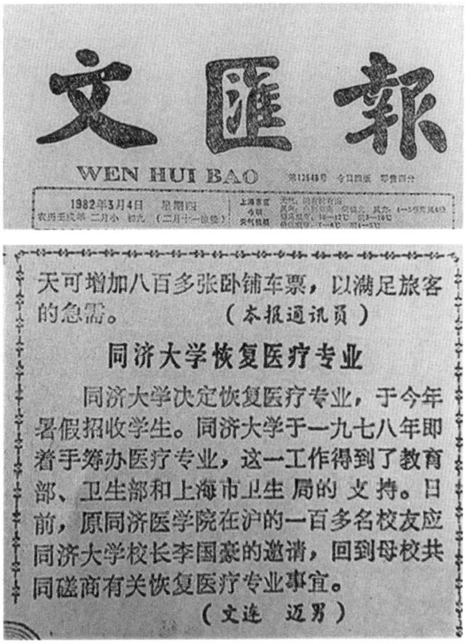
文匯報
WEN HUI BAO
1982年3月4日 星期四

天可增加八百多张卧铺车票，以满足旅客的急需。（本报通讯员）

同济大学恢复医疗专业

同济大学决定恢复医疗专业，于今年暑假招收学生。同济大学于一九七八年即着手筹办医疗专业，这一工作得到了教育部、卫生部和上海市卫生局的支持。目前，原同济医学院在沪的一百多名校友应同济大学校长李国豪的邀请，回到母校共同磋商有关恢复医疗专业事宜。

（文连　迈男）

1982 年 3 月 4 日，《文汇报》载“同济大学恢复医疗专业”

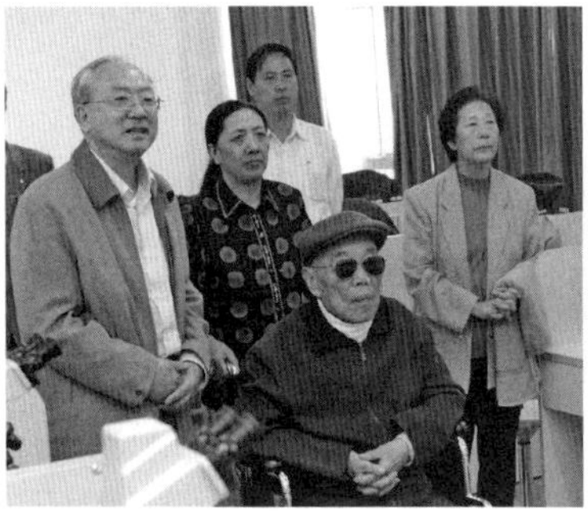
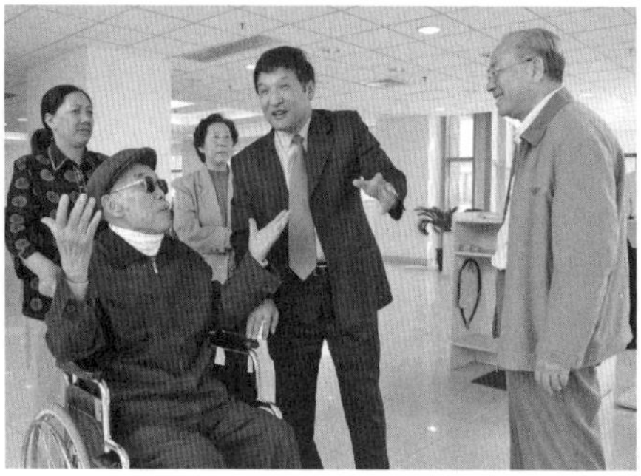
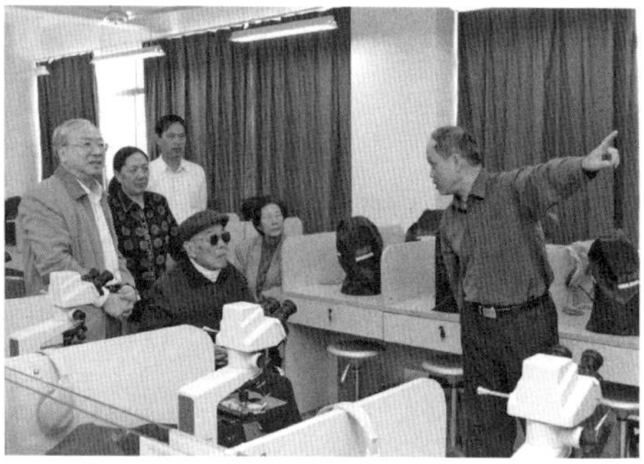

2005 年 2 月，老校长李国豪院士因病辞世。生前，他对同济医科的恢复发展念兹在兹，无日或忘，患病期间最后一次巡视的就是同济大学医学院

2000 年初，随着第二轮高校体制改革的展开，教育部、铁道部和上海市政府决定，同济大学与上海铁道大学合并，组成新的同济大学；上海铁道大学医学院更名为同济大学医学院，口腔医学院更名为同济大学口腔医学院。同济恢复医科的夙愿终于得以实现。

医学院分布在四平路、沪北、沪西 3 个校区，其中共和新路 1238 号沪北校区为原上海铁道医学院校园，真南路 500 号沪西校区为原上海铁道学院校园。

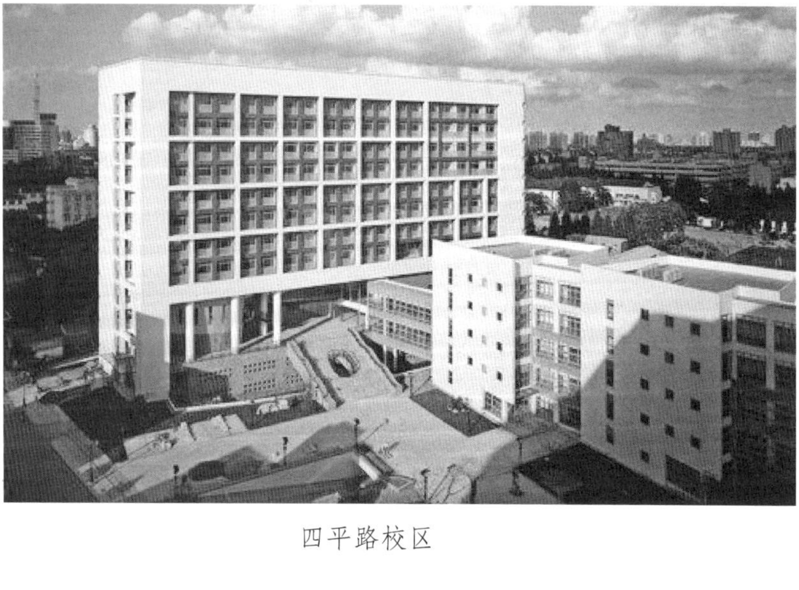

四平路校区

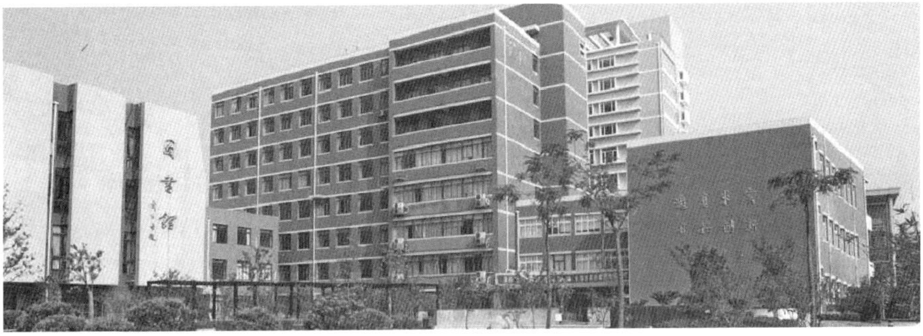

沪北校区

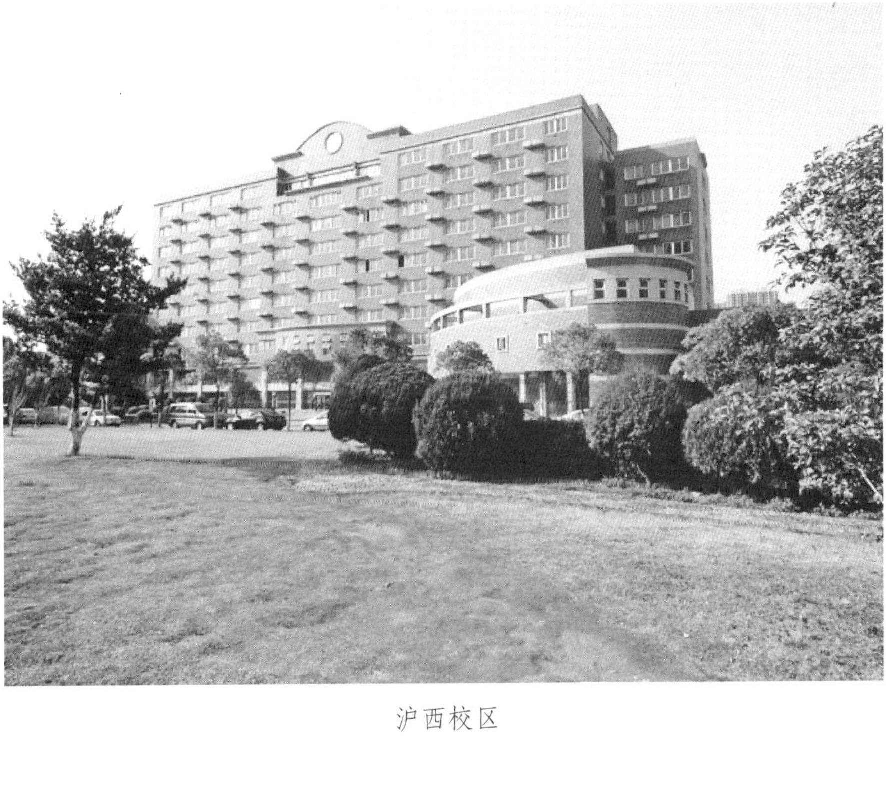

沪西校区

（二）搬迁沪西

2020 年，校党委在复兴同济医科的道路上做出重大布局，将同济大学沪西校区 400 余亩土地划归医学发展使用，促进医学院及附属医院产学研、医教研融合创新发展。2021 年，学校投入近 3 亿元，改造修缮科研实验室、实验动物中心及生活体育设施 2 万余平方米，未来，将沪西校区建设成为在国际上具有较高影响力的医学教育培训的高地，医学科学创新的高地，医工交叉创新的高地，区域融合产学研转化的高地。同时，与市区两级政府深入合作，打造“一核、一城、一岸”，即以同济大学医学院为辐射源，打造生命健康策源核，成为国内一流的环同济国家生物医药产业园区，并同步带动建设 TOP 智创城、苏河生命水岸，逐步形成超百亿、千亿级环同济医学知识经济圈。

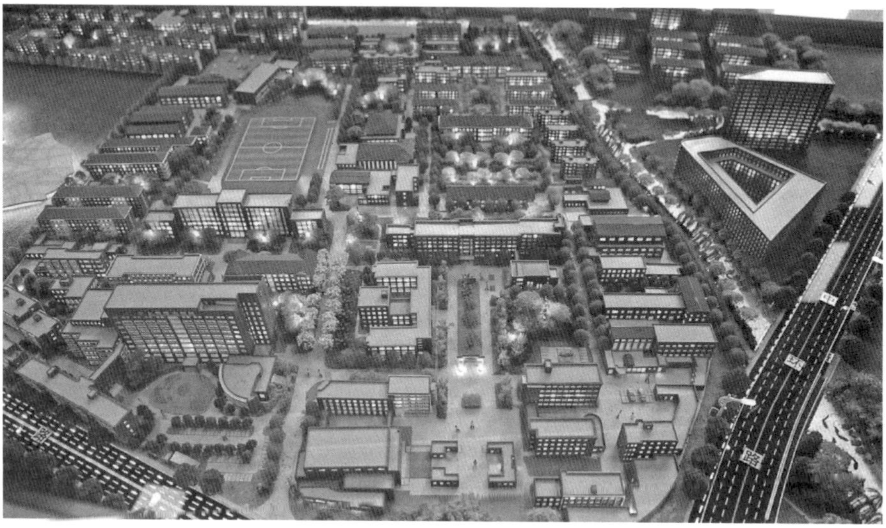

沪西医学园区规划沙盘

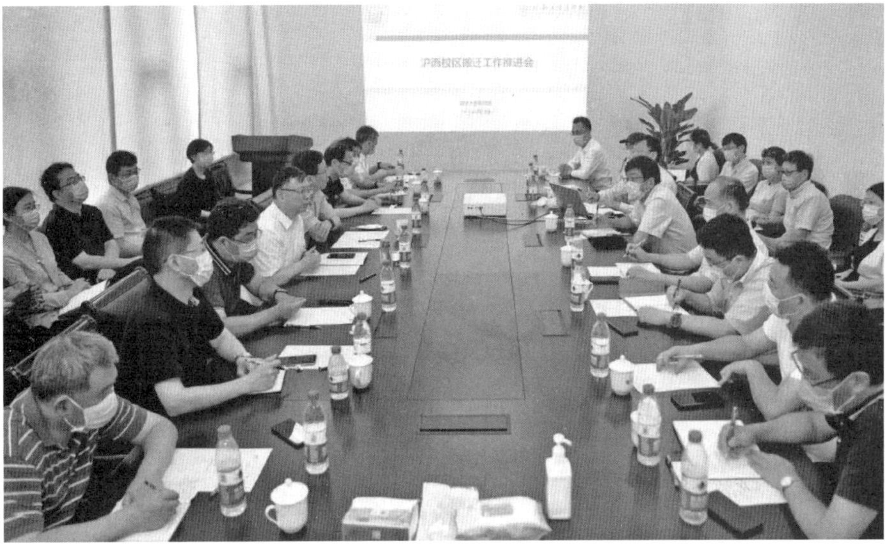

2021年8月23日，沪西校区搬迁工作推进会在沪西校区召开

同济医学迎来新的大发展局面。新百年、新院址、新战略、新征程，医学院打造全新LOGO，营造新时代学院品牌形象，以此纪念同济百年医学发展中的一个重要里程碑。2022年6月30日，新LOGO正式发布，医学院全新标识由同济大学副校长、瑞典皇家工程科学院院士娄永琪教授设计。新LOGO继承原LOGO的盾形、蛇杖船形院标等主要元素，把同济大学成立的年份1907拆开，将船形院标置入其中，象征"'同济医学'从历史中走来，还将不断驶向未来"的寓意。简洁、时尚、年轻化是新设计的主要努力方向，展现了同济医学面向未来，开拓创新的精神面貌。

全新LOGO(基本型)

（三）组织领导

复兴同济医科是几代同济人的使命与责任。

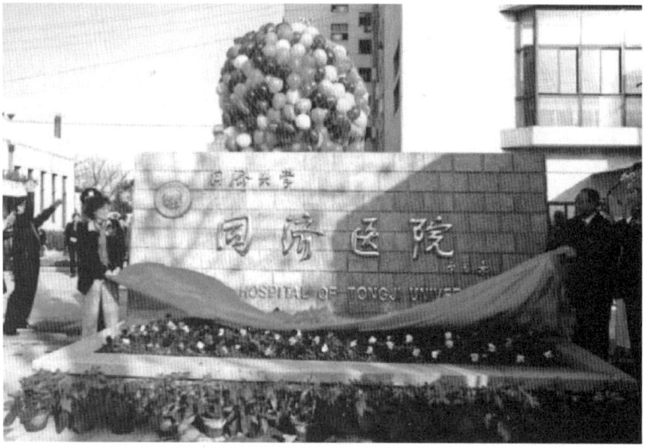

时任同济大学校长吴启迪(图左)为附属同济医院揭幕

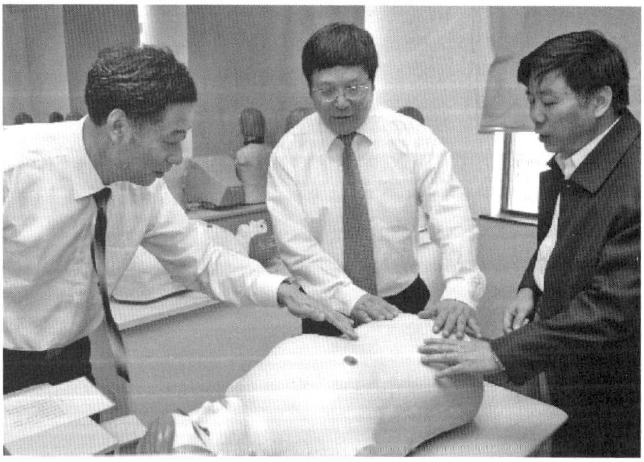

时任同济大学党委书记周家伦(图中)参观医学实训室

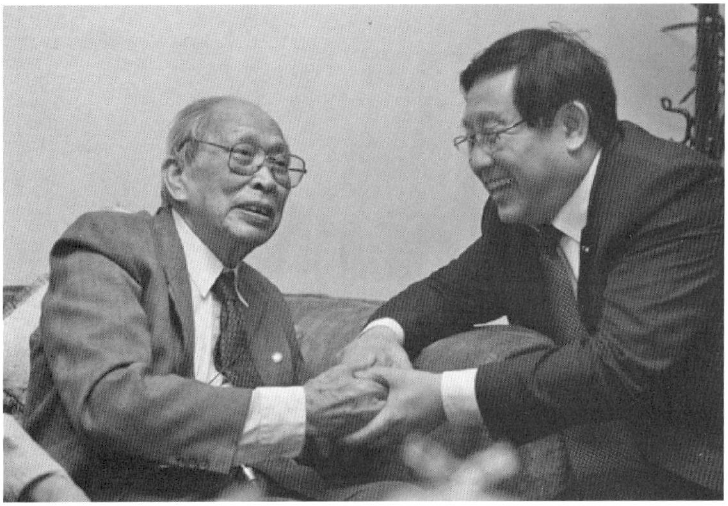

时任同济大学校长万钢(图右)拜访裘法祖院士

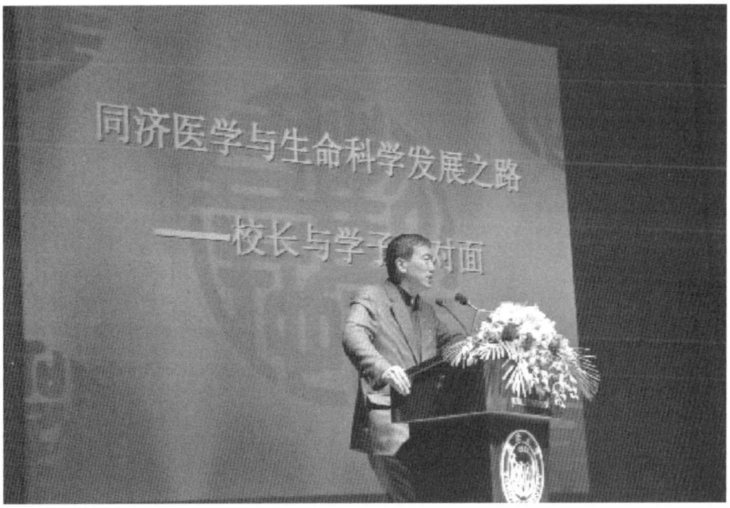

时任同济大学校长裴钢为医学学子作讲座

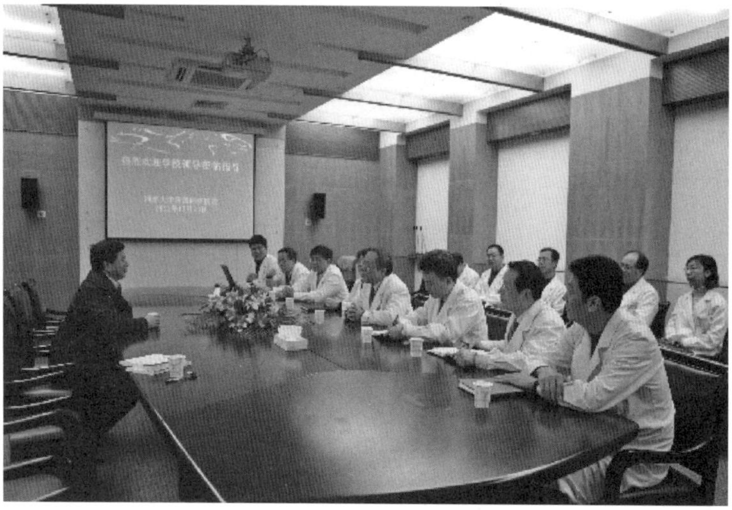

时任同济大学党委书记周祖翼（图左）调研附属同济医院

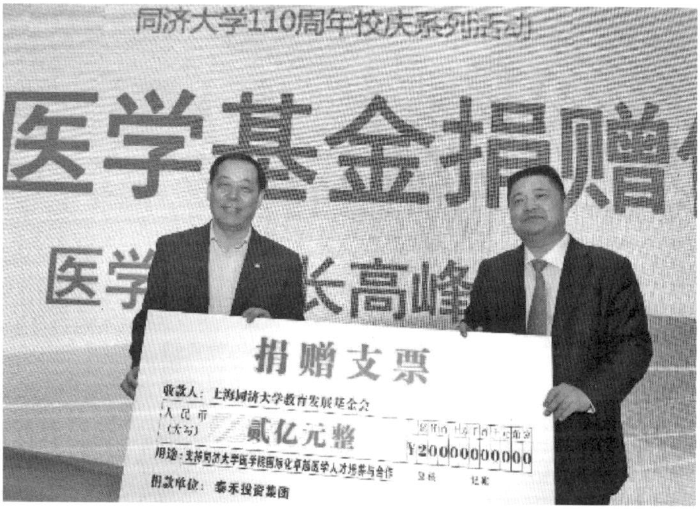

时任同济大学党委书记杨贤金（图左）出席同济医学基金捐赠仪式

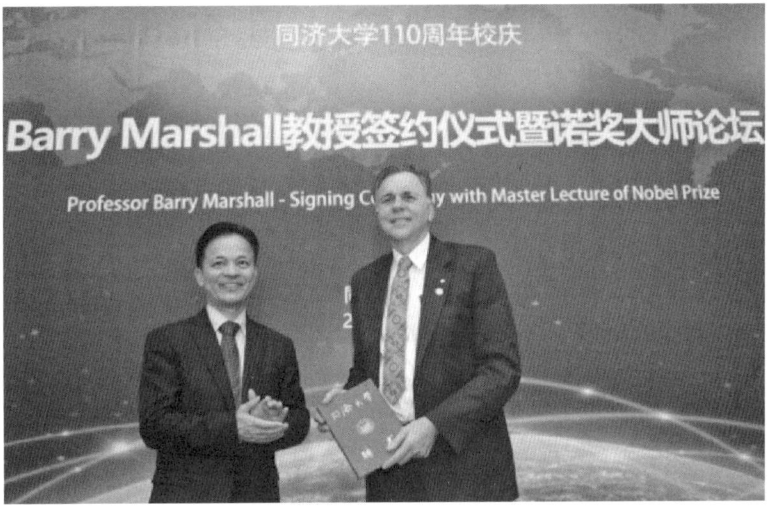

时任同济大学校长钟志华(图左)向 Barry Marshall 教授颁发聘书

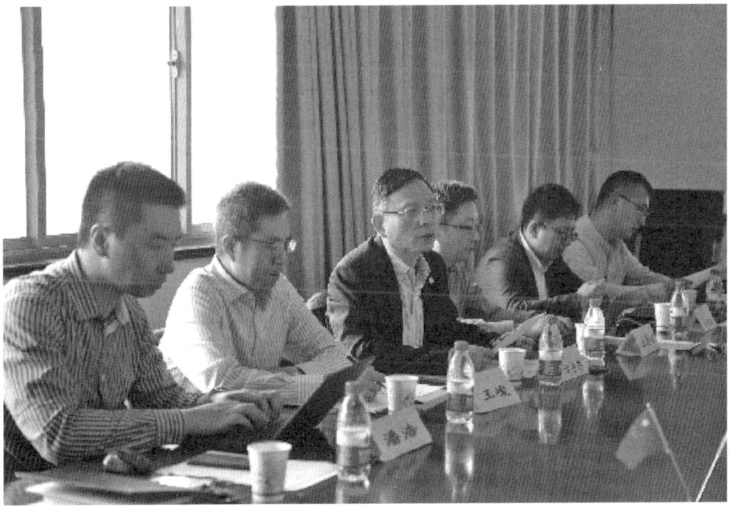

同济大学党委书记方守恩(左起第 3)出席“不忘初心、牢记使命”医学院调研工作座谈会

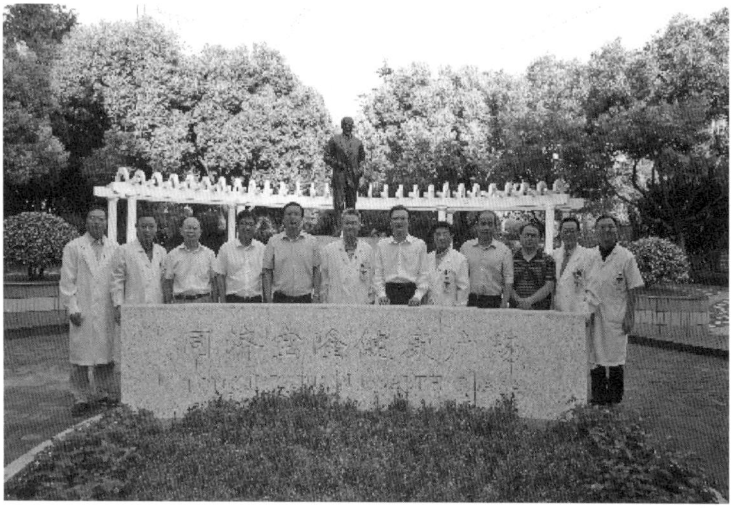

时任同济大学校长陈杰(左起第 5)调研附属同济医院

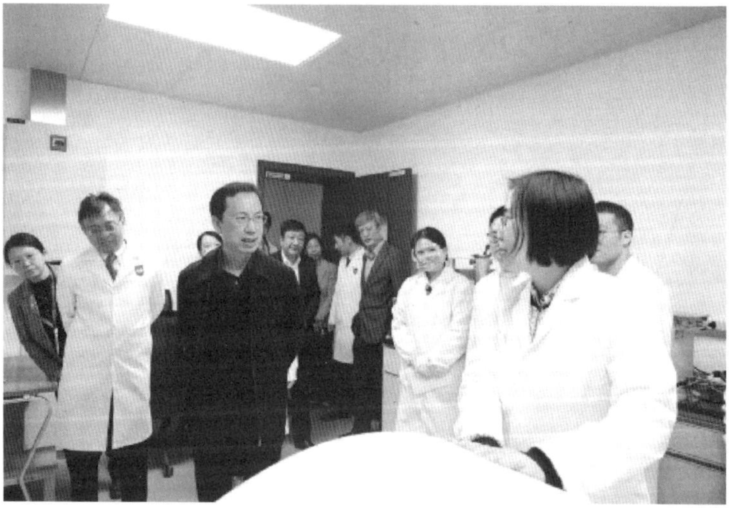

同济大学校长郑庆华(左起第 3)调研沪西校区医学院实验室

1. 历任领导班子

同济大学医学院历任院长、副院长(2000—2022)

职务	姓名	任期
院长	谢陪俐	2000.5—2003.6
	胡大一	2003.9—2008.2
	徐国彤	2010.11—2016.7
副院长	宋振铎	2000.8—2003.6
	闻爱宝	2000.8—2003.6
	赵旭东(常务)	2003.12—2005.4
	潘卫庆(常务)	2005.4—2006.4
	于德华(常务)	2006.4—2008.2
	盛红华(兼)	2004.5—2008.11
	徐　磊	2006.3—2017.1
	徐国彤(常务)	2008.2—2010.11
	陈义汉	2008.11—2016.11
	王安有	2010.9—2010.11
	蔡巧玲	2011.12—2017.1
	章小清	2017.1—2017.7
	成　昱	2019.11—2022.11

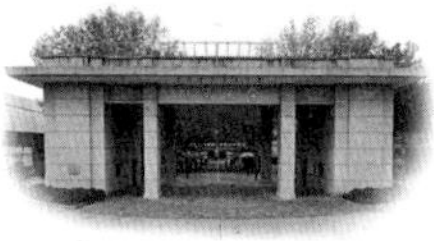

同济大学医学院历任党委书记、副书记(2000—2022)

职务	姓名	任期
党委书记（总支书记）	谢陪俐	2000.11—2003.6
	闻爱宝	2005.4—2006.3
	姜成华	2008.12—2016.9
	张　军	2016.9—2022.11
党委副书记（总支副书记）	林　松	2001.3—2003.6
	厉曙光	2005.4—2006.3
	盛红华	2006.3—2012.8
	徐讴平	2006.3—2009.7
	徐纪平	2009.9—2016.10
	林　梅	2016.9—2017.3
	张　军	2016.9—2017.4
	章小清	2017.4—2018.11
	陈　琳	2018.11—2022.10

2. 现任党政领导班子

职务	姓名	职务	姓名
院长	郑加麟	党委副书记、纪委书记	曾　盈
党委书记	章小清	党委副书记	陈海滨
副院长	杨文卓	副院长	宋建人
副院长	王　平	党委副书记	李　慧

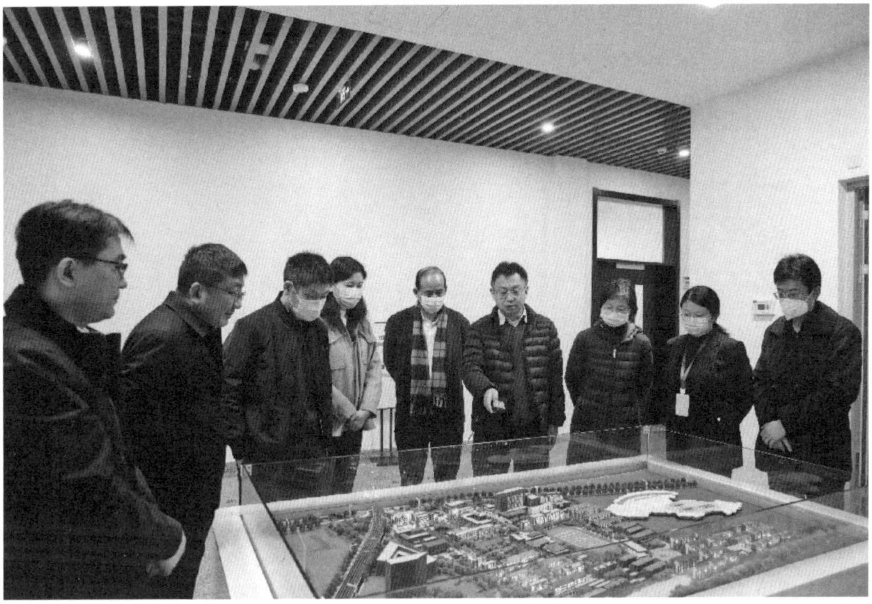

学院新老领导班子共谋学院发展规划

二、教育发展

2022年,同济大学医学院进入教育部直属优质医学院校名单(共18所院校入选)。现有临床医学专业、康复物理治疗专业等两个国家一流本科专业建设点。

同济大学医科连续3年位居QS全球医学排名301～350位,稳居中国第12位。2022年泰晤士高等教育中国学科评级中,各学科优势显著:生物医学工程A,药学A,临床医学A－,基础医学A－,护理学B＋。2022年临床医学学科首次进入ESI全球前1‰,5个医学相关学科进入ESI全球前 1%（世界前沿学科）：生物学与生物化学、分子生物学与遗传学、神经系统学与行为学、免疫学、药理学和毒理学。康复物理治疗专业在 2022“软科中国大学专业排名”中专业等级 A+。

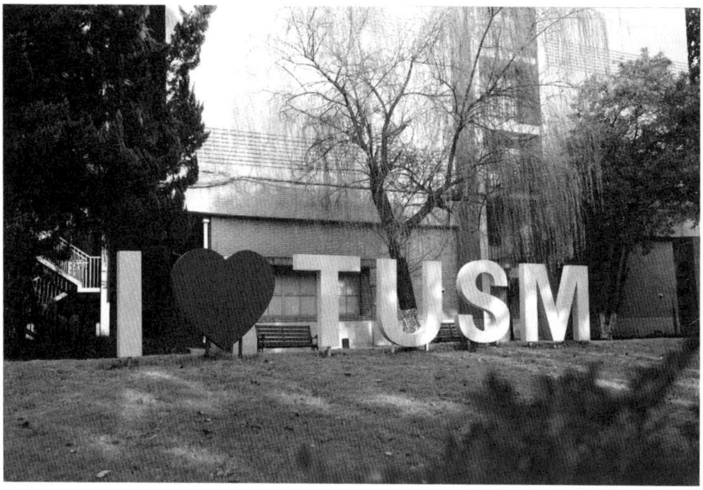

沪西校区校园

（一）学科与学位点建设

2000 年，医学院开设临床医学、口腔医学（后划归口腔医学院）2 个本科专业和 1 个高级护理专科专业（后划归高等技术学院）。

2001 年，增设临床医学七年制专业。

2003 年，获得外科学博士学位授权点。

2004 年，试办临床医学八年制专业。

2006 年，医学生创新能力培养计划启动。获得内科学博士学位授权点，获得基础医学和临床医学一级学科硕士学位授权点。

2007 年，大学接受教育部本科教学工作水平评估，评价结论优秀。

2009 年，获得临床医学博士专业学位授予权(2010 年招生)。医学与生命科学实验教学中心和实验动物中心投入使用。医学模拟教学中心和临床技能考试中心成立。

2010 年，卓越医师计划校内启动。获得临床医学一级学科博士学位授权点，获得公共卫生与预防医学、药学、中医学(2016 年撤销)一级学科硕士学位授权点(2011 年按一级学科点招生)。同年获得制药工程专业硕士学位授予权(2018 年撤销)。转化医学研究平台建设初具规模。

2011 年，招收全英文临床医学专业留学生班(MBBS)。护理系回归医学院。作为第一批试点单位开始招收第一批上海市临床医学专业学位硕士研究生教育与住院医师规范化培训相结合(简称“临一住”)项目硕士研究生，形成临床医学专业“5+3”人才培养模式。生物医学工程一级学科博士学位授权点由生命科学与技术学院转至医学院(2012 年在医学院招生，2015 年撤销)。

2012 年，医学院全面启动临床医学五年制、七年制专业课程改革。获教育部“国家大学生校外实践教育基地建设项目”立项，建设临床技能实训中心。成为首批教育部、卫生部“拔尖创新医学人才培养模式改革试点”“五年制临床医学人才培养模式改革试点”单位。建立临床医学博士后流动站。生物医学工程与纳米科学研究院并入医学院。

2013 年，通过教育部本科专业审核评估。招收临床医学贯通培养拔尖班。暂停临床医学七年制专业招生。医学院教师发展中心成立。成立中美合作全科医学系。

2014 年，成立中美合作康复治疗学系，康复治疗学本科专业招生。承办

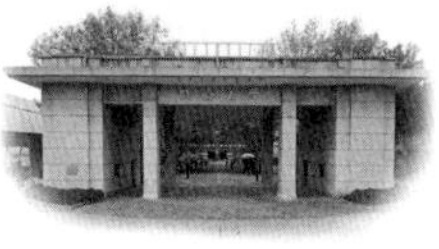

第五届全国高等医学院校大学生临床技能竞赛(华东赛区)。重建临床技能实训中心。获得护理硕士专业学位授予权(2015 年招生)。同济大学临床医学专业学位硕士研究生与“临一住”项目硕士研究生招生培养完全并轨。

2015 年,以临床医学(5+3 一体化)人才培养模式招生。医学院临床技能实训中心获美国心脏协会培训中心授权认证。试行临床医学博士专业学位授予与专科医师规范化培训衔接一体化培养(为第一批试点单位,2016 年招生)。

2017 年,恢复护理学本科专业招生。通过教育部临床医学专业认证。医学院临床技能实训中心成为上海市医师资格考试实践技能考试基地。

2018 年,康复治疗学专业获得理学学士学位授予权。医学院临床技能实训中心通过国家医师资格考试实践技能考试基地复评,获批教育部国家级临床教学示范中心。

2019 年,临床医学专业入选国家一流本科专业建设点。2019 年起同济大学实施“构建大类招生、大类培养、大类管理联动的人才培养新体系”重大改革,临床医学、口腔医学、生物技术、生物信息学本科专业统一以“医学试验班”大类招生。

2020 年,增列基础医学博士学位授权一级学科点。

2021 年,本科专业“康复物理治疗”获批,入选国家一流本科专业建设点。

2022 年,恢复临床医学(5+3 一体化)专业招生。新增“生物与医药”工程类专业学位博士、硕士学位授权点(含生物医疗器械国家急需高层次人才培养专项)。

(二) 招生情况

本科招生专业

专业名称	学制	学位	培养目标
临床医学(本博贯通培养)	5 年本科*	医学学士	医学领军人才
临床医学(5+3 一体化培养)	5 年本科*	医学学士	卓越临床医生
临床医学(中德实验班)	5 年本科*	医学学士	全球医学发展的医学领军人才
基础医学	5 年本科*	医学学士	基础医学学科领军人才
康复物理治疗	4 年制	理学学士	卓越康复治疗师
护理学	4 年制	理学学士	卓越护师
临床医学(全英文留学生班)	6 年制	医学学士	国际化医学人才

* 后续培养:本博贯通培养、本硕培养

医学院每年计划招收临床医学(本博贯通培养)专业本科生 30 名、临床医学(5+3 一体化培养)专业本科生 120 名、临床医学(中德实验班)专业本科生 15 名、基础医学专业本科生 25 名、康复物理治疗专业本科生 30 名、护理学专业本科生 20 名、MBBS 全英文国际班留学生 30 名。

自 2019 级起,临床医学专业以“医学试验班”大类招生入学,学生第一年在新生院完成公共基础课。第一学年末,选拔进入临床医学专业。2022 年,学院新增基础医学本科专业,首届招收 25 名本博贯通培养的学生,采用“国豪学堂”书院制培养拔尖创新医学人才;恢复临床医学(5+3 一体化培养)专业招生,招收 120 名学生。

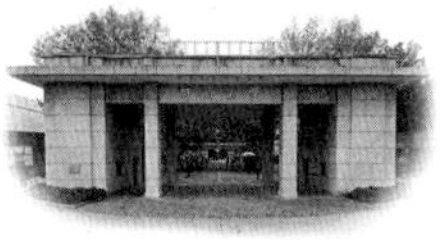

2022 年医学院研究生招生专业

- 一级学科博士点：临床医学，基础医学
- 专业学位博士授权点：临床医学，生物与医药
- 一级学科硕士点：生物医学工程，药学，公共卫生与预防医学
- 专业学位硕士授权点一个：护理硕士

2016—2022 年医学院
硕士研究生录取情况表

招生年度(年)	录取总数(人)
2016	413
2017	457
2018	432
2019	418
2020	480
2021	500
2022	497

* 不含留学生录取数据

2016—2022 年医学院
博士研究生录取情况表

招生年度(年)	录取总数(人)
2016	141
2017	151
2018	266
2019	258
2020	341
2021	297
2022	325

* 不含留学生录取数据

2012 年始开展非全日制学位型博士研究生的培养工作，坚持以国家高层次人才培养和社会需求为导向，以造就临床医学专业领域的骨干力量与学术带头人为培养目标，以我校各附属医院中坚力量为培养主体，依托医学院一流学科、优秀师资和优质课程，深化医学继续教育。为医疗系统输送了一批临床技能与科学研究相结合的高层次专门人才，为我校临床医学专业硕博导师队伍注入新鲜血液，截至 2022 年，已获博士学位并有高级职称的学位博校友 68 人，获得硕士研究生导师资格 68 人，获得博士研究生导师资格 14 人。

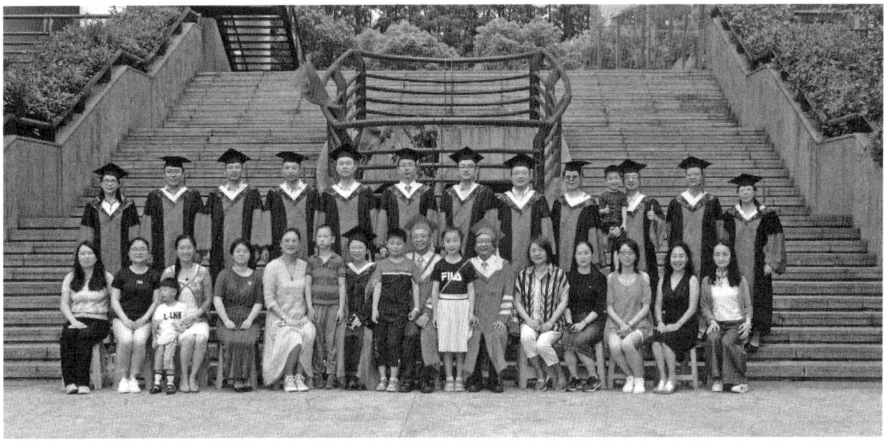

2019 届非全日制学位型博士研究生毕业合影

近三年获得突出奖励的非全日制学位型博士研究生名单

获奖年度	姓名	所在工作单位	奖项
2021	李　成	附属上海市第四人民医院	第十八届银蛇奖三等奖
2021	张含之	附属杨浦医院	第十八届银蛇奖三等奖
2021	何　阳	上海市大华医院	第十八届银蛇奖提名奖
2020	刘一典	附属上海市肺科医院	上海市抗击新冠肺炎疫情先进个人
2020	汪正权	余姚市人民医院	宁波市五一劳动奖章
2020	冯雪芳	附属杨浦医院	同济大学“师德师风优秀教师”(疫情防控专项)
2020	叶继辉	宁波市第一医院	中国农工民主党浙江省委员会“抗疫一线优秀党员”
2020	华　晶	附属东方医院	中共东西湖方舱医院临时委员会“先进标兵”

（三）精品课程和教材

国家精品在线开放课程

课程名称	课程负责人	获建年份
外科手术技能教学/爱课程(中国大学 MOOC)	房　林	2017
灾难逃生与自救/爱课程(中国大学 MOOC)	刘中民	2018
生物化学/北京学银在线教育科技有限公司	吕立夏	2019
产科学/人卫社 MOOC	段　涛	2019

上海高等学校一流本科课程

课程名称	课程负责人	获建年份
运动骨关节病学(线上线下混合式课程)	程黎明	2020
流行病学(线上线下混合式课程)	张丽娟	2020
眼科学(线上线下混合式课程)	毕燕龙	2021

上海高校市级精品课程

课程名称	课程负责人	获建年份
精神卫生学	吴文源	2006
核医学	吕中伟	2007
生理学	徐国彤	2011
流行病学	李　觉	2012
医学影像学	王培军	2014
急诊医学	刘中民	2015
细胞生物化学	刘中民	2016

上海市教委重点课程

课程名称	课程负责人	获建年份
精神卫生学	吴文源	2006
实验诊断学	李　智	2006
医学影像学	王培军	2007
儿科学	谢晓恬	2007
内科学	王乐民	2007
生理学	徐国彤	2008
外科学	俞光荣	2008
医学免疫学	戴亚蕾	2008
急诊医学	刘中民	2009
神经病学	刘学源	2010
耳鼻咽喉头颈外科学	葛荣明	2010
诊断技能课程群	罗　明	2011
系统解剖学	袁琼兰	2013
妇产科学	童晓文	2015
运动骨关节病学	程黎明	2017
医学统计学	艾自胜	2019
中医养生与现代生活	陈央群	2019
运动骨关节病学(在线课程)	程黎明	2020
流行病学(线上线下混合式课程)	张丽娟	2020
眼科学(线上线下混合式课程)	毕燕龙	2021
分子遗传学(线上线下混合式课程)	王　娟　李思光	2021
呼吸病学(线上线下混合式课程)	徐金富	2022

上海高校课程思政教育教学改革项目、示范课程与团队

课程名称	课程负责人	获建年份
心理学与行为科学导论	赵旭东	2017.12—2018.11
以药理学为基础的医学专业课程链思政教育模式探索（药理学、眼科学、急诊实习）	徐国彤	2018.12—2019.11
课程思政在临床医学专业代谢相关课程链的探索与实践（细胞学与生物化学、早期临床实践Ⅰ、生命科学综合实验Ⅰ、生命科学综合实验Ⅱ、内分泌病学）	吕立夏	2018.12—2019.11
健康中国与危重病急救——以“急诊医学”课程为例	吴先正	2019.6—2020.5
基于慕课的妇产科学课程思政示范专业课程链探索（生殖内分泌系统、妇产科学、妇产科学实习）	王光花	2019.6—2020.5
“人文社会医学”上海市课程思政示范课程（研究生教育）	赵旭东	2022.11
“人文社会医学”上海市课程思政示范团队	赵旭东	2022.11

国家卫健委“十三五”规划教材
赵旭东
主编《心身医学》

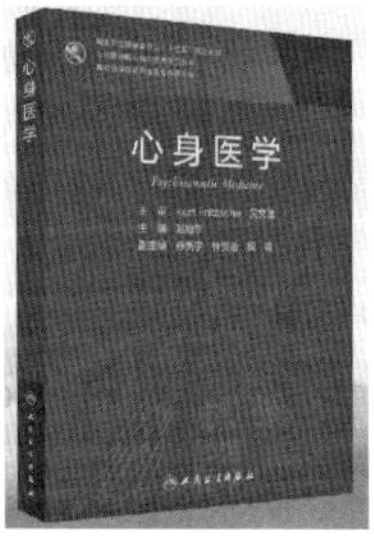

国家卫健委“十三五”规划教材
刘中民
主编《急诊与灾难医学》
（本科生）

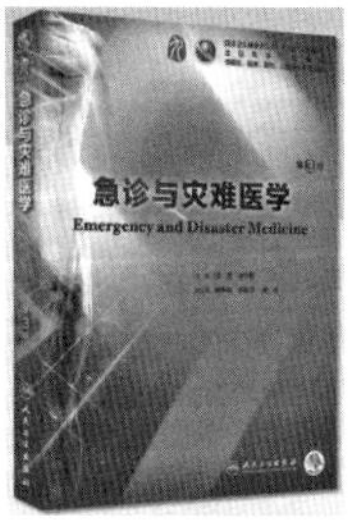

国家卫健委“十三五”规划教材
刘中民
主编《灾难医学》
（研究生）

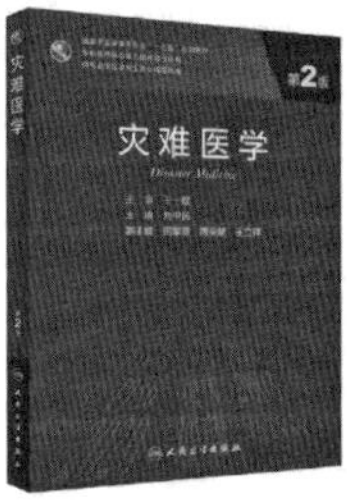

国家卫健委“十三五”规划教材
段涛
主编《妇产科学》

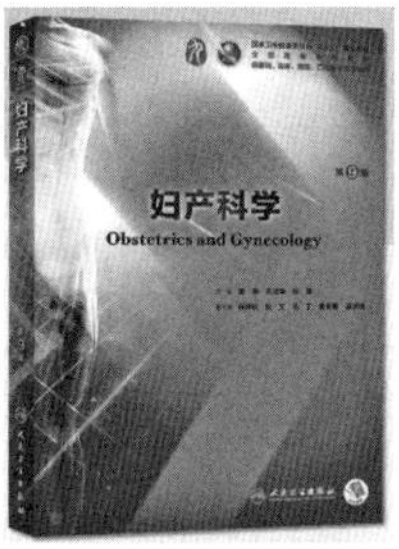

国家卫健委“十三五”规划教材
贺佳
主编《SAS统计软件应用》

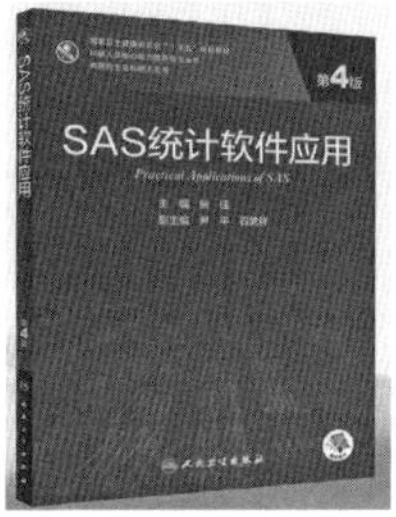

国家卫健委“十三五”规划教材
郑加麟
副主编《互联网+医疗健康》

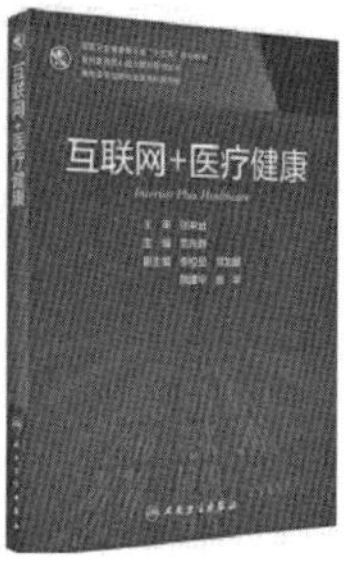

国家卫健委“十四五”规划教材
程黎明
副主编《运动系统与疾病》

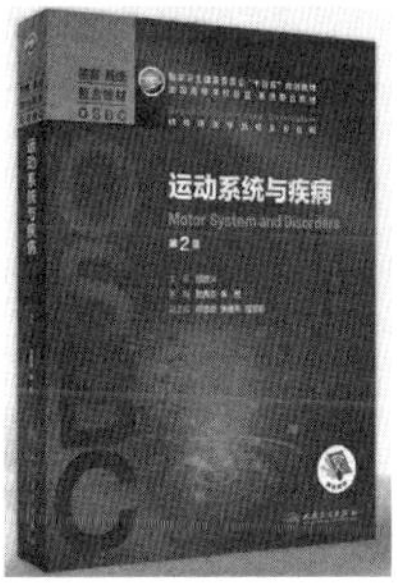

国家卫健委“十四五”规划教材
汤建平
副主编《免疫系统与疾病》

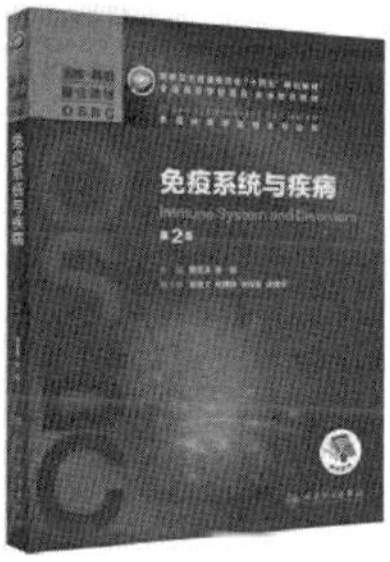

国家卫健委“十四五”规划教材
杨长青
副主编《医学导论》

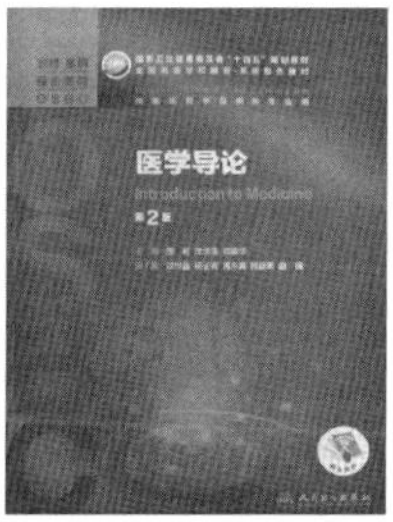

(四)教学研究与改革成果

2012 年至今,医学院共有 40 项教育改革项目和医学教育研究课题获批省部级立项,其中 4 项为上海高校本科重点教学改革项目,36 项为中华医学会医学教育分会和中国高等教育学会医学教育专业委员会医学教育研究立项课题。

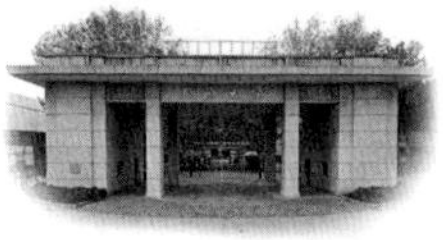

省部级教学成果汇总表

获奖项目	奖项	年份
“全程临床基本技能”培养体系的构建与实践	高等教育上海市级教学成果二等奖	2009
临床医学专业的社区预防医学基地建设探索	高等教育上海市级教学成果三等奖	2009
临床医学专业“临床基本技能”整合课程体系的建立和教学模式的探索	中华医学会医学教育分会教学研究一等奖	2009
医学生临床技能考核方式探讨	中华医学会医学教育分会教学研究二等奖	2009
全程临床教学及质量保证体系的研究与实践	上海市级教学成果一等奖	2014
灾难医学多层次人才培养体系的构建与探索	上海市级一等奖	2017
服务健康中国战略的高层次全科医师专业化发展路径与实践	上海市二等奖	2022
五术融合构建岗位胜任力导向临床综合	上海市二等奖	2022
创建“四化-协同” 高质量临床教学体系 培养仁心仁术医学人才的研究与实践	上海市二等奖	2022

三、科学研究

（一）项目经费

医学院鼓励教师围绕我国医学科技领域重大战略需求和学院重点发展方向开展科学研究；鼓励教师开展横向联合与协同创新，加强多学科交叉融合，推动科研转化，不断提高科技创新能力。

2021 年至 2022 年，医学院承担的国家自然科学基金、卫生部和教育部专项科研基金、上海市自然科学基金、上海市科委科技发展基金、上海市卫生局科研发展基金等支持的重点科研项目逐年增长。其中，“973”“863”计划(含重大科学研究计划、国家重点研发计划)首席项目 28 项。

国家自然科学基金项目数及总经费(2002—2022)

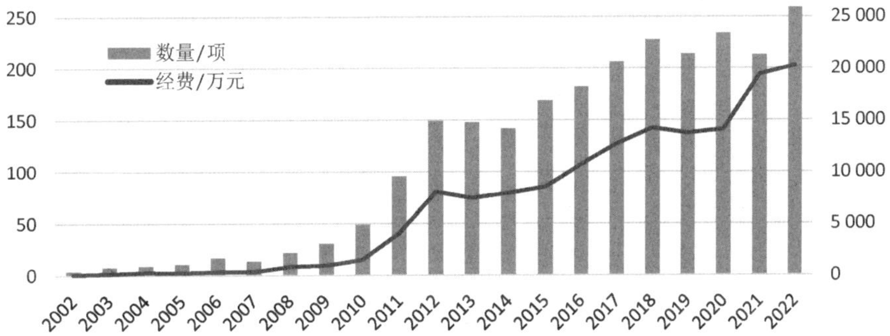

“973”“863”计划(含重大科学研究计划、国家重点研发计划)首席项目信息

首席科学家	项目类型	立项年份
王　平	国家重点研发计划	2022
应　豪	国家重点研发计划	2022
孙路明	国家重点研发计划	2022
何雅億	国家重点研发计划	2022
梁爱斌	国家重点研发计划	2021
方　寅	国家重点研发计划——政府间国际合作	2021
牛文鑫	国家重点研发计划——战略性国际合作	2021

（续表）

首席科学家	项目类型	立项年份
周大鹏	国家重点研发计划——战略性国际合作	2021
陈义汉	国家重点研发计划	2020
杨　洋	国家重点研发计划	2020
孙云甫	国家重点研发计划——国际合作	2019
章小清	国家重点研发计划	2018
段　涛	国家重点研发计划	2018
李　强	国家重点研发计划	2018
靳令经	国家重点研发计划	2018
戈宝学	国家重点研发计划	2017
左　为	国家重点研发计划	2017
陈　强	国家重点研发计划	2017
梁爱斌	国家重点研发计划——国际合作	2017
程黎明	国家重点研发计划	2016
郑加麟	国家 973 计划	2014
徐国彤	国家 973 计划	2013
陈义汉	国家 973 计划	2013
戈宝学	国家 973 计划	2012
章小清	国家 973 计划	2012
刘中民	国家 863 计划	2008
周彩存	国家 863 计划	2008
徐国彤	国家 973 计划	2007

近年来,医学院将医科发展重点集中于“干细胞”“肿瘤”“脑与脊髓”“心血管”等几大领域。2010 年,成立“转化医学高等研究院”。2017 年,在建校 110 周年之际,根据各附属医院的特色医疗资源,分别建设干细胞、脑与脊髓、心血管疾病、肿瘤生物治疗四大研究中心,深化基础研究与临床应用的紧密合作,接连取得干细胞及转化医学领域的重大研究成果。

(二) 平台建设

科研平台(实验室)一览表

国家、部级科研平台
心脏病全国重点实验室(2023)
病原体与宿主相互作用教育部重点实验室(2022)
国家基础科学中心(2020) (全国基础科学中心的 1/4)
国家干细胞转化资源库(2020) (全国干细胞领域的 1/2)
国家干细胞与重大疾病学科创新引智基地(2019)
脊柱脊髓损伤再生修复教育部重点实验室(2018)
教育部细胞干性与命运编辑前沿科学中心(2018) (首批前沿科学中心的 1/7)
科技部干细胞与再生医学国际联合研究中心(2013)
心律失常教育部重点实验室(2008)
上海市科研平台
上海市麻醉与脑功能调控重点实验室(2022)
上海市催化医学前沿科学研究基地(2021)
上海市母胎医学重点实验(2021)

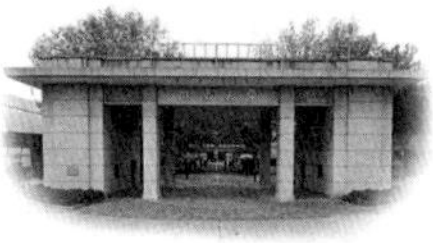

（续表）

上海市介入超声工程研究中心(2020)
上海市人工心脏与心衰医学工程技术研究中心(2020)
上海市干细胞临床诊疗工程研究中心(2020)
上海市干细胞临床转化研究院(上海市高峰学科)(2019)
上海市感染性疾病(结核病)临床医学研究中心(2019)
上海市结核病(肺)重点实验室
上海市高校神经再生研究重点实验室
……

（三）科研成果

1. 陈义汉院士发表的重大研究成果

自 2003 年 1 月起，陈义汉教授等人的重大研究成果陆续发表在 *Science* 等刊物上，研究成果被数十种国外医学教科书和专著收录，并被引入国际诊疗指南，为中国在国际心脏疾病研究领域赢得了一席之地。

陈义汉，心脏病学家。同济大学教授、主任医师、博士生导师。中国科学院院士，中国医学科学院学部委员，教育部科技委员会委员。全国政协委员，九三学社中央委员，九三学社上海市副主委。现任同济大学副校长、同济大学附属东方医院院长、同济大学医学与生命科学部主任、同济大学附属东方医院心脏内科主任和心律失常教育部重点实验室主任。国家杰出青年科学基金获得者、教育部“长江学者”特聘教授、国家重大研发计划首席、国家基金委基础科学中心项目负责人、国家基金委创新研究群体项目负责人、国家干细胞与重大疾病学科创新引智基地负责人和教育部创新团队项目负责人。长期从事心血管疾病临床工作和基础研究，在心血管疾病研究领域有一些重要的科学发现。他是第一个人类心房颤动致病基因的发现者，他定义了心脏起搏细胞的谷氨酸能神经元样细胞属性，发现了新的心脏生物电控制系统，识别出了控制心肌细胞增殖和心肌再生的一个关键信号通路，研发出一系列靶向重大心脏疾病的新药前药。论文发表在 *Science* 等刊物上。他的科学发现曾经被评为国际心脏电生理学领域年度突破性进展、中国高等学校十大科技进展、国家自然科学奖二等奖、教育部自然科学奖一等奖和上海市自然科学奖一等奖等。他是中国青年科技奖获得者、中国医师奖获得者、卫生部有突出贡献的中青年专家、上海市科技精英、上海市自然科学牡丹奖获得者、上海医学发展杰出贡献奖获得者、上海市劳动模范和全国“五一”劳动奖章获得者。

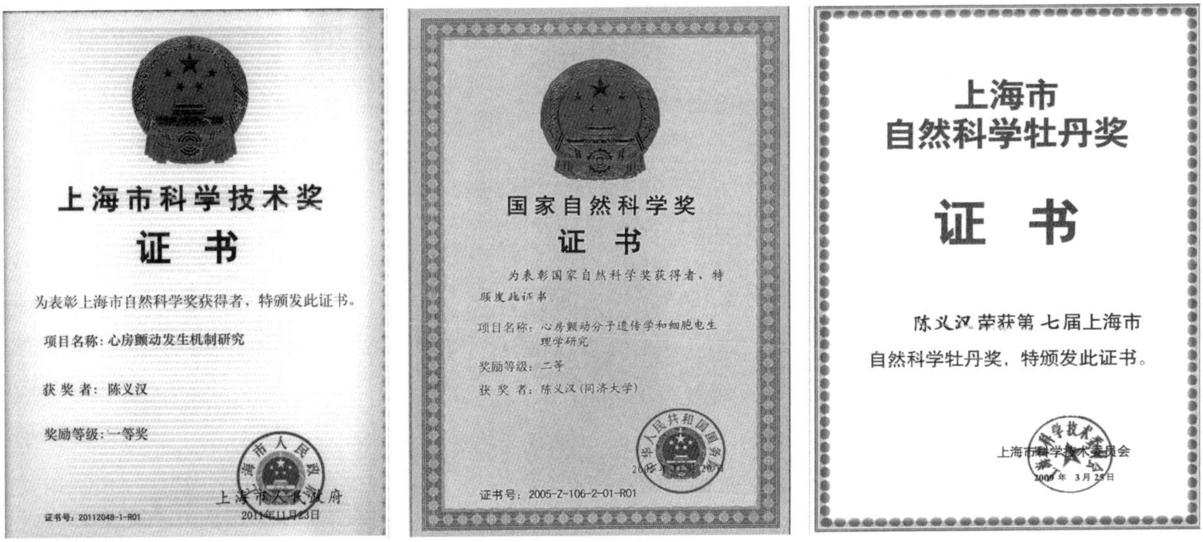

上海市科学技术奖
证书
为表彰上海市自然科学奖获得者，特颁发此证书。
项目名称：心房颤动发生机制研究
获奖者：陈义汉
奖励等级：一等奖
上海市人民政府
证书号：20112048-1-R01
国家自然科学奖
证书
为表彰国家自然科学奖获得者，特颁发此证书
项目名称：心房颤动分子遗传学和细胞电生理学研究
奖励等级：二等
获奖者：陈义汉（同济大学）
证书号：2005-Z-106-2-01-R01
上海市
自然科学牡丹奖
证书
陈义汉荣获第七届上海市
自然科学牡丹奖，特颁发此证书。
上海市科学技术委员会

陈义汉院士荣获的奖项证书

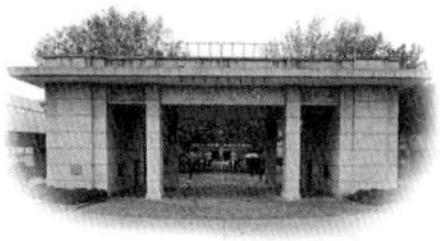

2. 同济大学医学院重建后所取得的科研成果

获国家奖及省部级一等奖项目

奖励名称	获奖类别	获奖等级	成果名称	完成人名单（完成人排序）	获奖年份
国家级					
国家科学技术奖	自然科学奖	二等奖	心房颤动分子遗传学和细胞电生理学研究	陈义汉(1)，杨奕清(4)	2005
国家科学技术奖	科学技术进步奖	二等奖	我国农村高血压流行趋势及低成本综合干预预防脑卒中研究	胡大一(2)，李觉(5)	2010
国家科学技术奖	科学技术进步奖	二等奖	疟疾、血吸虫病等重大寄生虫病防治关键技术的建立及其应用	潘卫庆(1)	2017
国家科学技术奖	科学技术进步奖	二等奖	图说灾难逃生自救丛书	刘中民(1)	2018
国家科学技术奖	科学技术进步奖	二等奖	肺癌微创治疗体系及关键技术的研究与推广	姜格宁(2)	2018
国家科学技术奖	科学技术进步奖	二等奖	肺癌精准诊疗关键技术研究与推广应用	周彩存(1)，许亚萍(5)，任胜祥(6)，苏春霞(7)，蒋涛(8)	2019
国家科学技术奖	科学技术进步奖	二等奖	女性盆底功能障碍性疾病治疗体系的建立和推广	童晓文(6)	2019
国家科学技术奖	科学技术进步奖	二等奖	血管通路数字诊疗关键技术体系建立及其临床应用	张海军(1)	2020

（续表）

奖励名称	获奖类别	获奖等级	成果名称	完成人名单（完成人排序）	获奖年份
省部级					
教育部中国高校科学技术奖	自然科学奖	一等奖	心房颤动分子遗传学和细胞电生理学研究	陈义汉(1)，黄薇(3)，杨奕清(4)	2004
上海市科学技术奖	自然科学奖	一等奖	心房颤动发生机制研究	陈义汉(1)，彭鲁英(4)，李丽(5)	2011
教育部高等学校科学研究优秀成果奖	科学技术进步奖	一等奖	泌尿系肿瘤的生物学行为的研究和个体化策略治疗	郑军华(1)，彭波(3)，杨斌(5)，许云飞(7)，李智(10)	2012
教育部高等学校科学研究优秀成果奖	科学技术进步奖	一等奖	肝癌等难治性肿瘤介入新疗法的建立和应用	王培军(1)，赵小虎(4)，尚鸣异(8)	2012
上海市科学技术奖	科技进步奖	一等奖	脊柱脊髓损伤修复重建相关生物力学及生物学研究与临床应用	程黎明(1)，孙毅(2)，薛志刚(3)，曾至立(4)，靳令经(5)，于研(6)，张敬(7)，吴周睿(9)，朱睿(10)	2014
教育部高等学校科学研究优秀成果奖	自然科学奖	一等奖	生物标志物在大肠癌早期预警、预后监测及靶向治疗的应用基础研究	秦环龙(1)	2015

（续表）

奖励名称	获奖类别	获奖等级	成果名称	完成人名单（完成人排序）	获奖年份
上海市科学技术奖	科技进步奖	一等奖	晚期胰腺癌介入综合治疗的相关策略、机制及应用产品研发	李茂全(1)	2016
教育部高等学校科学研究优秀成果奖	自然科学奖	一等奖	固有免疫中的信号转导机制研究	戈宝学(1)，裴钢(2)	2017
教育部高等学校科学研究优秀成果奖	技术发明奖	一等奖	医用材料表面改性技术及临床应用	张海军(1)，李茂全(5)	2018
教育部高等学校科学研究优秀成果奖	自然科学奖	一等奖	生物靶向诊治肿瘤方法学研究	任丹妮(3)	2018
教育部高等学校科学研究优秀成果奖	技术发明奖	一等奖	胃肠道肿瘤介入诊治关键技术的建立与应用	尚鸣异(1)	2018
上海市科学技术奖	自然科学奖	一等奖	肿瘤细胞代谢感受的调控机制及其病理效应	邹绍武(4)	2018
上海市科学技术奖	科技进步奖	一等奖	肺癌精准化诊疗策略建立与推广应用	周彩存(1)，任胜祥(2)，蒋涛(3)，苏春霞(4)，李雪飞(5)，陈晓霞(6)	2018
上海市科学技术奖	科技进步奖	一等奖	分子生物学、功能影像学对阿尔茨海默病早期精准诊断及疗效监测的关键技术	王培军(1)，王湘彬(8)	2018

（续表）

奖励名称	获奖类别	获奖等级	成果名称	完成人名单（完成人排序）	获奖年份
上海市科学技术奖	科学技术普及奖	一等奖	基于心脑血管科普教育基地提升大众健康素养系列科普方法与技术的研发与推广	范理宏(1)，施雁(2)，朱晓萍(5)，徐亚伟(6)，刘学源(7)，金逸(9)，孙晓(10)，吴茜(11)	2019
上海市科学技术奖	科技进步奖	一等奖	甲状腺癌分子机制、诊疗关键技术的建立及应用	吕中伟(1)，蔡海东(12)，柴丽(13)，易婉婉(14)，张小平(2)，徐辉雄(3)，曲伸(4)，薛雷(7)，贾成友(9)	2019
教育部高等学校科学研究优秀成果奖	科学技术进步奖	一等奖	针灸特色技术应用及分子生物学机制研究	程玲(9)	2019
上海市科学技术奖	科学技术进步奖	一等奖	肠道菌群疾病分类模型创建及菌群移植治疗的临床应用	秦环龙(1)	2020
教育部高等学校科学研究优秀成果奖	自然科学奖	一等奖	C型凝集素受体介导机体抗真菌感染的免疫新机制	贾鑫明(1)	2020
教育部高等学校科学研究优秀成果奖	科学技术进步奖	一等奖	抗真菌药物研发创新体系的建立与应用	姜远英(2)，倪廷峻弘(8)	2021

2001—2022 年，获国家级科技奖 8 项，国家级人物奖 1 项；获省部级科技奖 75 项，其中特等奖 1 项、一等奖 20 项、二等奖 30 项、三等奖 22 项、国际合作奖 1 项、青年科技杰出贡献奖 1 项。2005—2022 年，通讯或第一作者以同济大学医学院为完成单位的，共发表 SCI 论文 9 646 篇，其中进入 ESI 高被引论文 101 篇。历年来获得专利授权 109 项。

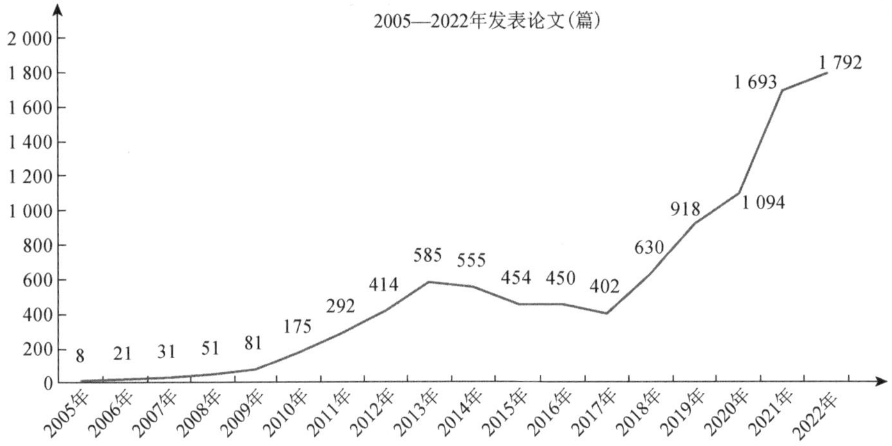

CNS 高水平论文发表情况

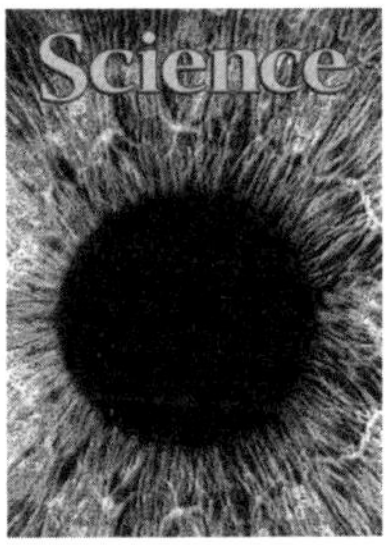	2003 年，陈义汉教授团队发现了位于第 11 号染色体上的第一个人类房颤致病基因-KCNQ1，相关论文发表在《科学》(*Science*)上。

（续表）

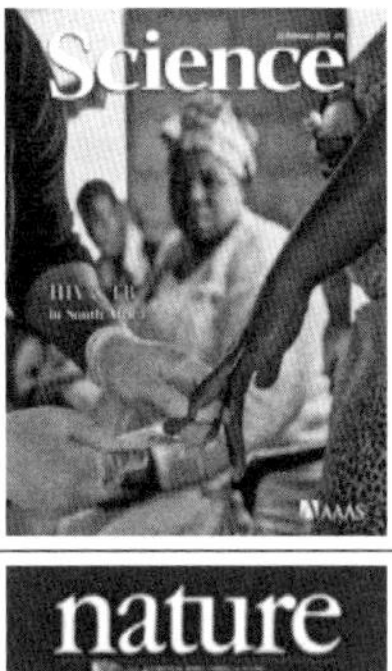	2013 年，赵旭东教授及其团队成员撰写的评论文章《中国“小皇帝”显现的成功信号》发表在国际权威学术刊物《科学》(*Science*)上，为中国独生子女群体正名。
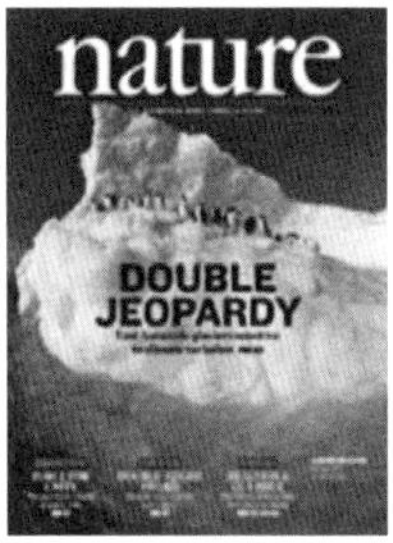	2013 年，薛志刚教授团队揭示了人类胚胎早期发育的遗传调控规律，其论文发表在国际著名学术期刊《自然》(*nature*)上。
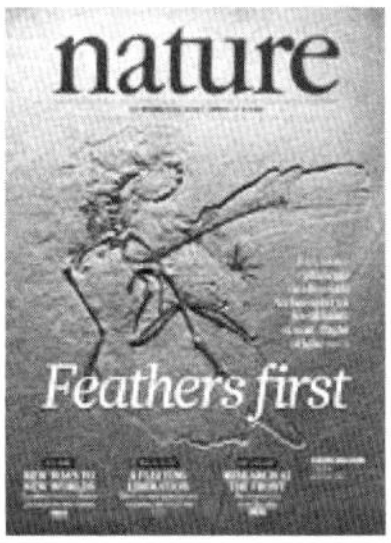	2014 年，张青锋研究员发现控制凶险型疟疾发生的关键调控因子和途径，研究成果发表在《自然》(*nature*)上。
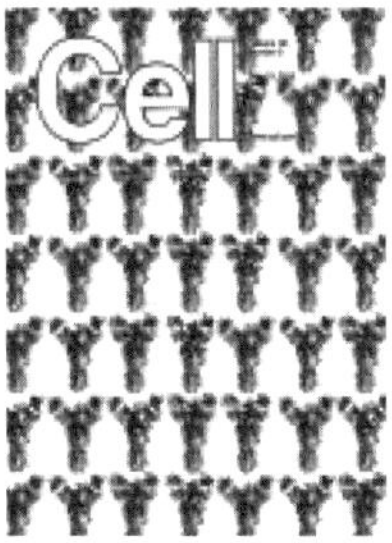	2015 年，医学院研究团队采用单细胞转录组技术，首次揭示了室管膜静息态神经干细胞激活的信号途径，研究成果发表在《细胞》(*Cell*)上。

（续表）

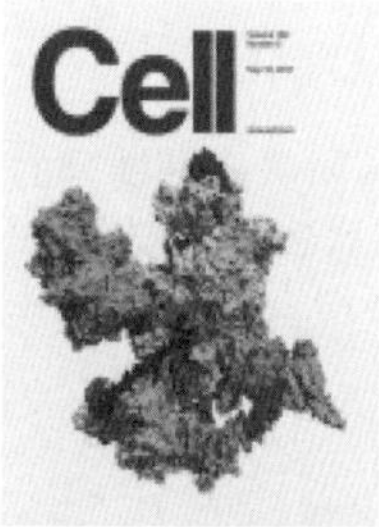 	2017 年，医学院研究团队采用 TALEN 基因编辑技术，构建了非人灵长类动物——食蟹猴的 MECP2 突变型个体，并深入研究了其基因型和表型，其研究成果发表在《细胞》(*Cell*)上。
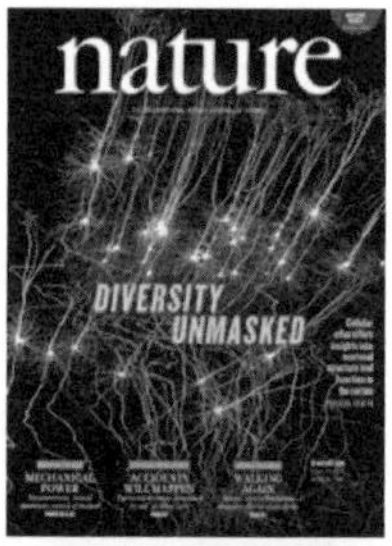 	2018 年，戈宝学教授、毛志勇教授合作研究团队首次系统阐释了 cGAS 完全独立于 DNA 识别功能的细胞核内的全新功能，为基于干预 cGAS 进入细胞核而开发新型抗肿瘤药物提供了理论基础，该研究成果发表在《自然》(*nature*)上。
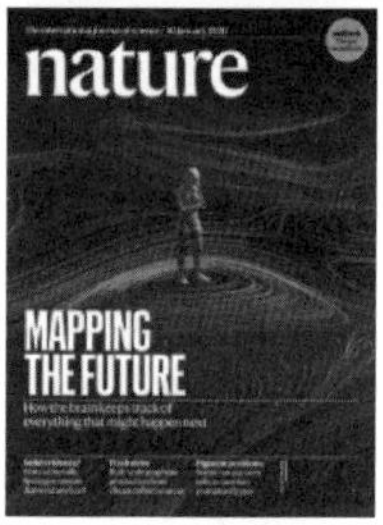 	2020 年，《自然》(*nature*)刊登戈宝学教授团队等的重要发现：结核菌利用人体泛素化系统抵御人体免疫攻击的逃逸机制。
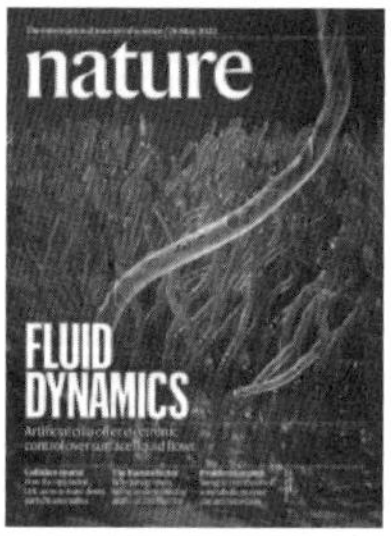 	2022 年，章小清教授课题组和美国华盛顿大学医学院 Azad Bonni 教授课题组、普林斯顿大学 Samuel Wang 教授课题组联合开发了神经元功能多样性解析方法，发现了关联学习记忆的关键神经元，该研究成果发表在《自然》(*nature*)上。

(四) 学生科创

1. 三级体系

在同济大学本科生院的领导下,医学院于 2004 年开始建设“医学院创新基地”,建立学生三级科创体系,形成了一个金字塔形的培养结构,使大一到大三学生参加科创活动的比例达到 100%,显著提升了医学生创新思维及能力。

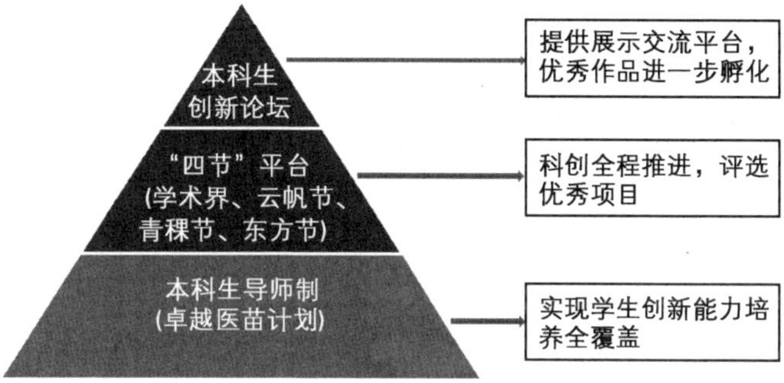

科研创新三级体系

2. 勇争潮头

“挑战杯”全国大学生课外学术科技作品竞赛获奖情况

项目名称	届数	时间	奖项
亚硒酸钠对果蝇谷胱甘肽过氧化物酶及寿命的影响	第七届	2001 年	全国三等奖
硫磺和右归丸对 AD 大鼠记忆及海马 ChAT、TH、MAO-B 基因表达的影响	第九届	2005 年	全国三等奖

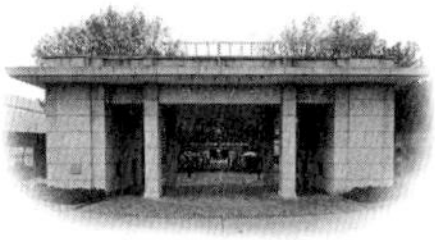

（续表）

项目名称	届数	时间	奖项
牵张诱导的人类 Kir2.1 通道电流的改变——心房颤动治疗新靶标	第十届	2007 年	全国三等奖
新医改视野下社区卫生服务中心路在何方？——基于上海市五区社区卫生服务现状调研成果	第十一届	2009 年	全国二等奖
一种新型的腔镜手术腔内打结持针钳	第十二届	2011 年	全国一等奖
一种基于三维血管数值模型的新型无创性压力检测技术及临床应用	第十三届	2013 年	全国三等奖 （上海赛区一等奖）
基于树突状细胞疫苗靶向治疗肺癌的研究	第十四届	2015 年	上海赛区 一等奖
可拆卸组装圆弧定位导航系统在脊柱微创手术的应用	第十五届	2017 年	全国二等奖 （上海赛区一等奖）
新型铋配合物的抗肿瘤活性及作用机理研究	第十五届	2017 年	全国三等奖 （上海赛区一等奖）
健康背景下的规培医师职业倦怠研究——“巴特林小组”或是良方	第十五届	2017 年	上海赛区 二等奖
3D 打印多位点肺部穿刺导板的研发与应用	第十六届	2019 年	全国二等奖
腔镜下使用的消化道吻合支架系统	第十六届	2019 年	上海市一等奖
自动分级释放支架输送系统	第十七届	2021 年	全国三等奖
γ—谷酰胺转移酶在男性肺高压患者中的预后价值	第十七届	2021 年	上海市一等奖

“挑战杯”中国大学生创业计划竞赛(“创青春”全国大学生创业大赛)获奖情况

项目名称	届数	时间	奖项
兔耳卫生纸业有限责任公司创业计划[一种新型的一次性无菌马桶垫纸(固定型)]	第八届	2012 年	上海赛区银奖
上海精益医疗信息科技有限公司	第九届/“创青春”第一届	2014 年	上海赛区铜奖
上海凡济生物科技有限公司	“创青春”第三届	2018 年	上海赛区银奖
纤清注射液——致盲性眼病小分子药物开拓者	第十二届	2020 年	全国金奖
后影科技——肺部穿刺智能导航模式开拓者	第十二届	2020 年	全国银奖
SpineX:基于深度学习的脊柱外科影像系统	第十二届	2020 年	上海市金奖
CSPRT——颈椎病防治康一体化智能管家	第十三届	2022 年	上海市银奖
超微创磁控微纳米溶栓机器人	第十三届	2023 年	全国金奖

“互联网+”大学生创新创业大赛获奖情况

项目名称	届数	时间	奖项
可调节泪道支架	第四届	2018 年	上海赛区铜奖
智能影像微创定位导航系统	第五届	2019 年	上海赛区银奖
蕊曼树洞——专业精神心理互助平台	第五届	2019 年	上海赛区铜奖
CV Health+:基于九轴传感器实现头颈部异常姿态与运动模式精确评估	第六届	2020 年	上海赛区铜奖
EyeNKBT——致盲性眼病药物防治领航者	第七届	2021 年	全国金奖
LungNavi——肺部穿刺全自动导航系统	第七届	2021 年	全国铜奖

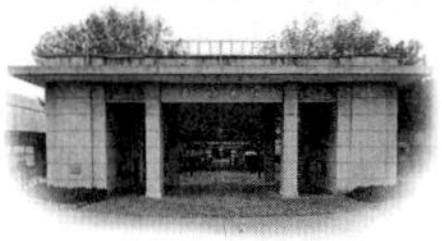

医学生临床专业技能比赛获奖情况

比赛名称	届数	时间	奖项
“罗氏杯”上海医学生临床医疗能力大赛	首届	2002 年	第一名
“中企建设杯”上海医学生专业技能大赛	第二届	2005 年	第三名
上海市红十字会高校急救竞赛		2006 年	金奖
上海市“唯爱天使杯”医学生专业技能大赛		2007 年	银奖、基础理论项目第一名、未来之星奖
全国高等医学院校大学生临床技能竞赛（华东分区赛）	第三届	2012 年	特等奖、单项奖
全国高等医学院校大学生临床技能竞赛总决赛	第三届	2012 年	三等奖
全国高等医学院校大学生临床技能竞赛（华东分区赛）	第四届	2013 年	三等奖、单项奖
全国高等医学院校大学生临床技能竞赛总决赛	第五届	2014 年	三等奖
全国高等医学院校大学生临床技能竞赛（华东分区赛）	第六届	2015 年	一等奖、单项奖
全国高等医学院校大学生临床技能竞赛总决赛	第六届	2015 年	三等奖
全国高等医学院校大学生临床技能竞赛（华东分区赛）	第七届	2016 年	三等奖
全国高等医学院校大学生临床技能竞赛（华东分区赛）	第九届	2018 年	三等奖、单项奖
上海市医学院校大学生临床技能竞赛	第一届	2018 年	一等奖
上海市医学院校大学生临床技能竞赛	第二届	2019 年	一等奖
中国大学生医学技术技能大赛（华东分区赛）	第十届	2021 年	一等奖、单项奖
中国大学生医学技术技能大赛	第十届	2021 年	铜奖

全国大学生基础医学创新论坛暨实验设计大赛获奖情况

项目名称	届数	时间	奖项
痒行为共情的中枢神经机制	第三届	2014 年	一等奖
LCVS1002 诱导大鼠视网膜变性	第三届	2014 年	二等奖
构建果蝇疾病模型研究胶质细胞对神经退化的作用机制	第三届	2014 年	三等奖
人源脂肪干细胞治疗小鼠脊髓损伤的研究	第三届	2014 年	鼓励奖
抗烯醇化酶 Eno1 单克隆抗体在抗真菌感染中的研究	第四届	2016 年	一等奖
GMFB 在糖尿病视网膜病变中神经变性的作用机制	第四届	2016 年	二等奖
食蟹猴脂肪间充质干细胞亚群分离以及对大鼠视网膜退行性疾病的治疗作用	第四届	2016 年	三等奖
近红外纳米荧光探针的合成及其用于肿瘤精准切除的研究项目	第四届	2016 年	三等奖
新的成体神经发生途径的研究	第五届	2018 年	三等奖
MicroRNA-194 在视网膜色素上皮中通过靶向 ZEB-1 抑制上皮-间充质转化	第五届	2018 年	三等奖
cGAS 入核抑制 DNA 修复并促进肿瘤发生的机制研究	第五届	2018 年	三等奖
脂肪干细胞调节巨噬细胞极性促进感染性糖尿病溃疡伤口修复的机制研究	第五届	2018 年	三等奖
金黄色葡萄球菌“all in one”单克隆抗体研究	第六届	2020 年	二等奖
椎弓根螺钉植入倾角对腰椎融合与邻近节段生物力学影响的有限元研究	第七届	2021 年	一等奖
天冬酰胺内肽酶在脊髓损伤致认知功能退变分子作用机制研究	第七届	2021 年	二等奖
胶质成熟因子在糖尿病肾病中的作用及其机制研究	第七届	2021 年	三等奖

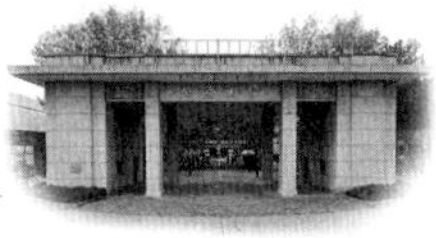

（续表）

项目名称	届数	时间	奖项
肠道菌源性天冬酰胺内肽酶诱发阿尔茨海默症的机制研究	第八届	2022 年	金奖
探究 HERC5 在低级别胶质瘤免疫微环境的作用及分子机制	第八届	2022 年	铜奖

四、附属医院

附属医院重建以来数量不断增加，依托大学及医学院的支持，其医疗能力、教学能力和科研能力都得到了迅速提高。

2000 年，附属甘泉医院更名为同济医院。

2002 年，上海市东方医院成为同济大学附属医院。

2004 年，附属铁路医院更名为上海市第十人民医院。

2005 年，上海市肺科医院成为同济大学附属医院。

2006 年，上海市第一妇婴保健院成为同济大学附属第一妇婴保健院。

2013 年，上海市杨浦区中心医院成为同济大学附属杨浦医院。

2018 年，同济大学附属养志康复医院正式去筹，成为上海首家大学附属康复医院。

2020 年，同济大学附属皮肤病医院正式去筹。

2021 年，同济大学附属上海市第四人民医院、附属精神卫生中心正式去筹。

2023 年，同济大学附属普陀人民医院正式去筹。

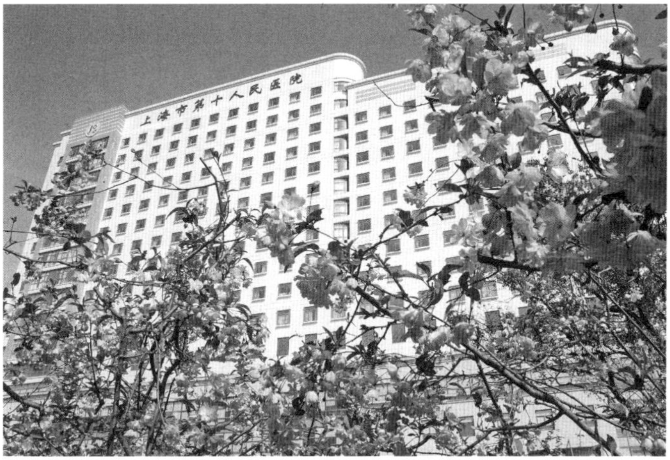

附属第十人民医院

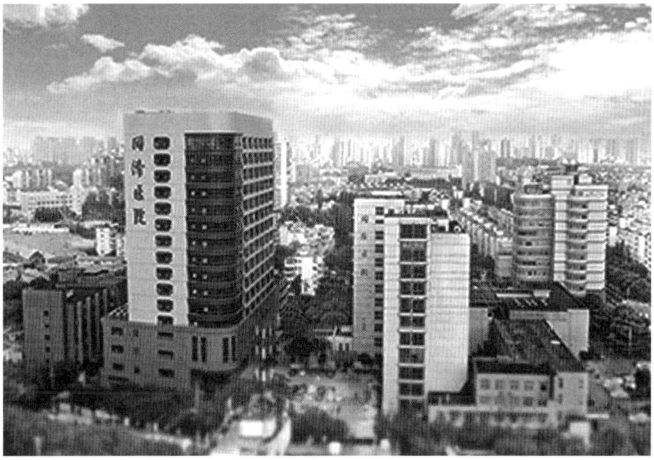

附属同济医院

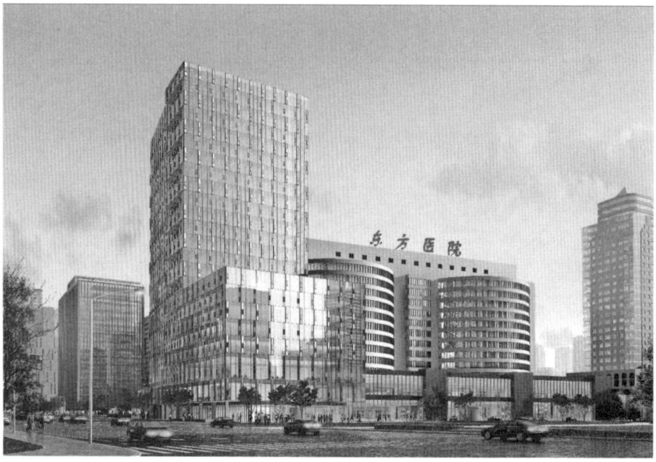

附属东方医院

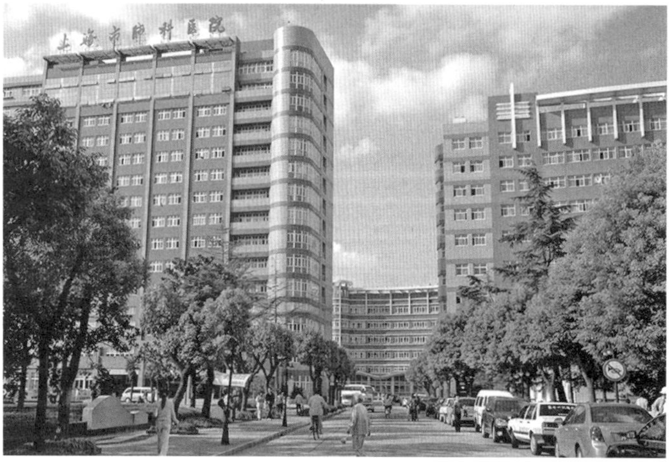

附属上海市肺科医院

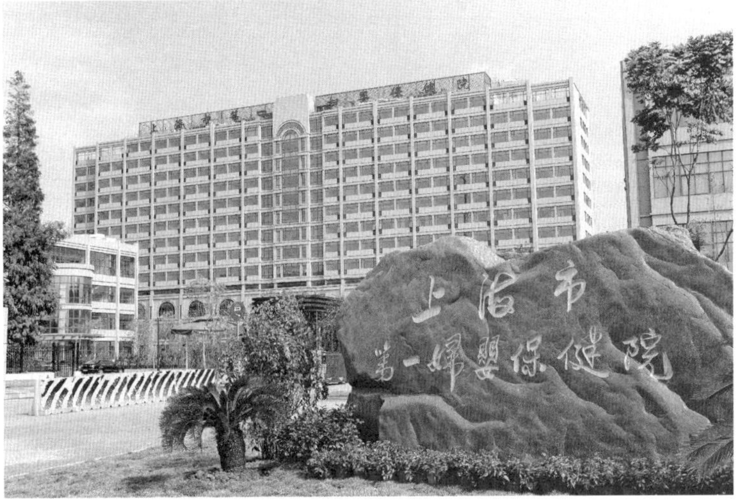

附属第一妇婴保健院

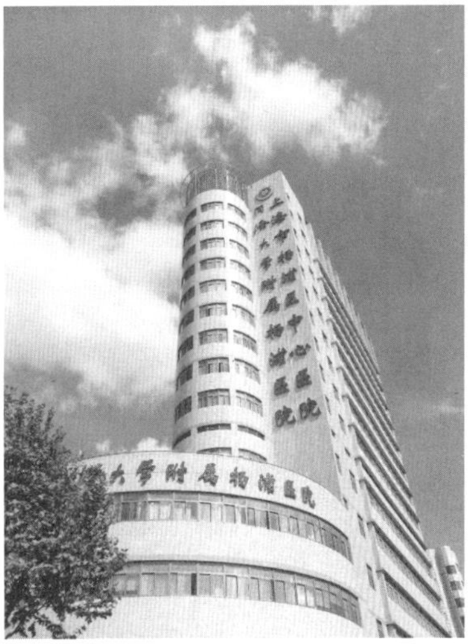

附属杨浦医院

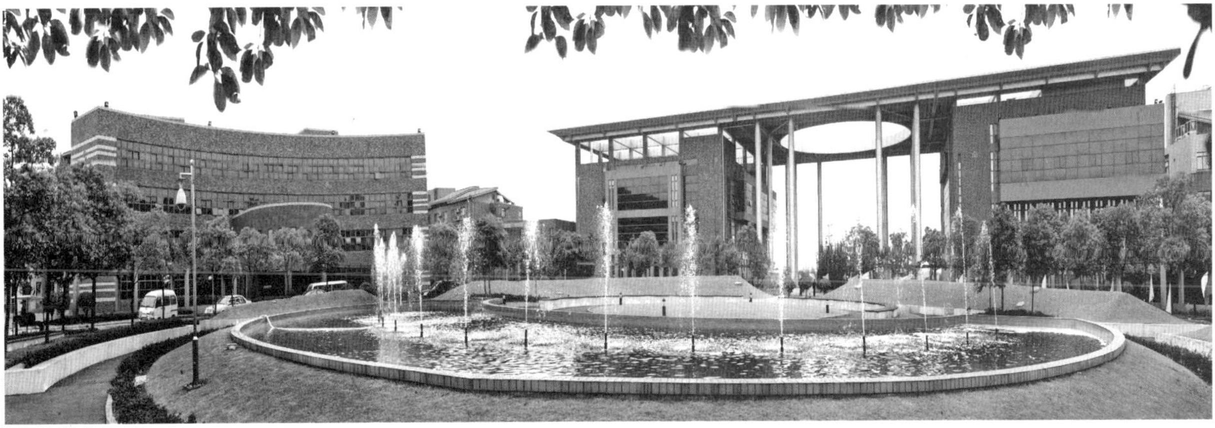

附属养志康复医院

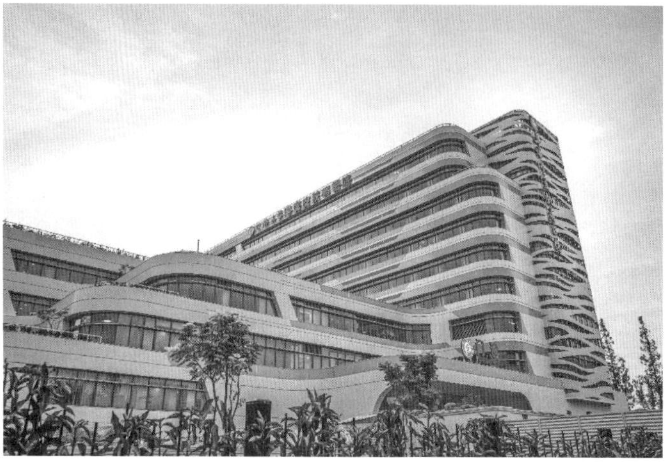

附属皮肤病医院

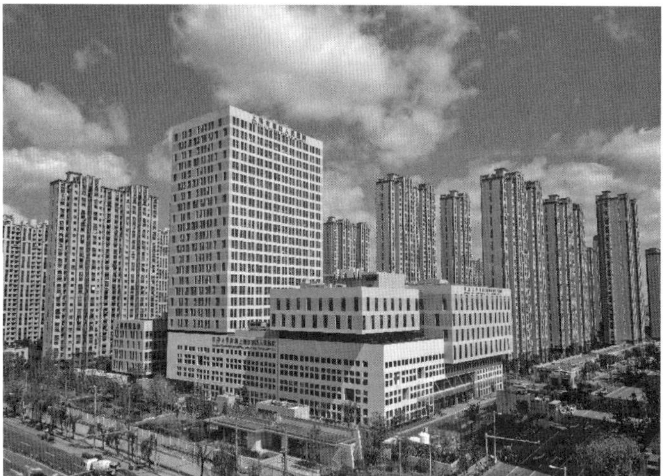

附属上海市第四人民医院

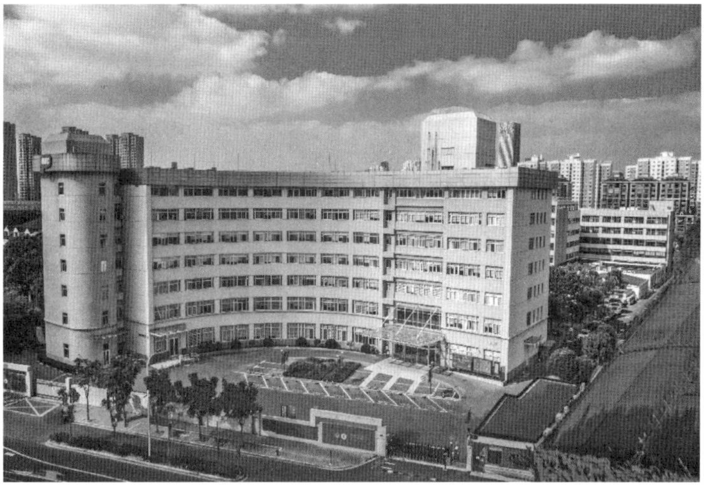

附属精神卫生中心

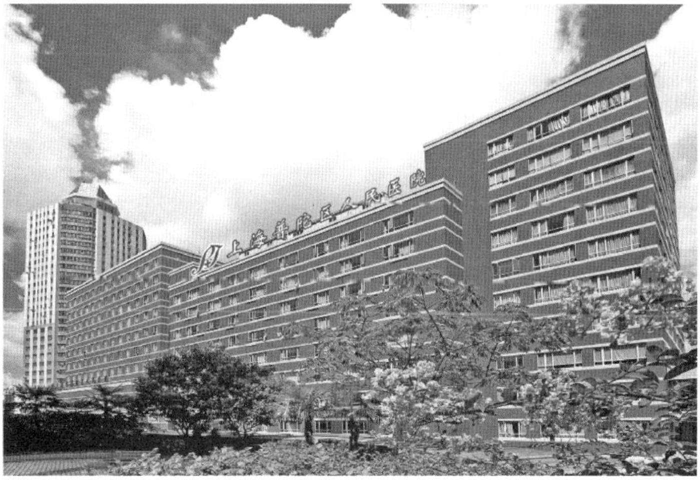

附属普陀人民医院

正在筹建中的附属医院有：

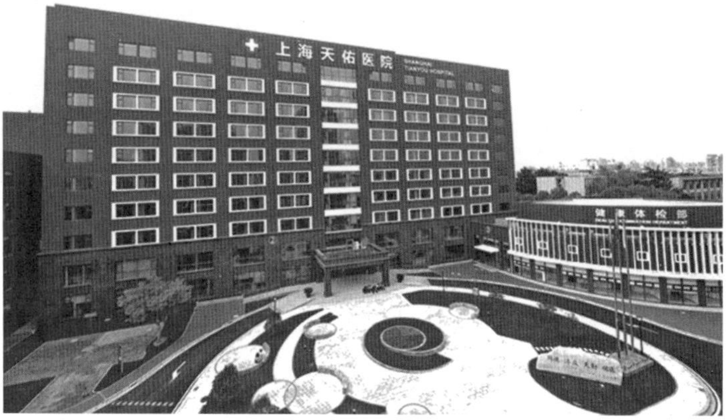

附属天佑医院（筹）

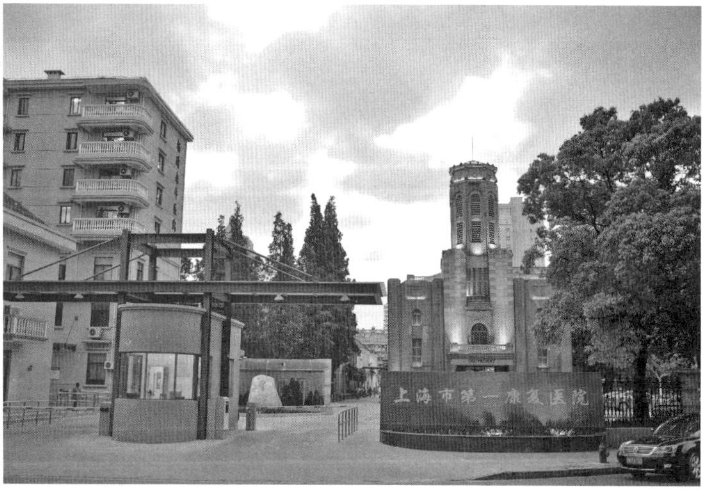

附属康复医院（筹）

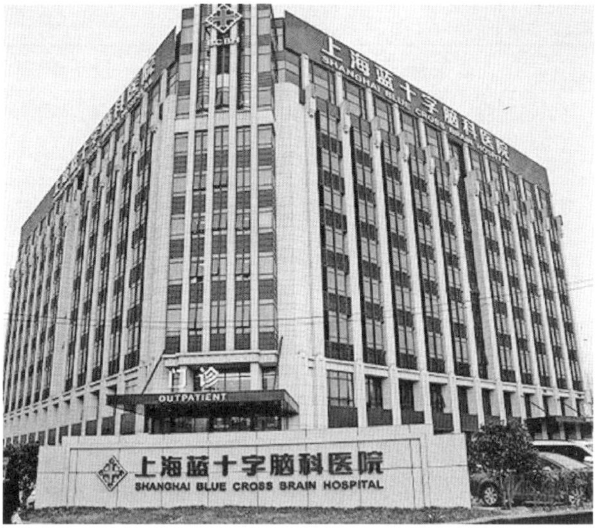

附属脑科医院(筹)

五、菁英萃实

学院不断聚集人才优势,用慧眼识才,以诚意爱才,出良方聚才,不断增强在复兴同济医科过程中的人才“磁吸力”“储备力”“归属力”。

同济大学医学院代表性人才情况表

人才荣誉(奖励)	授予单位	级别	人次
院士	中国科学院	国家级	2
院士	中国工程院	国家级	1
长江学者奖励计划特聘教授	教育部	国家级	4
长江学者奖励计划青年项目	教育部	国家级	3
长江学者奖励计划特岗学者	教育部	国家级	2

（续表）

人才荣誉(奖励)	授予单位	级别	人次
863 首席科学家	科技部	国家级	2
重大研发计划及 973 首席科学家	科技部	国家级	23
卫生部有突出贡献的中青年专家	卫生部	国家级	6
国务院政府特殊津贴	国务院	国家级	20
百千万人才工程	人力资源和社会保障部	国家级	7
国家自然科学基金优秀青年基金获得者	国家自然科学基金委	国家级	18
国家杰出青年基金获得者	国家自然科学基金委	国家级	10
青年拔尖人才支持计划	中组部	国家级	1
上海市领军人才	中共上海市委组织部上海市人力资源和社会保障局	省部级	18
另有入选国家和省部级高层次人才计划 43 人次			

六、文化建设

“与祖国同行，以科教济世”，医学院秉承“精诚济世，明道致远”的办学理念，形成有情怀、有担当、有素质的文化氛围。各类校园文化活动在“梦自医始”的憧憬中蓬勃展开，就如新开辟了又一座大课堂，对提升医学生们的人文素养和专业素质大有裨益。

（一）人文教育

学院积极探索以多种形式开展医学人文教育，在培养医学生的职业精神的同时，促进科学精神和人文精神的融合。同时教育和引导学生感恩他人，培育学生爱国爱校情怀，扎实推进文化育人工作，切实提升文化育人实效性。

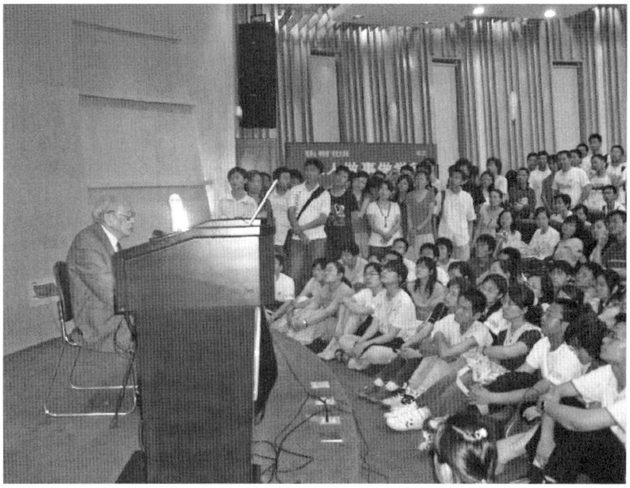

同济百年校庆时，裘法祖院士为医学院学子作讲座

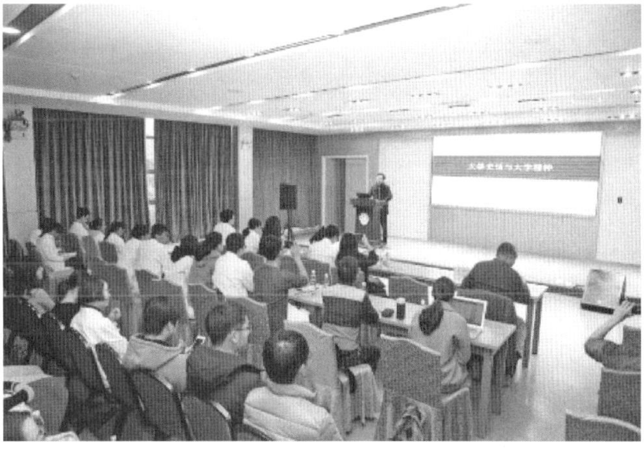

同学大学副校长陈义汉院士作“大学史话与大学精神”主题讲座

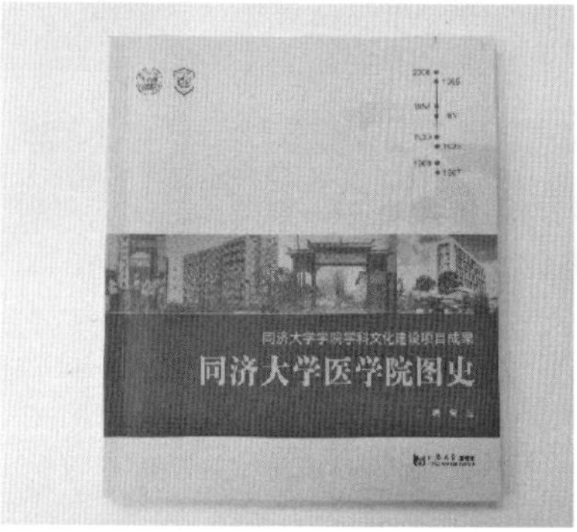

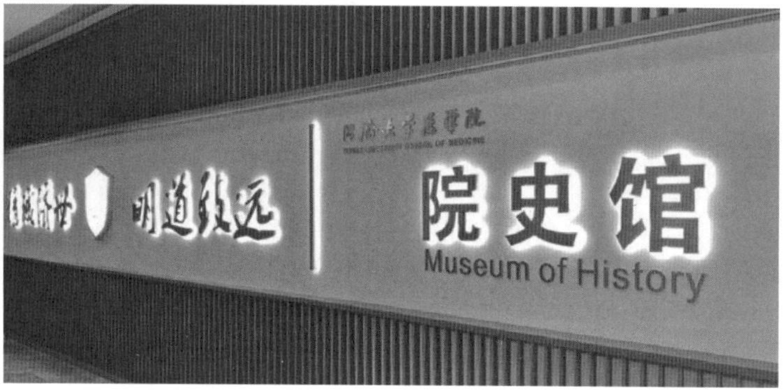

2019 年 5 月 21 日，同济大学医学院院史馆揭幕，《同济大学医学院图史》同年出版

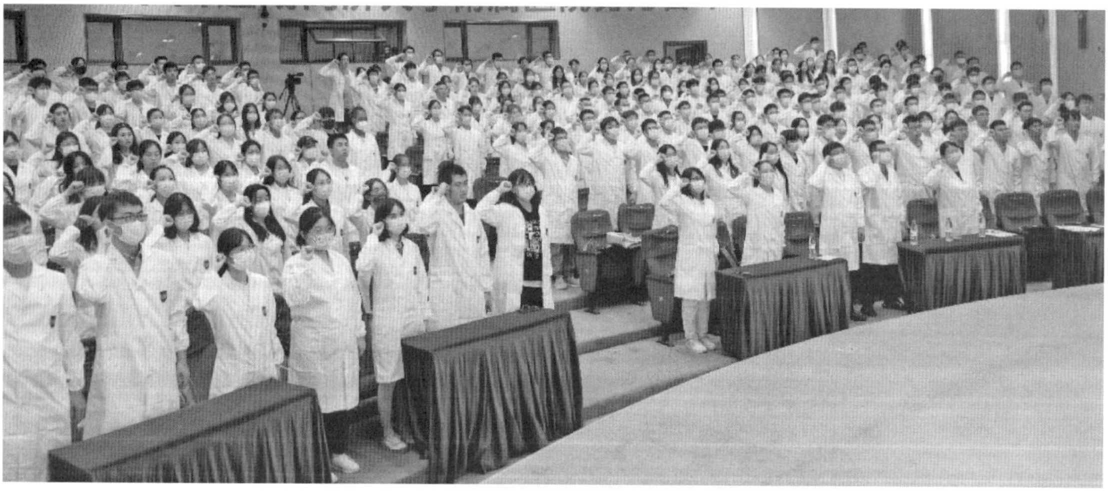

新生白大衣授予仪式

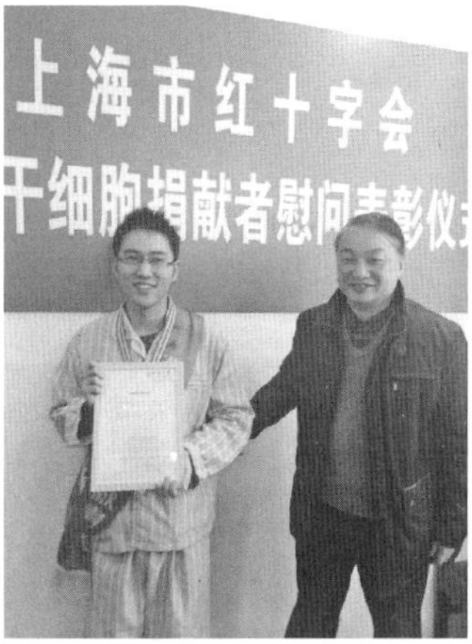

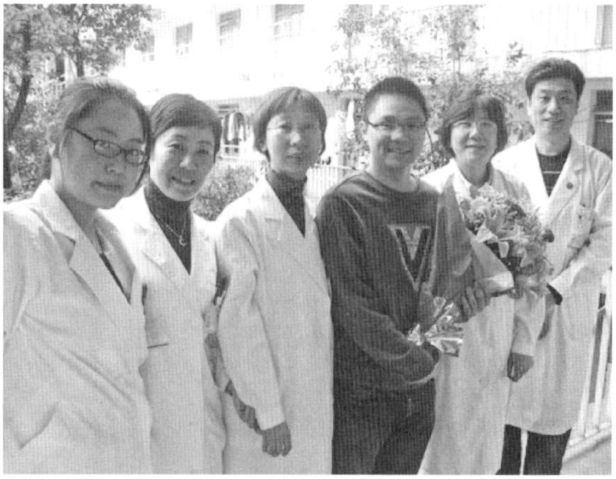

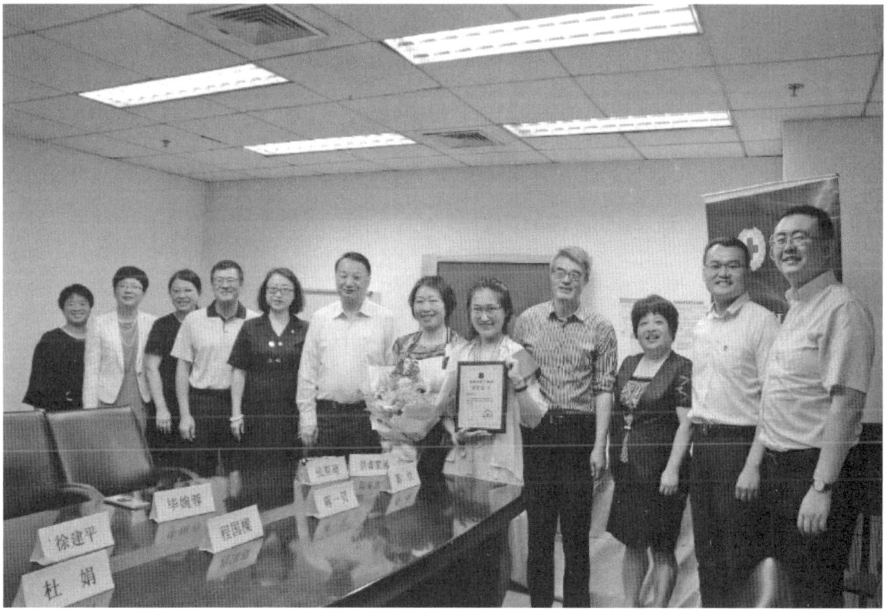

医学院学子赵逸凡、吴名峰、张萌萌捐献造血干细胞救治白血病患者

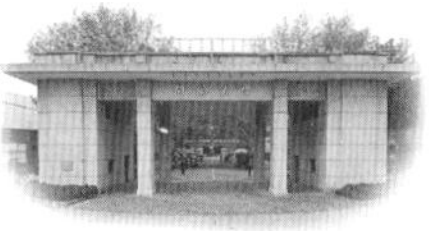

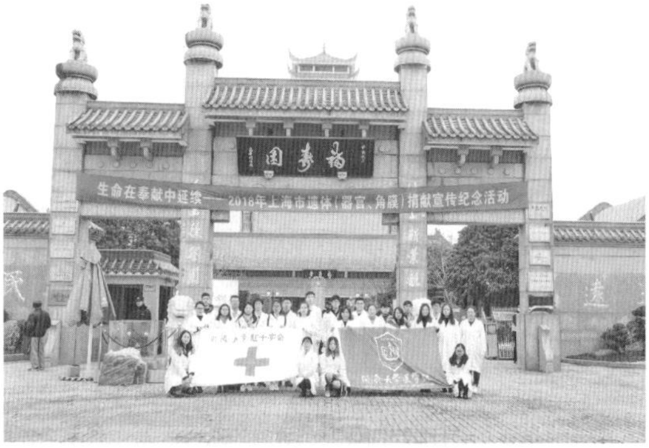

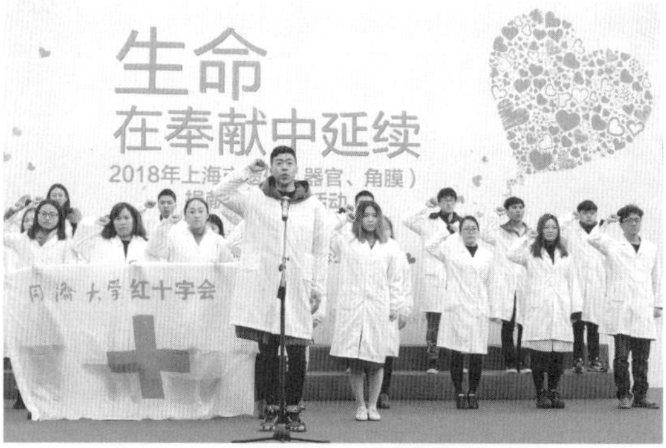

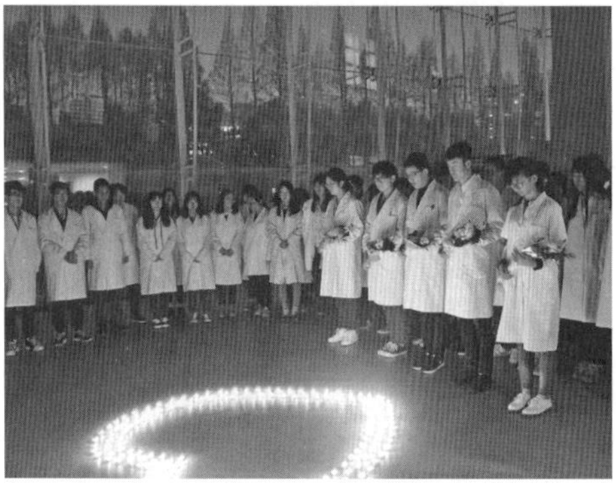

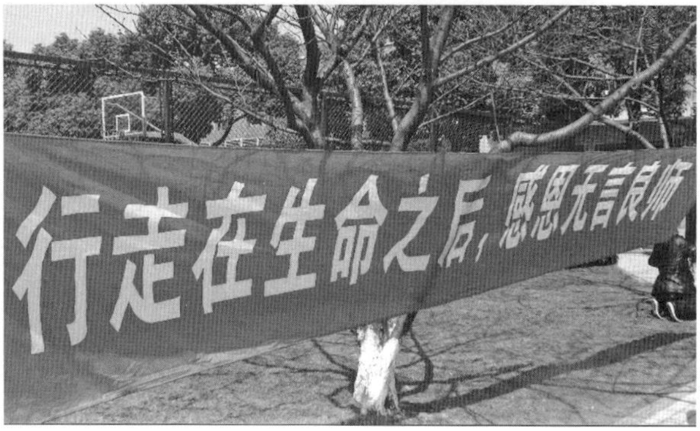

感恩无言良师系列活动

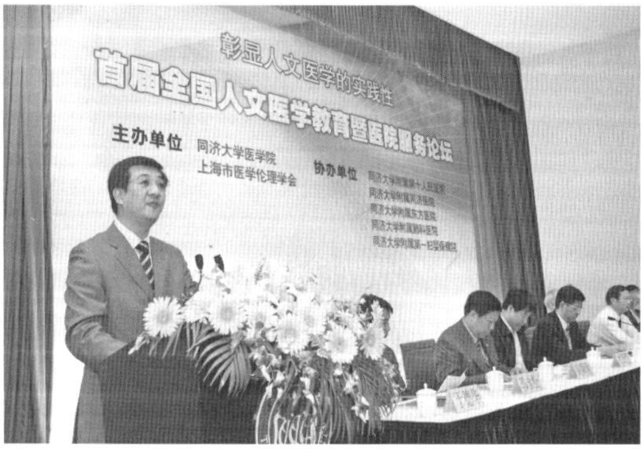

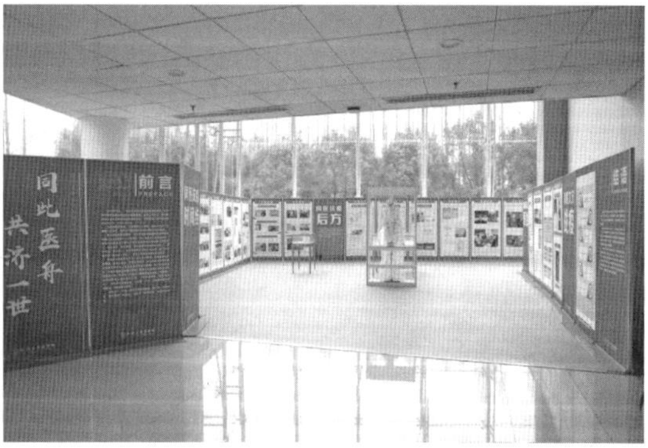

医学院主办首届全国人文医学教育论坛　　同此医舟、共济一世——同医抗疫专题展

（二）“双创”教育

学院创新创业氛围浓厚，本科生创新实践论坛和研究生科研工作赏评日是学生科研交流的重要平台，激发学生对医学研究的热爱，弘扬严谨求实的科学精神，加强师生之间的学术交流，在学院内营造良好的创新氛围，提升学生的创新能力。同时，鼓励学生参与“挑战杯”全国大学生课外学术科技作品竞赛和创业计划大赛、“互联网＋”大学生创新创业大赛等各类赛事，近年来取得丰硕成果。

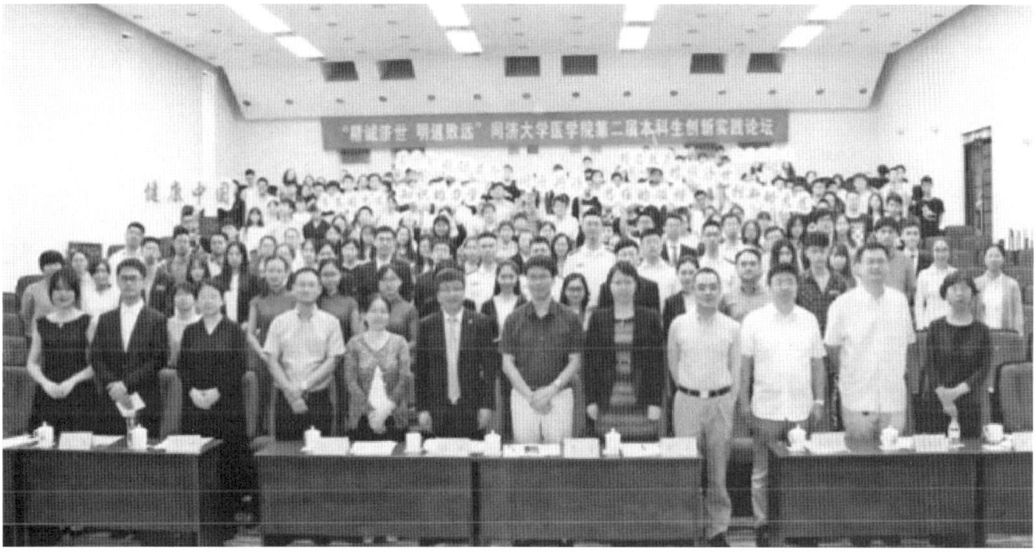

本科生创新实践论坛

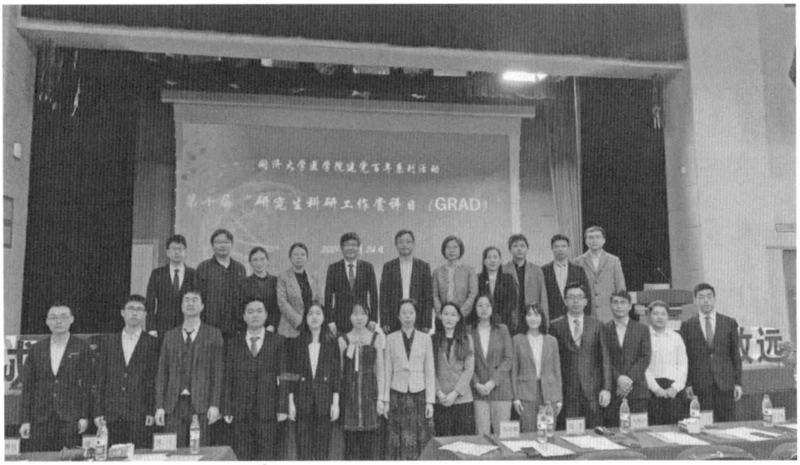

研究生科研工作赏评日

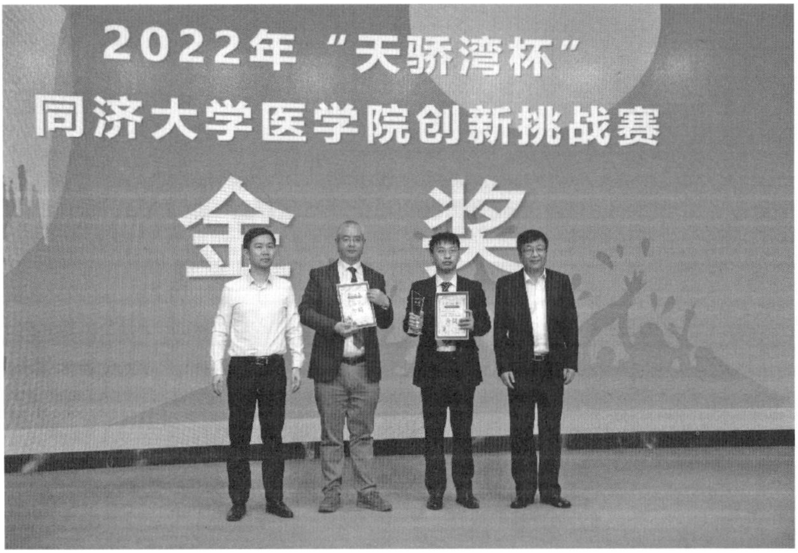

医学院与同济科技园普陀园共同主办2022年“天骄湾杯”创新挑战赛

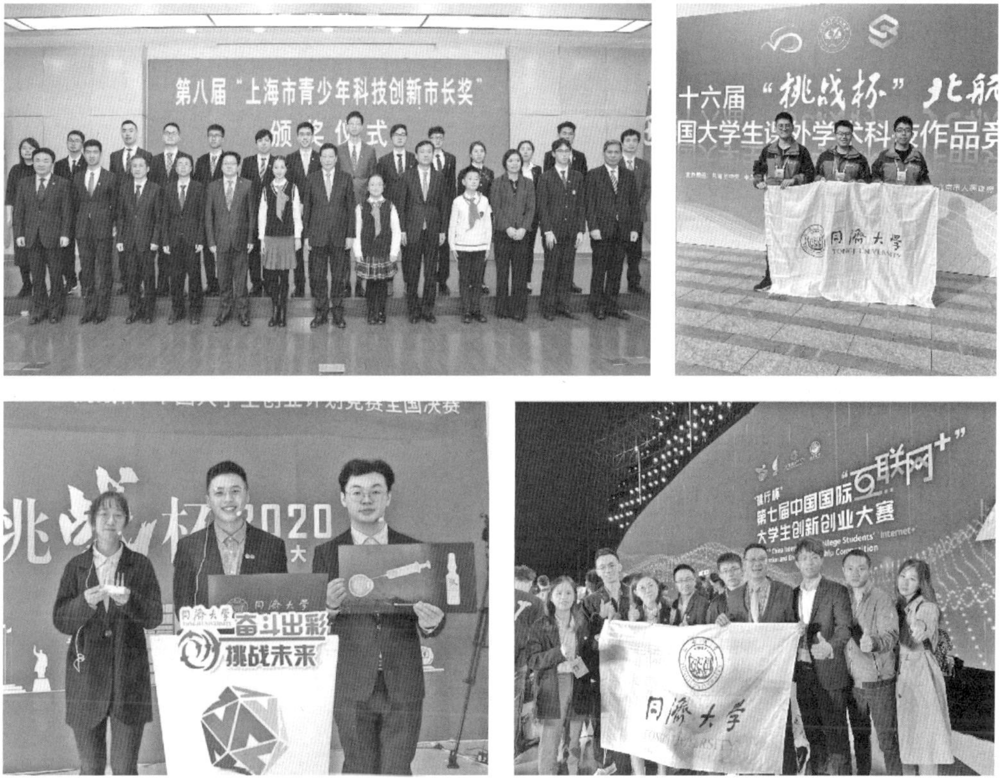

优秀学子风采

（三）社会实践

科学合理搭建育人于行的实践体系，推出育人于行的实践课堂，创造多种多样的让学生走出校园的活动形式，如组织社区义诊、医疗科普、边远地区医疗卫生服务等志愿活动，增强学生社会责任感，帮助积累社会经验。

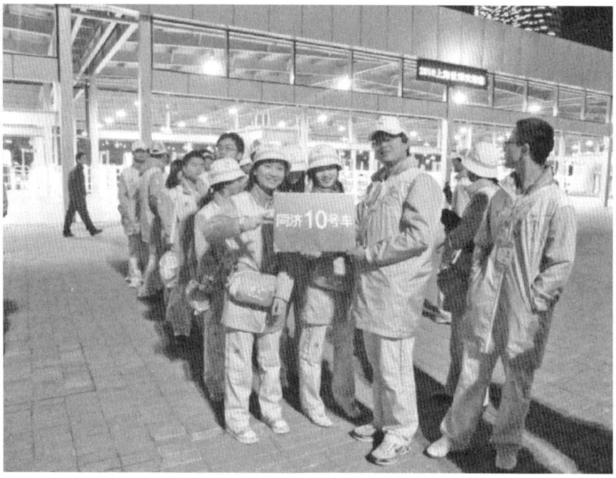

医学院 2010 上海世博会志愿者（“小白菜”）

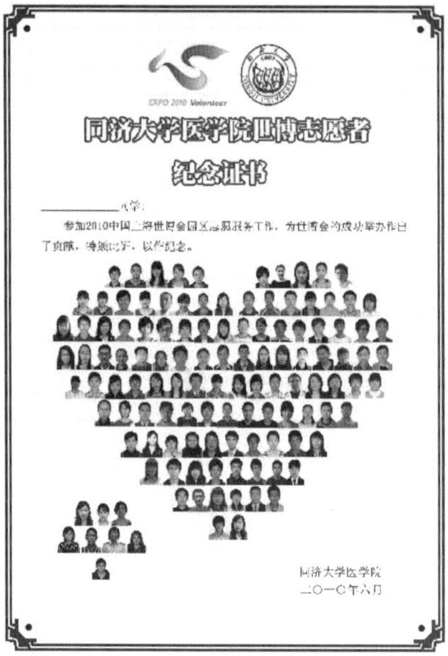

EXPO 2010 Volunteer

同济大学医学院世博志愿者

纪念证书

____________同学：

参加2010中国上海世博会园区志愿服务工作，为世博会的成功举办作出了贡献，特颁此证，以作纪念。

同济大学医学院
二〇一〇年六月

医学院 2010 上海世博会
志愿者纪念证书

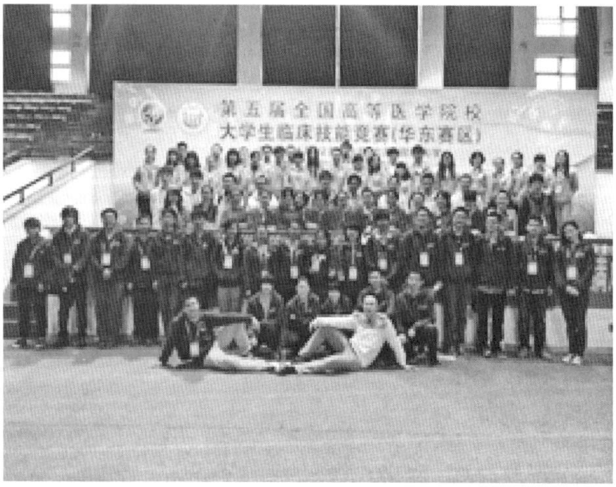

第五届全国高等医学院校大学生临床技能
竞赛（华东赛区）志愿者

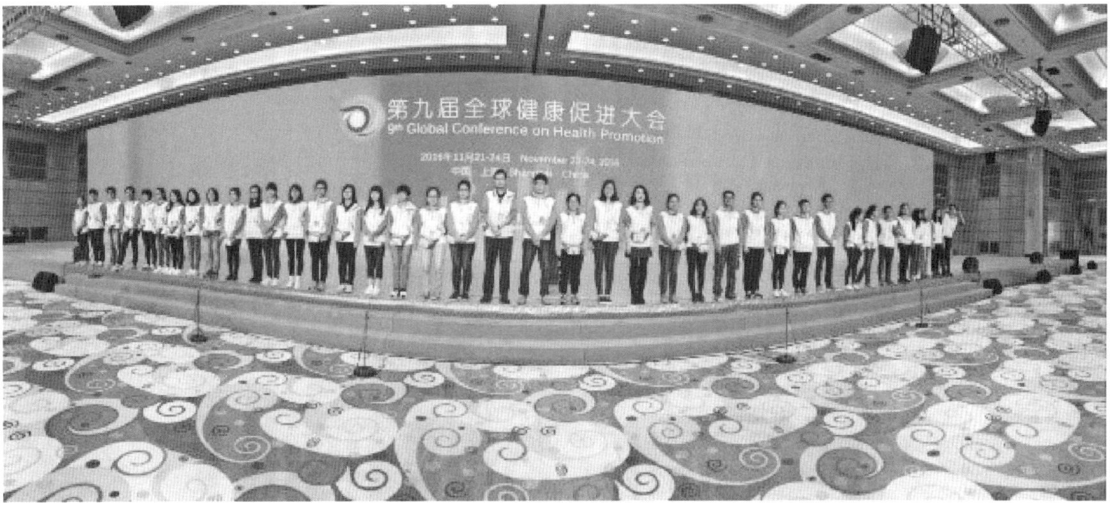

第九届全球健康促进大会志愿者（“小康康”）

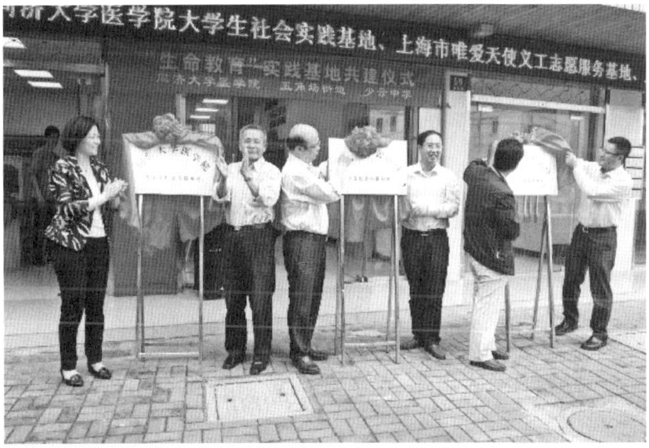

同济大学医学院、五角场街道、少云中学
共建“生命教育”社会实践基地

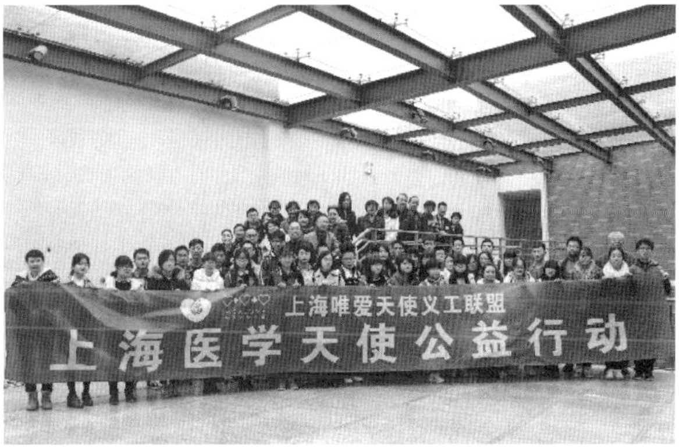

唯爱天使义工联盟——上海医学天使公益行动

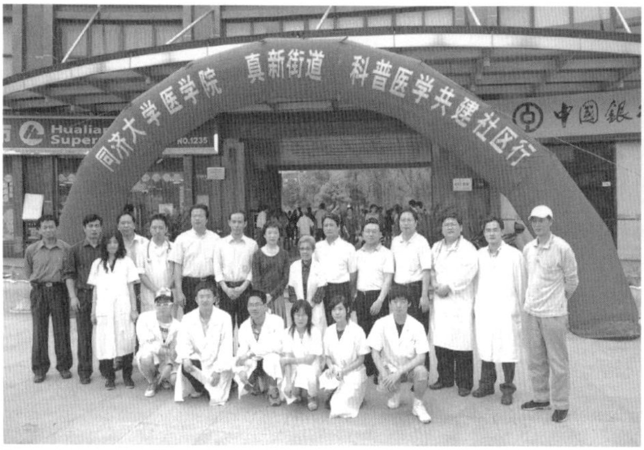

社区医疗咨询

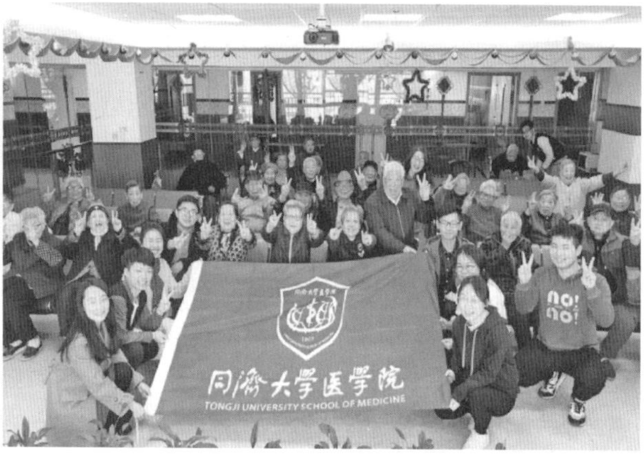

敬老院服务

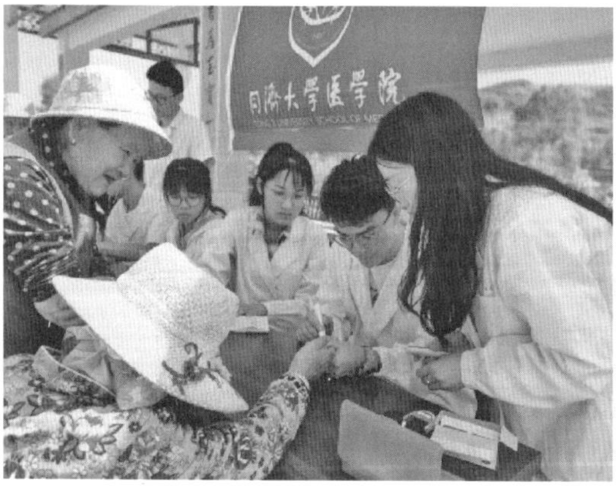

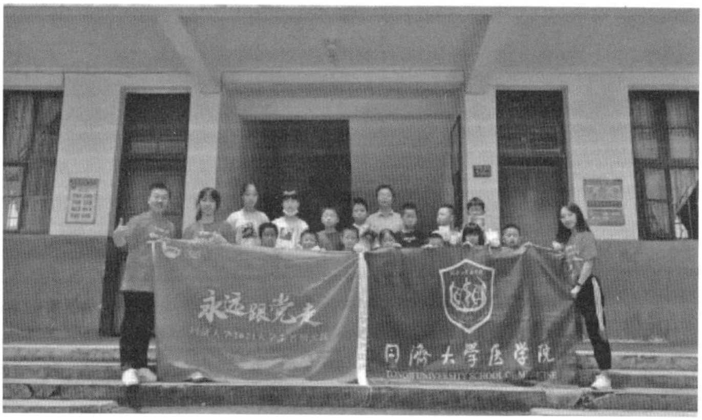

暑期社会实践

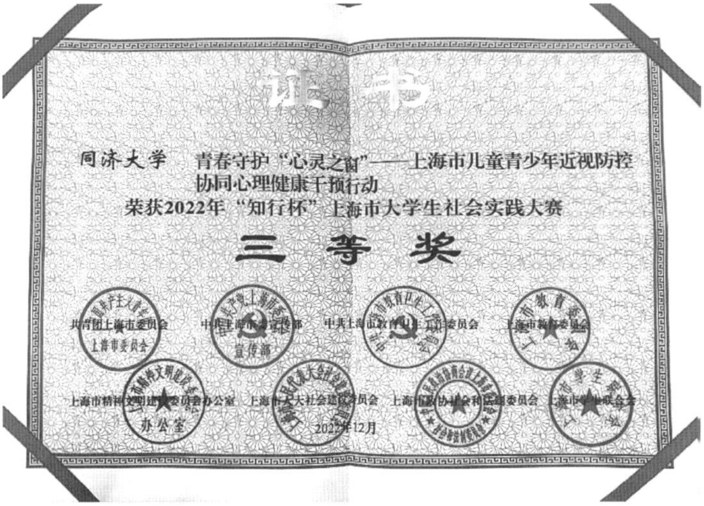

证书

同济大学　青春守护"心灵之窗"——上海市儿童青少年近视防控协同心理健康干预行动

荣获2022年"知行杯"上海市大学生社会实践大赛

三等奖

共青团上海市委员会　中共上海市委宣传部　中共上海市教育卫生工作委员会　上海市教育委员会

上海市精神文明建设委员会办公室　上海市人大社会建设委员会　上海市政协社会和法制委员会　上海市学生联合会

2022年12月

"青春守护'心灵之窗'——上海市儿童青少年近视防控协同心理健康干预行动"
获 2022 年"知行杯"上海市大学生社会实践大赛三等奖

学院文体活动丰富，为广大同学们展示风采提供了多样的平台和广阔的舞台，每年的迎新季和毕业季更是为全体医学生留下了最难忘的温馨回忆。

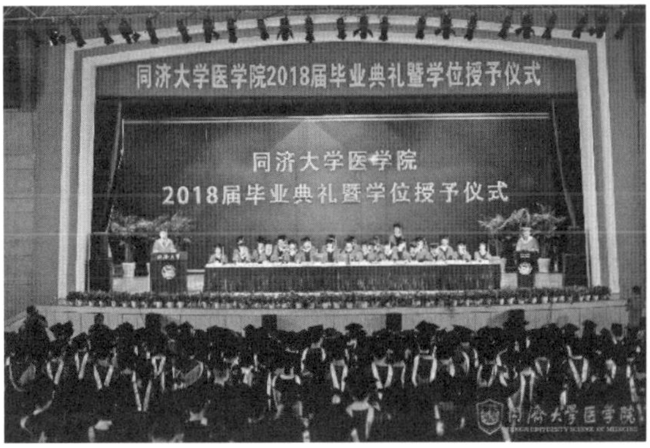

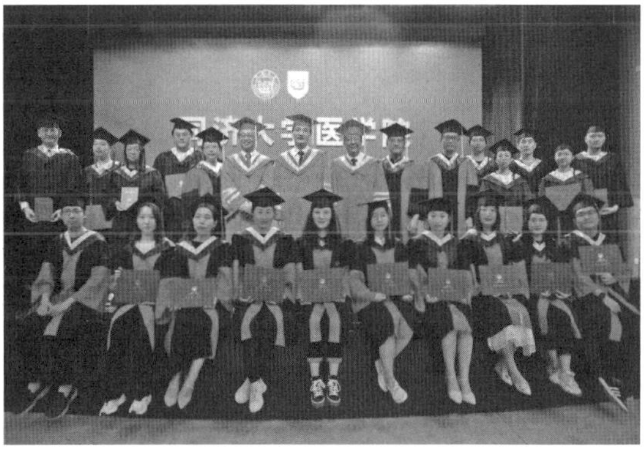

医学院毕业典礼

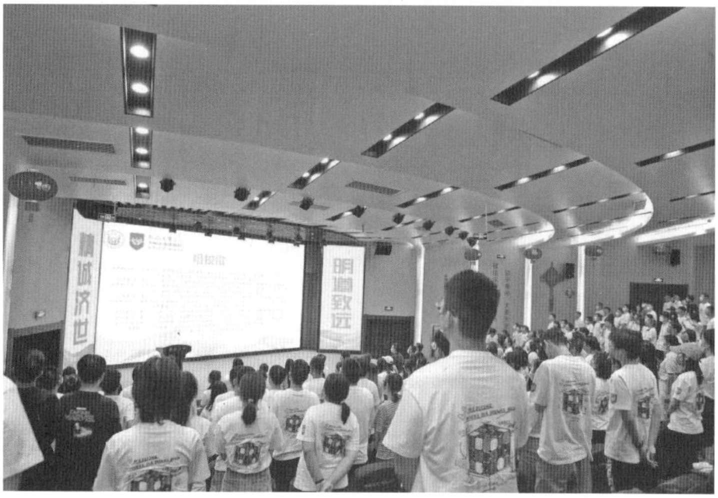

医学院迎新大会

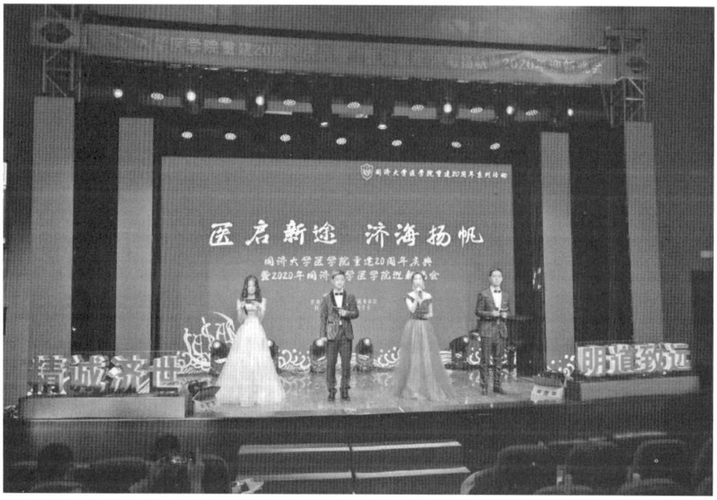

医学院迎新晚会

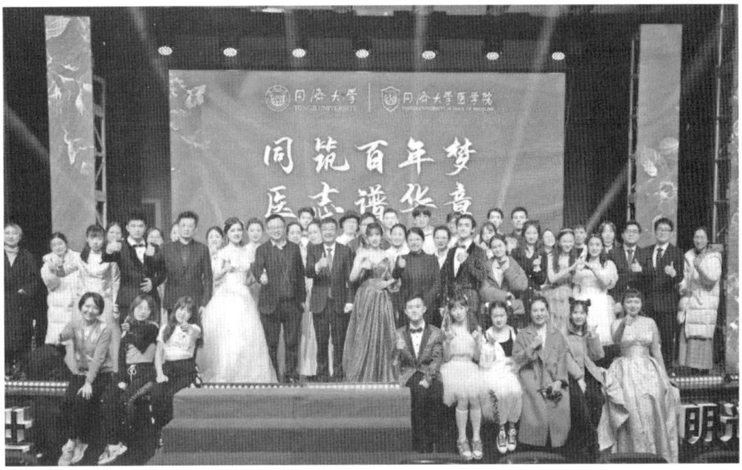

医学院迎新晚会

七、国际交流

医学院与 16 个国家和地区的 50 余所大学及科研院所建立和保持友好合作关系，包括德国柏林夏里特医科大学、马堡大学、科隆大学、波恩大学、慕尼黑大学，英国谢菲尔德大学，瑞典林雪平大学、卡罗林斯卡医学院，美国内布拉斯加大学医学中心、康奈尔大学、南加州大学，加拿大麦吉尔大学等知名学府。合作内容涉及师资发展、学生培养、医师进修、科研学术等方面。

2019 年 8 月，同济大学医学院康复治疗学专业以最高认证等级（五年认证期资格）正式通过世界物理治疗联盟（World Confederation for Physical Therapy，WCPT）的国际教育认证，成为目前国内为数不多的取得该项荣誉并获得最高期限认证的院校。

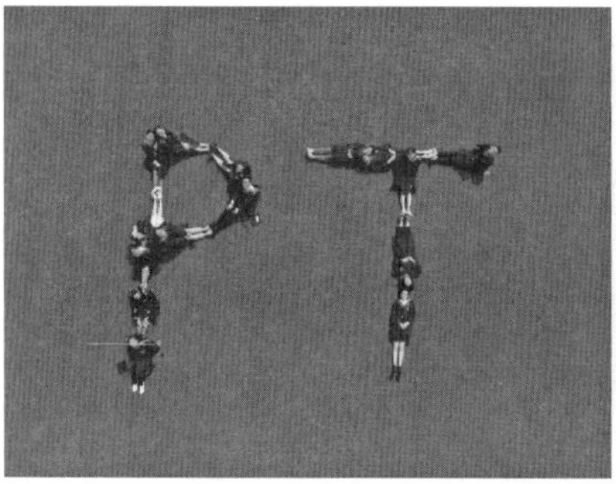

康复治疗学毕业生合影

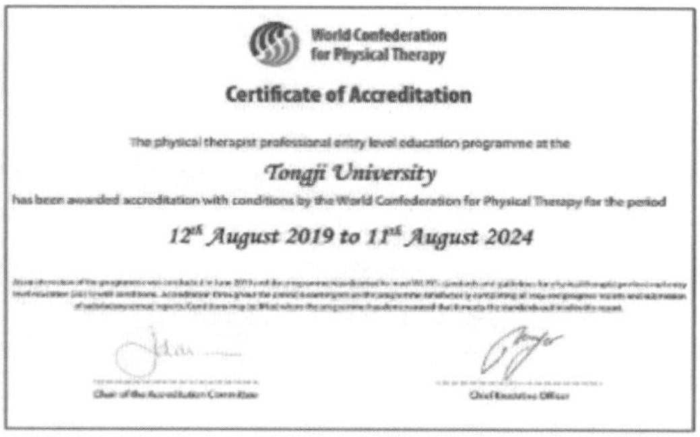

World Confederation for Physical Therapy

Certificate of Accreditation

The physical therapist professional entry level education programme at the

Tongji University

has been awarded accreditation with conditions by the World Confederation for Physical Therapy for the period

12th August 2019 to 11th August 2024

世界物理治疗联盟出具的认证证书

同济大学以医起源，与德国的交流源远流长。为了更好地发扬医学院中德交流的历史传承、深化及拓展国际化医学教育内涵、创建一流国际联合办学项目。2020 年底，在上海市浦东新区人民政府和同济大学的共同支持下，“同济东方中德医学院”在附属东方医院挂牌筹建。2021 年 9 月，同济大学正式开设临床医学中德实验班，进一步完善本博贯通的医学人才培养体系。

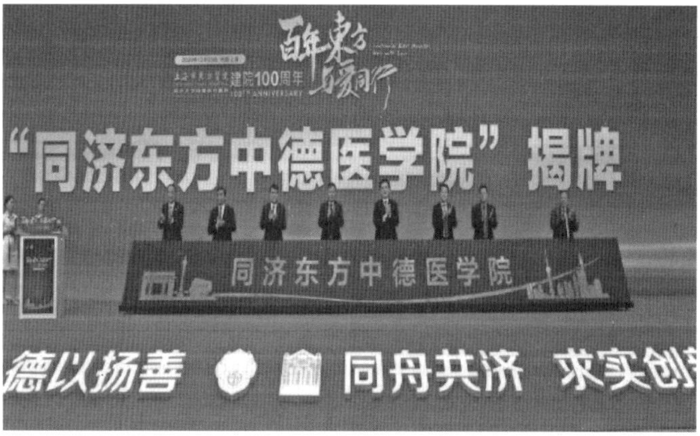

同济东方中德医学院揭牌仪式

(一) 输出

教师层面有教师海外进修、赴国外参加讲课及指导实验课等。

学生层面有博士生双学位培养项目、联合培养 MD/PhD 项目、中国学生短期境外交流等。学院每年输送 30% 的本科生在国际合作院校进行 1 周～3 个月的临床实习、实验室轮转、交流参观及学术会议。

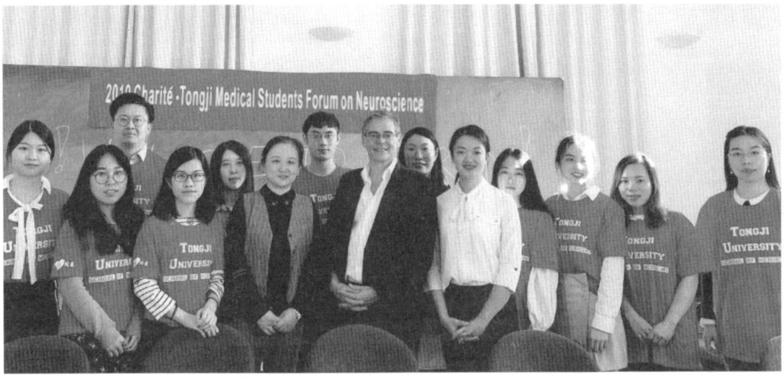

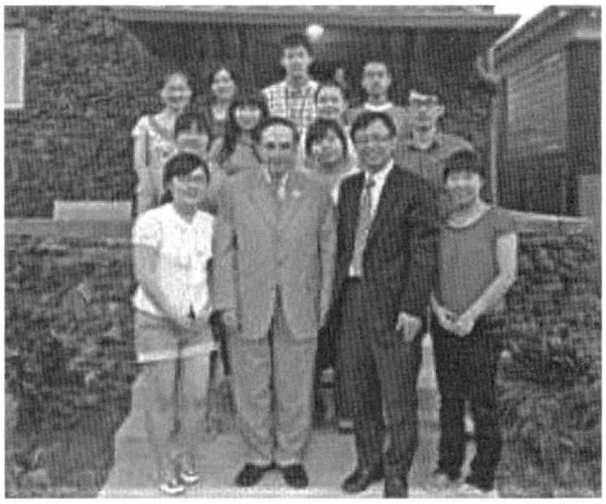

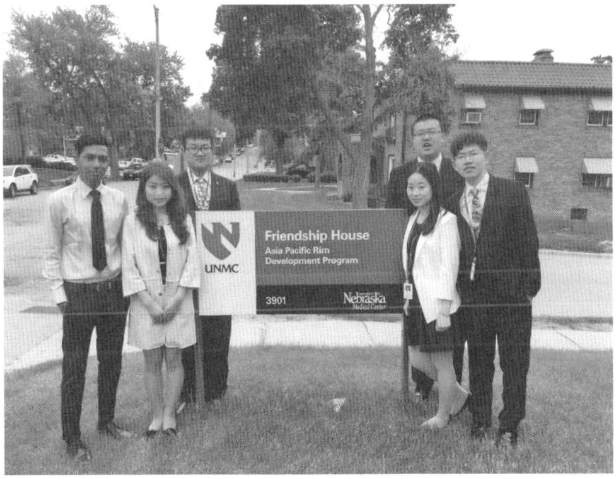

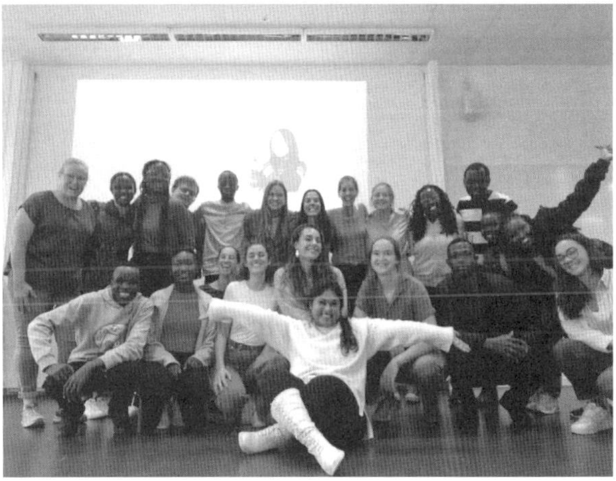

学生国际交流留念

（二）输入

教师层面有外籍专家来访讲学等。2019—2022 年，依托科技部“干细胞与重大疾病学科创新引智基地”项目，医学院的科研团队与英国剑桥大学、基尔大学、谢菲尔德大学，德国科隆大学，美国西奈山医学院，西班牙马德里理工大学的专家学者们在干细胞多能性和表观调节、退行性神经系统疾病、磁力调控肿瘤免疫治疗等领域进行了深入合作，开展了研究生联合培养。2022 年，获批“一带一路”创新人才交流外国专家项目，埃及开罗大学的专家来同济开展纳米生物材料相关研究。

学生层面包括全英文临床医学本科留学生班（MBBS）、本科中文授课国际学生、研究生中文授课国际学生、短期来华交流学生、双学位项目来华学生等。

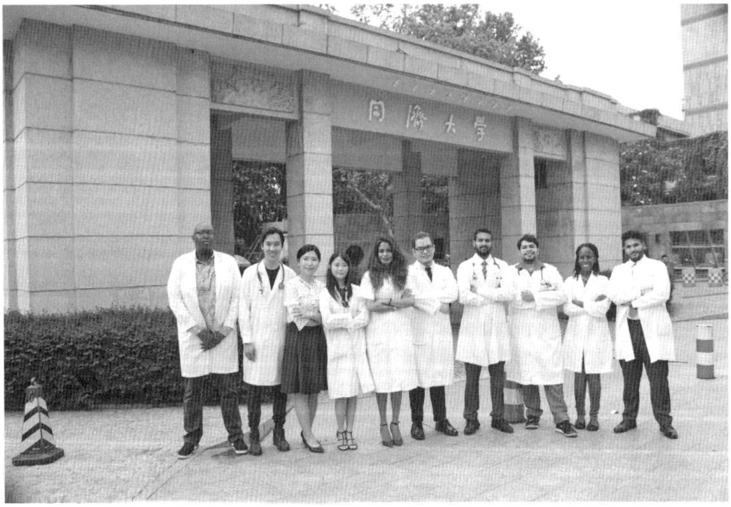

MBBS 留学生毕业合影

（三）疫情期间的对外交流

2020—2022 年，学院积极组织了多种形式的线上学术交流，包括与德国慕尼黑大学的光医学论坛、与德国科隆大学的肿瘤转化论坛、与德国柏林夏利特医科大学的脑与认知科学论坛、与美国内布拉斯加大学医学中心的全科医学论坛等。

2022 年，医学院王开涛、缪永恩、闫乐、刘童和外语学院陈仪娴、潘堃玮同学组成的“Arete”团队在 2022 年度环太平洋大学联盟（APRU）全球健康虚拟案例大赛中晋级前十，是本年度中国唯一获此殊荣的队伍。

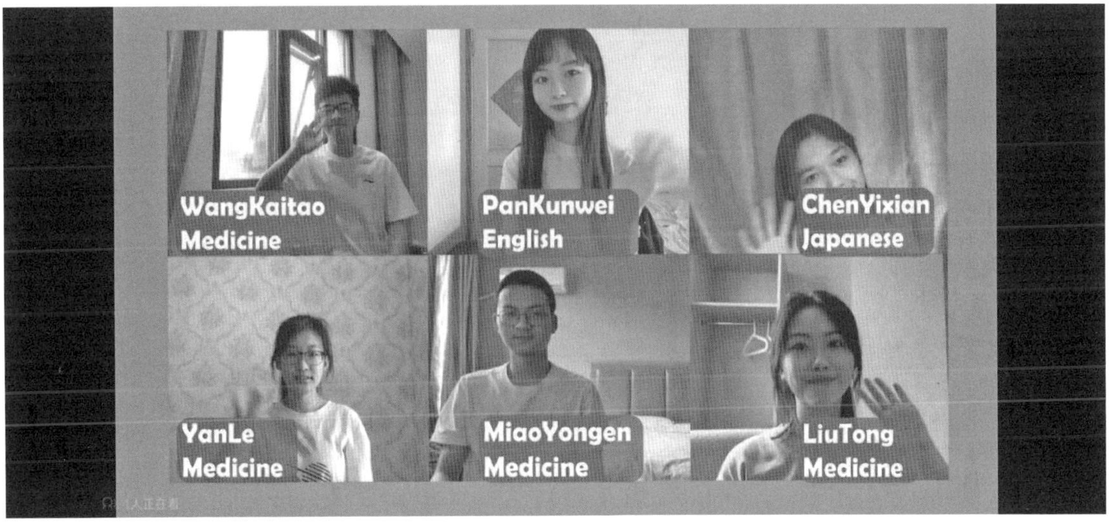

“Arete”团队

八、党群工作

在学校的有力领导下，学院认真学习贯彻习近平新时代中国特色社会主义思想，重视党建与思想政治教育工作，认真落实全国高校思想政治工作会议精神，明确了“立德树人”是高校根本任务，充分发挥基层党组织和群团组织的桥梁纽带作用。各项工作积极有效地开展，为学院可持续发展及育人化人提供了有力的政治保证和组织保证。

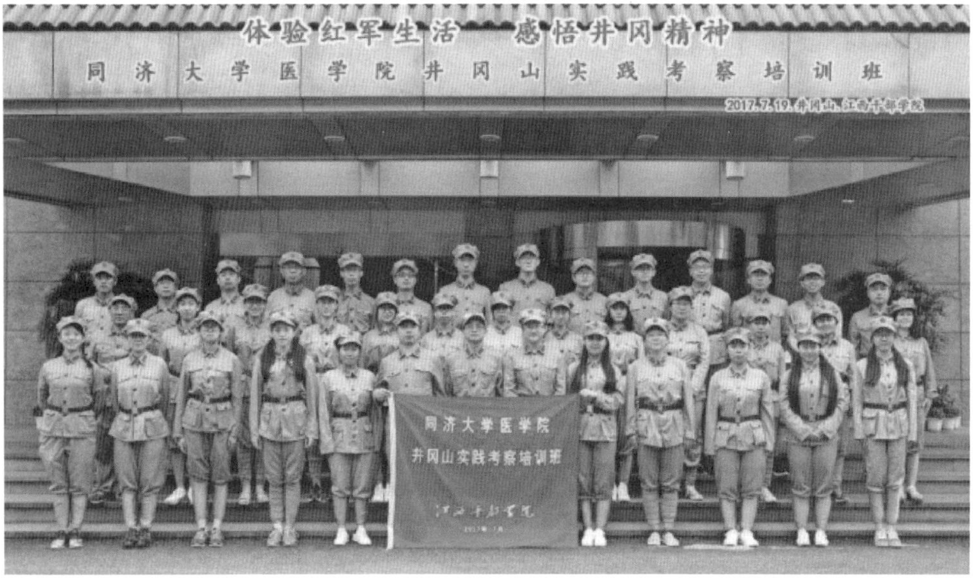

“爱起同济，筑梦井冈”——同济大学医学院师生骨干井冈山实践考察培训班

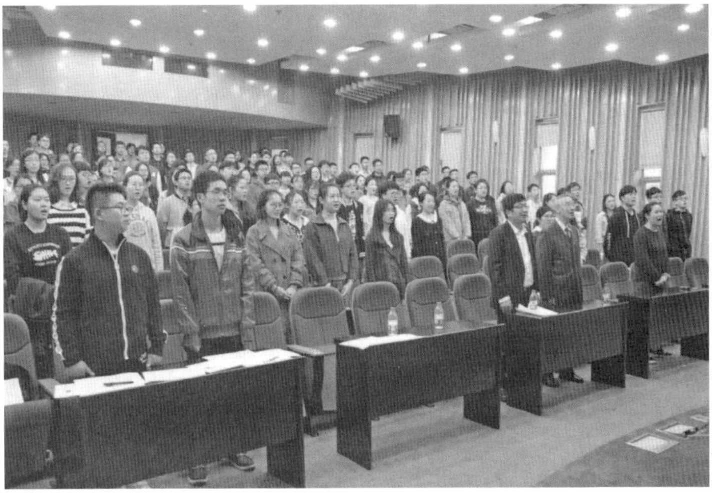

中共同济大学党校医学院分党校培训班开学典礼

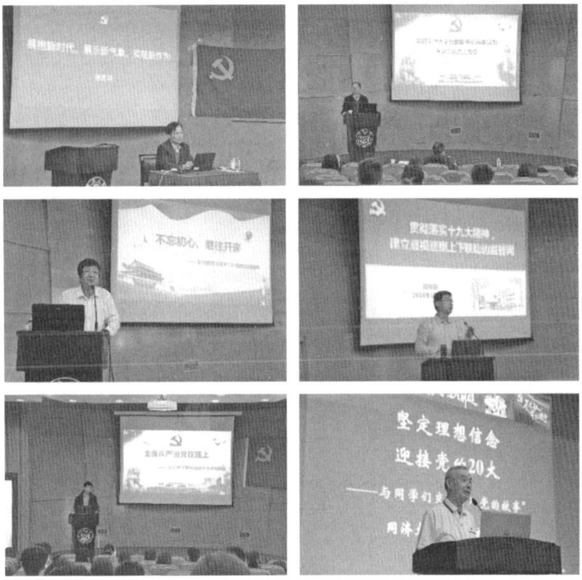

主题党课

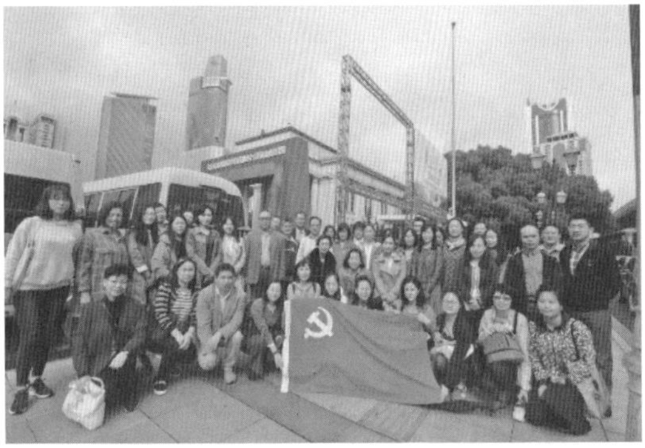

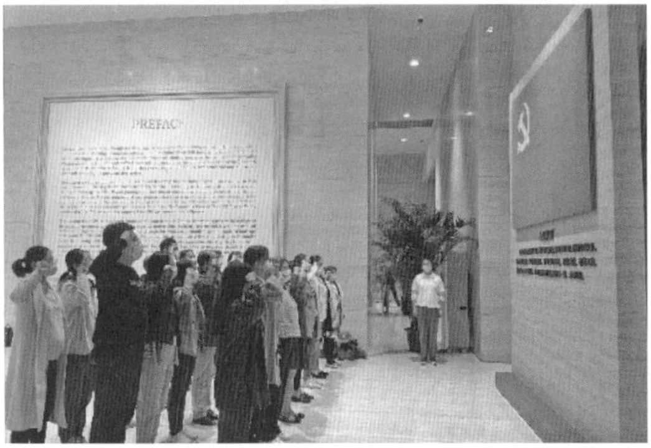

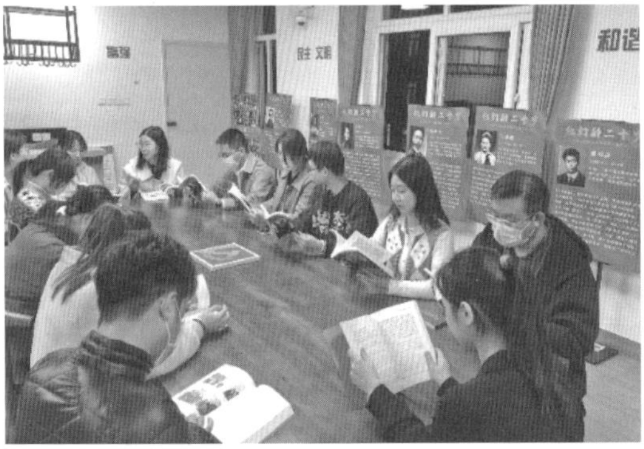

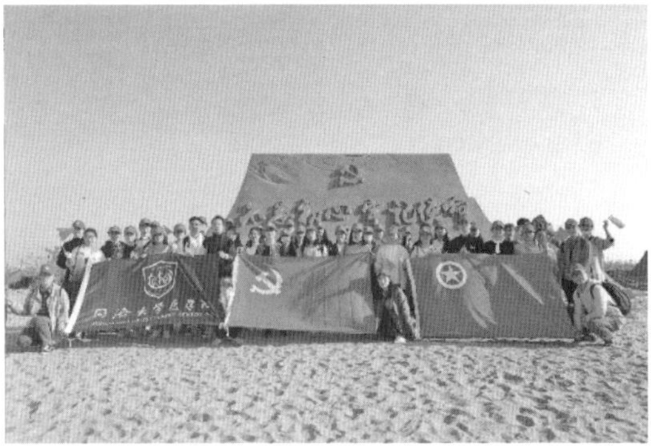

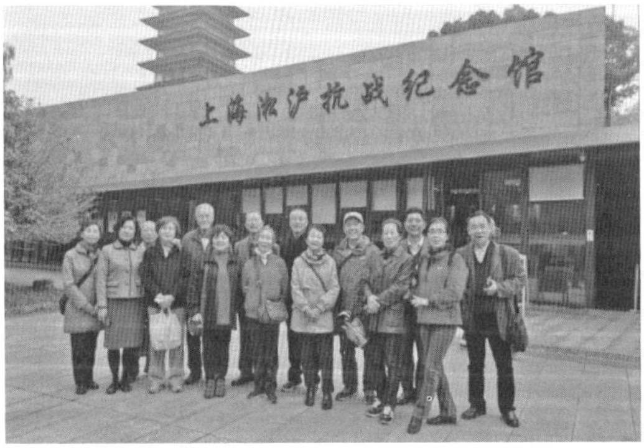

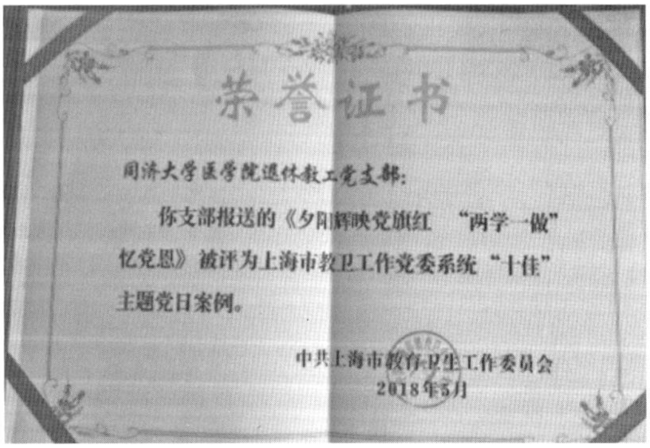
荣誉证书

同济大学医学院退休教工党支部：

你支部报送的《夕阳辉映党旗红 "两学一做" 忆党恩》被评为上海市教卫工作党委系统"十佳"主题党日案例。

中共上海市教育卫生工作委员会
2018年5月

党支部建设

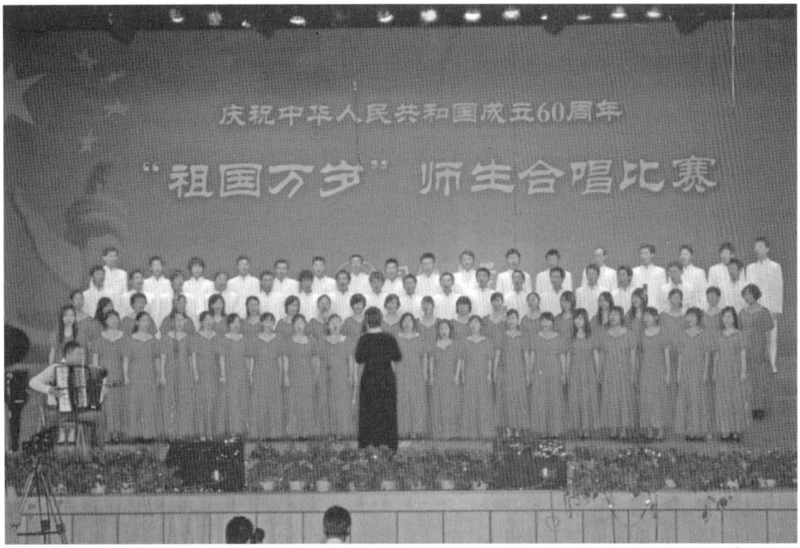

医学院师生参加国庆 60 周年“祖国万岁”师生合唱比赛

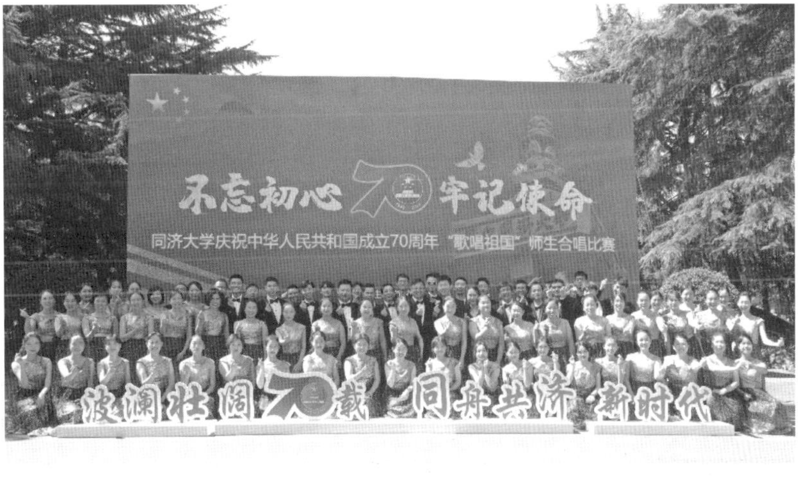

医学院师生参加国庆 70 周年“歌唱祖国”师生合唱比赛

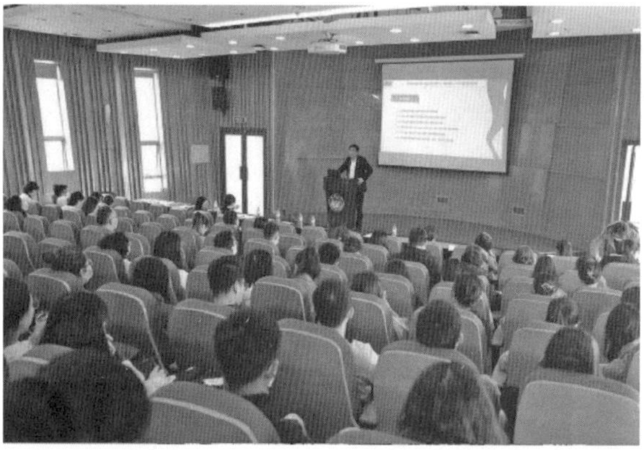

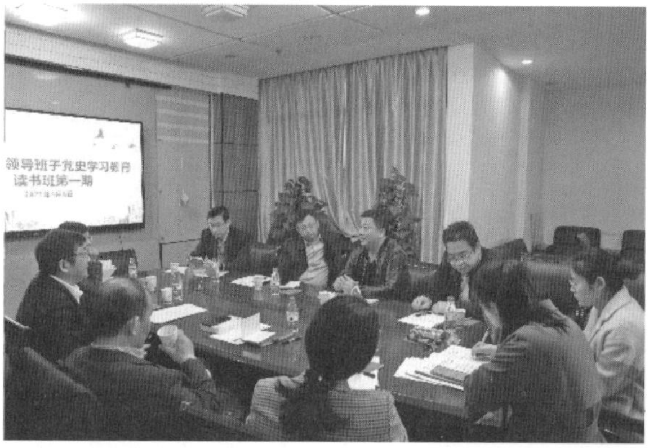
领导班子党史学习教育
读书班第一期

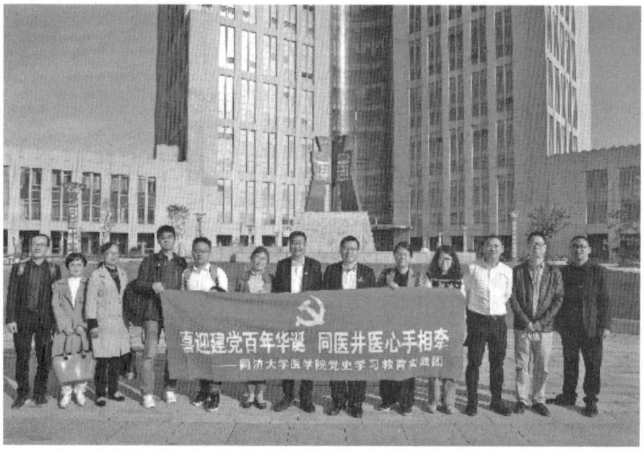
喜迎建党百年华诞 同医井医心手相牵
——同济大学医学院党史学习教育实践团

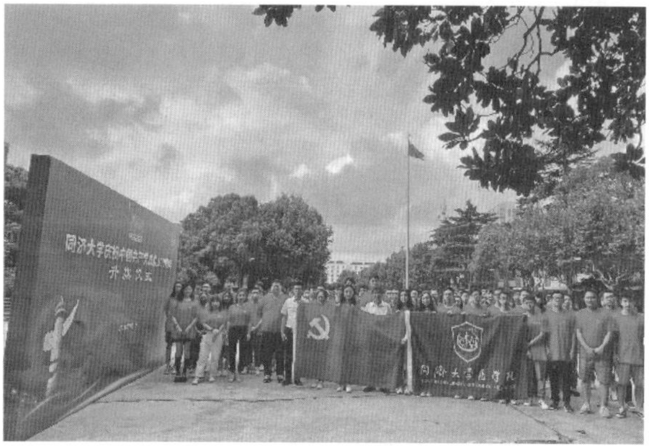

党史学习教育

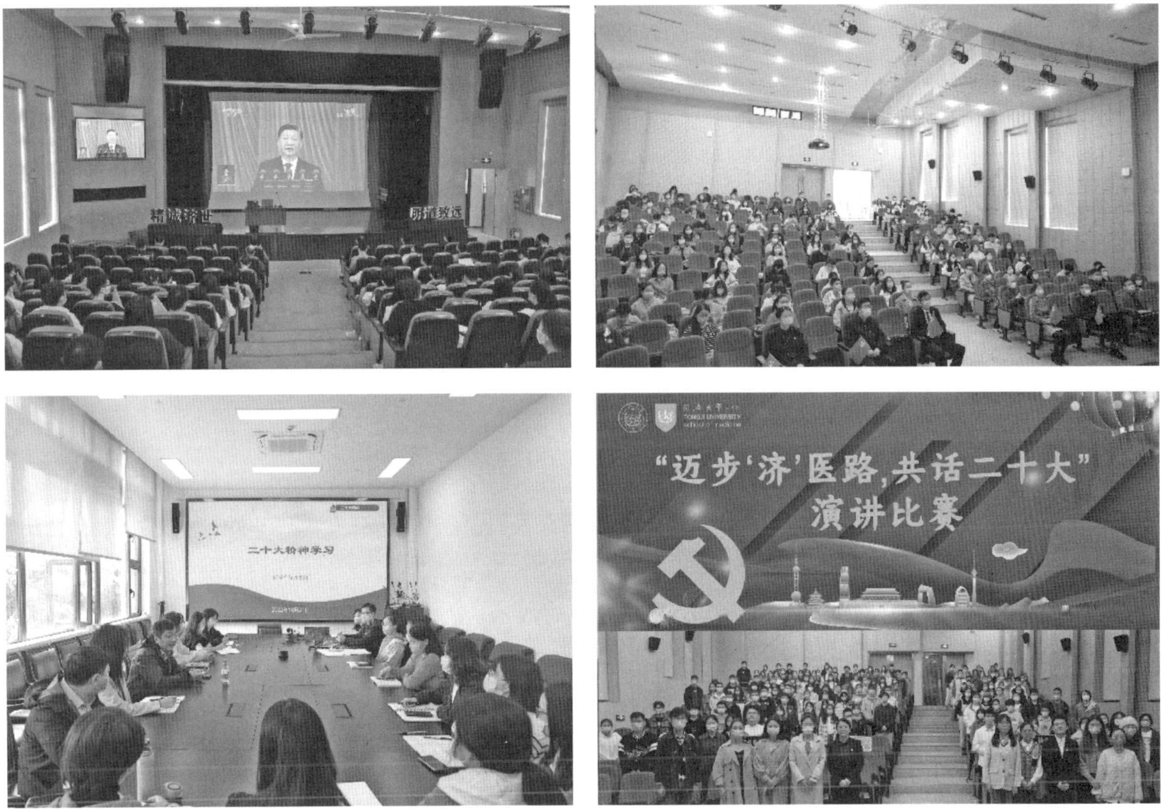

医学院师生踊跃收看中国共产党第二十次全国代表大会开幕式，并积极开展形式多样的学习活动，深入领会党的二十大会议精神

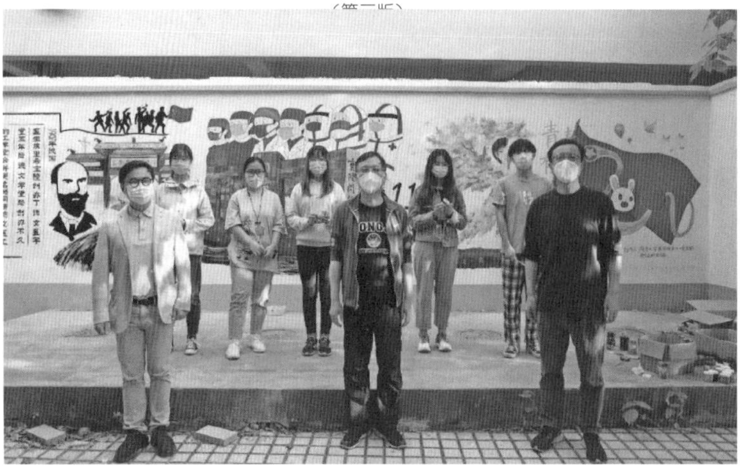

2022 年春季校园封闭管理期间，学生党员们完成了近百米的墙绘，展现了党建、抗疫、校史院史等内容。图为同济大学党委书记方守恩（第一排中间）、时任同济大学校长陈杰（第一排右）、同济大学副校长娄永琪（第一排左）与绘制的同学们合影留念

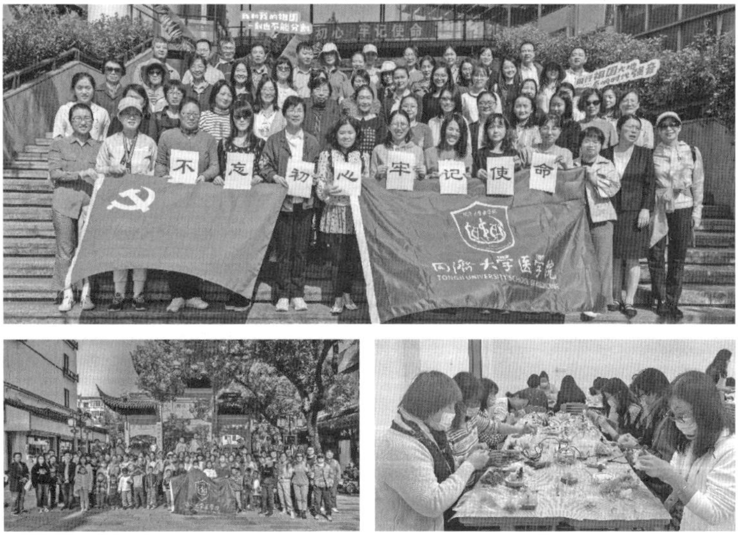

工会工作

九、社会贡献

(一) 引领科技前沿

同济大学生命医学学科获批教育部“细胞干性与命运编辑”前沿科学中心、科技部国家干细胞转化资源库等两大高级别的干细胞平台，开展前瞻性、战略性、前沿性基础研究建设，成为我国在相关基础前沿领域最具代表性的创新中心、具有国际“领跑者”地位的学术高地，积极推动中国干细胞研究的进步，抢占世界干细胞研究的制高点。同济人未来将基于这些基础研究成果，与临床联手开展转化医学研究，服务于临床重大疾病治疗。

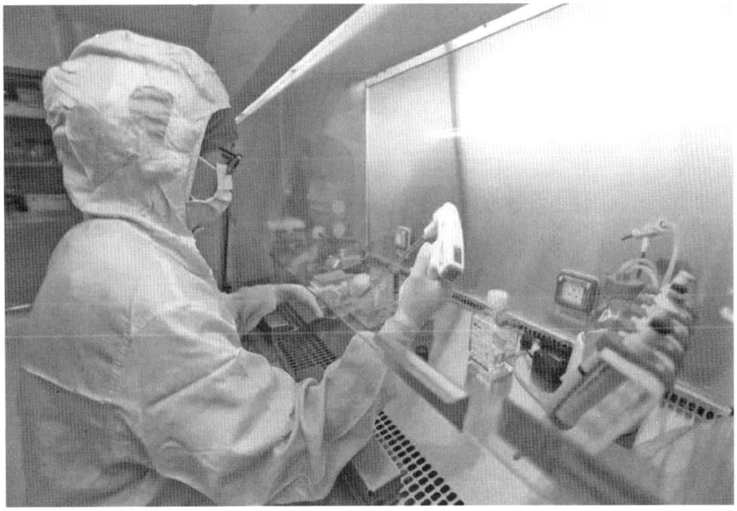

细胞干性与命运编辑前沿科学中心在开展干细胞研究

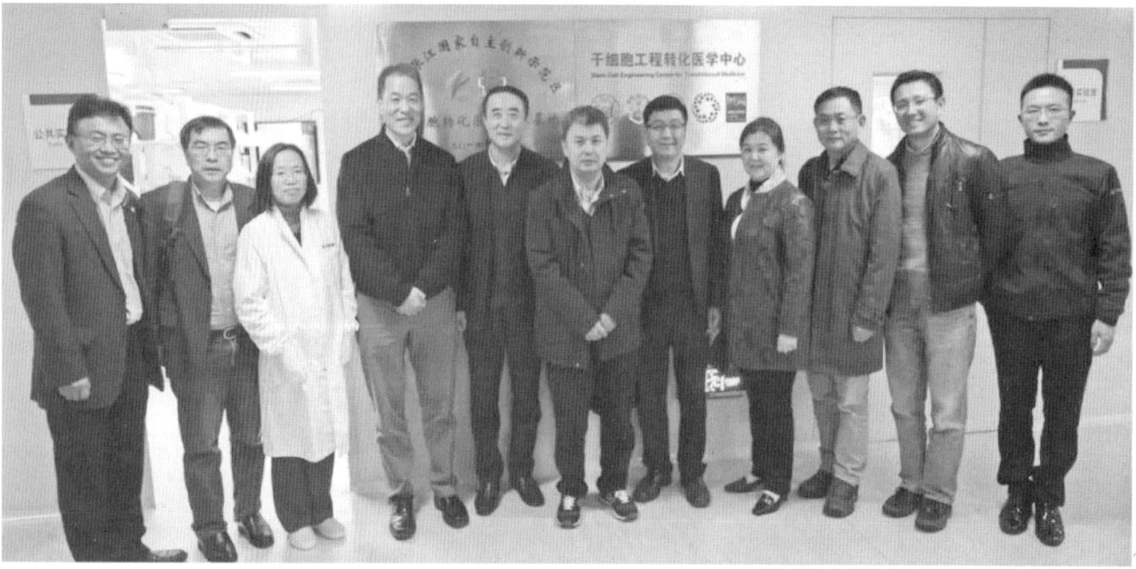

附属东方医院代表同济大学牵头的“干细胞与转化”被纳入Ⅳ类高峰学科建设，助力上海相关学科整体水平进入国内最前沿

（二）助益健康中国

近年来，同济大学结合世界医学发展前沿和未来趋势，将医学学科发展重点集中于对接国家重大需求、未来发展前景看好的“干细胞”“肿瘤”“脑与脊髓”等领域，成立“转化医学高等研究院”，布局在各家附属医院成立转化医学中心，基于附属医院的特色医疗资源，着力建设干细胞、脑与脊髓、心血管疾病、肿瘤生物治疗四大研究中心，深化基础研究与临床应用的紧密合作，服务医疗事业，服务“健康中国行动”。

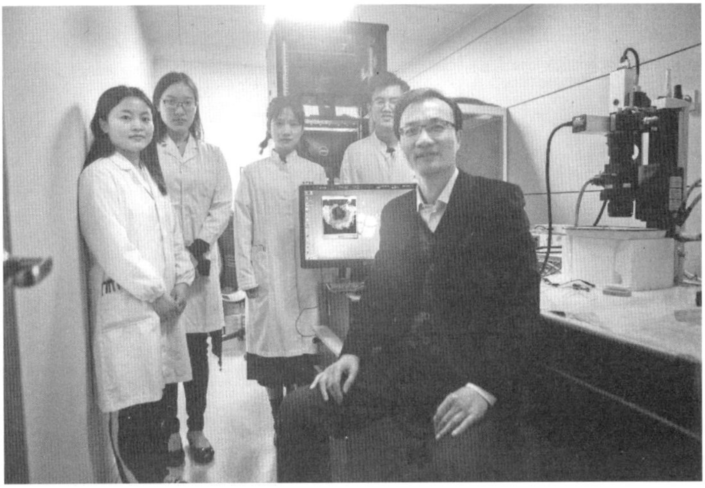

陈义汉院士带领团队在多种心律失常的发生机制和干预研究上接连获得一系列重要发现，为中国在国际心律失常研究领域赢得一席之地

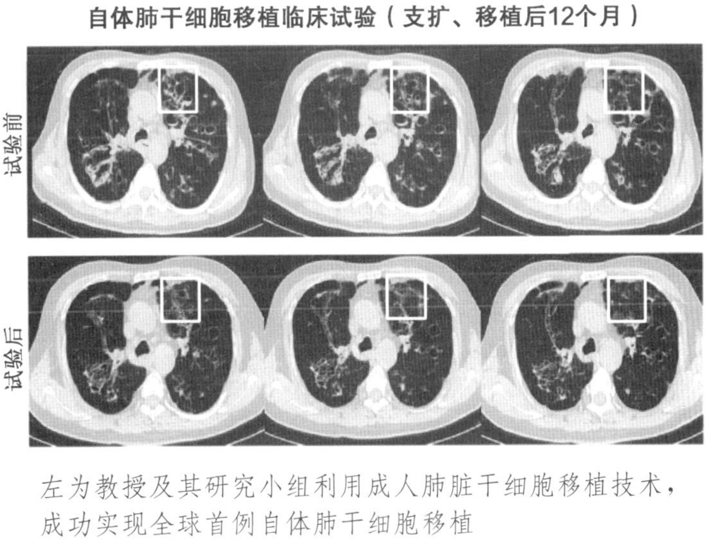

左为教授及其研究小组利用成人肺脏干细胞移植技术，成功实现全球首例自体肺干细胞移植

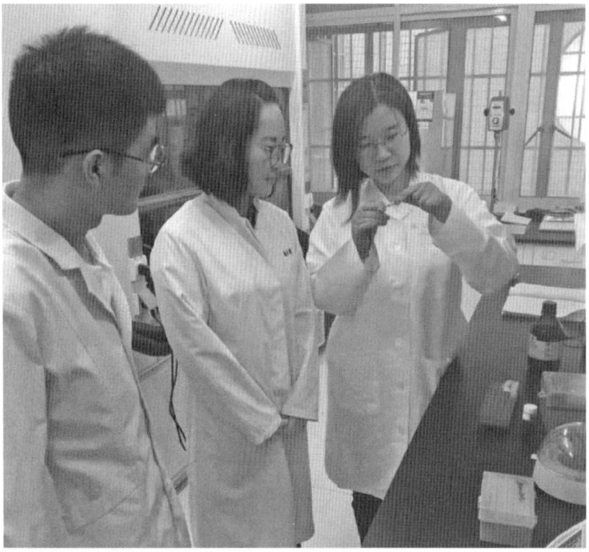

生物医学工程与纳米科学研究院成昱教授团队，开发“磁力刀”技术展开肿瘤治疗，并与厂家合作进行磁力刀磁控与核磁成像合成装置的研发，致力于实现“产业化”的目标

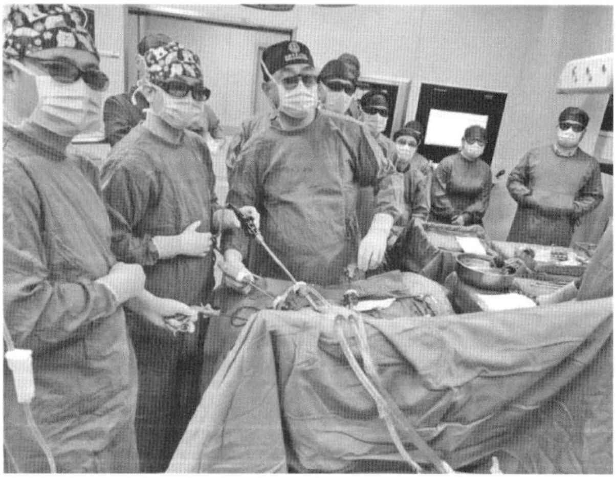

在“数字健康”主题活动中，附属东方医院首次尝试运用中国移动5G技术，开展了国际上首台基于NOSES术（经自然腔道取标本手术）的低位直肠癌5G手术远程直播

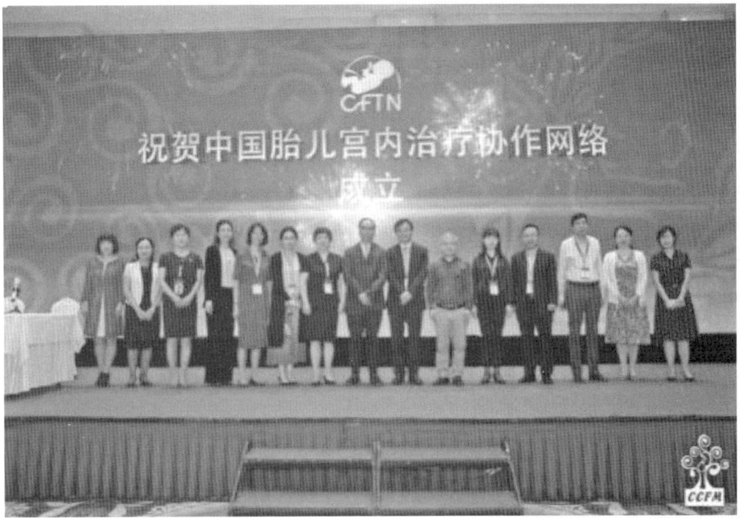
CFTN
祝贺中国胎儿宫内治疗协作网络
成立
CCFM

2019 年 5 月 23 日，附属第一妇婴保健院领衔创建国内首个胎儿宫内治疗协作网络

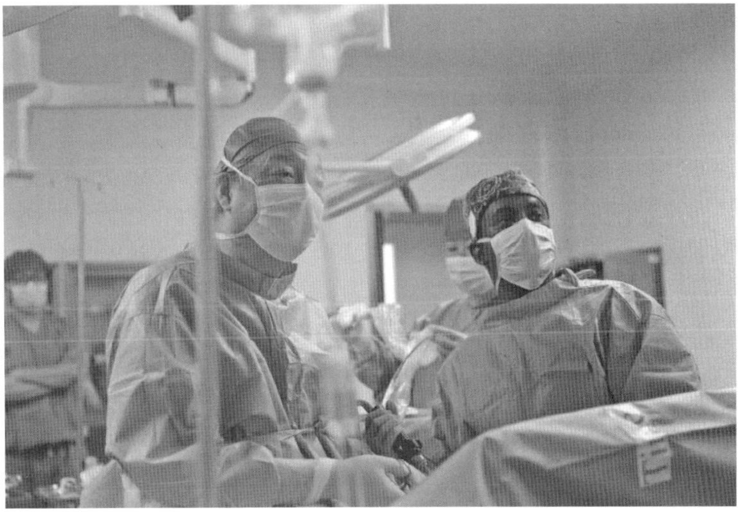

附属上海市肺科医院成为欧洲心胸外科学会亚洲唯一胸外科医生培训机构

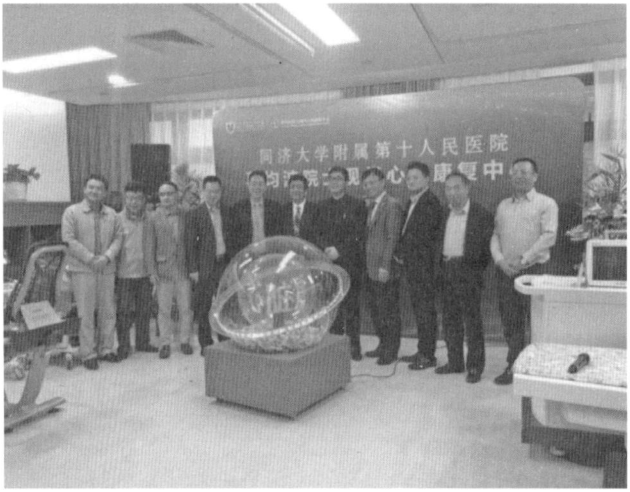

2017 年 4 月 19 日，附属第十人民医院“葛均波院士现代心脏康复中心”揭牌，率先在全国开展“心脏体外震波联合体外反搏序贯治疗”，为患者提供“精准评估，精准治疗，精准康复”

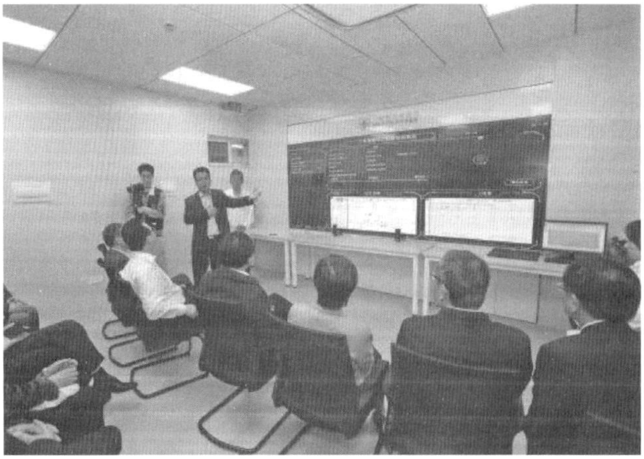

附属同济医院携手上海市医疗急救中心打造的智能化急救体系正式投入运转，“硬核升级”的上海急救为申城西北区域 400 万人口竖起守护生命的屏障

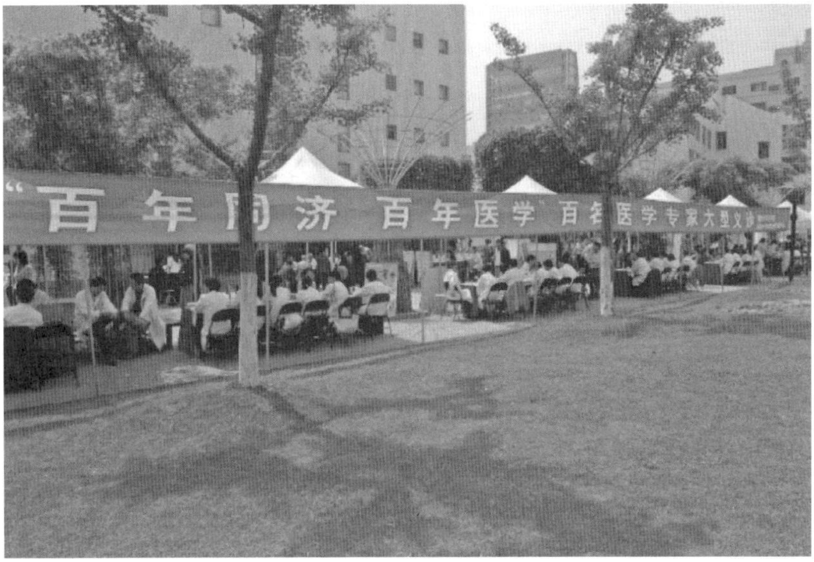

百年校庆"百年同济 百年医学"百名医学专家大型义诊

(三) 同心共抗疫情

2019年年末,一场前所未有的新冠疫情蔓延肆虐,以习近平同志为核心的党中央高度重视,坚持人民至上,将人民群众生命安全和身体健康放在首位,领导全国人民打赢疫情防控阻击战,全国众志成城、上下齐心。

面对险峻的新冠疫情,同济大学各附属医院及医学院各附属社区卫生服务中心先后派出165名医务人员驰援武汉,还有不计其数的守护在上海和全国各地抗疫防线上的同医人。转身向前,面对病毒,他们是顽强抗击的白衣战士;转身向后,面对患者,他们是温和坚守的白衣天使,他们在抗疫的第一线展现了同医人、同济人的精神风貌和使命担当!

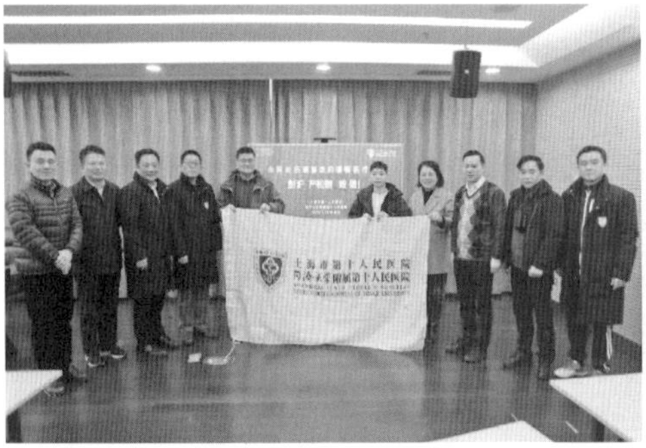

上海市第十人民医院

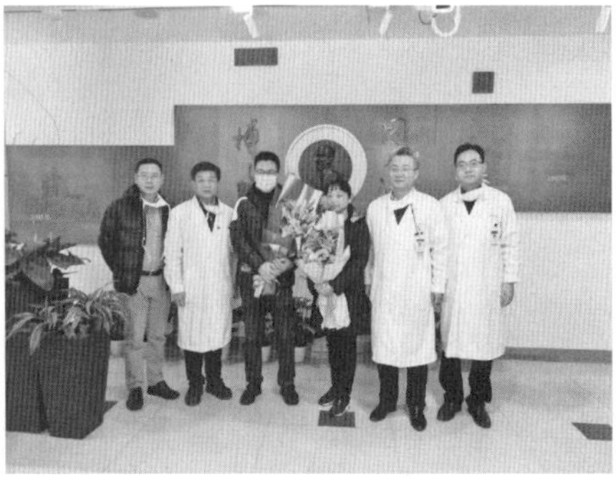

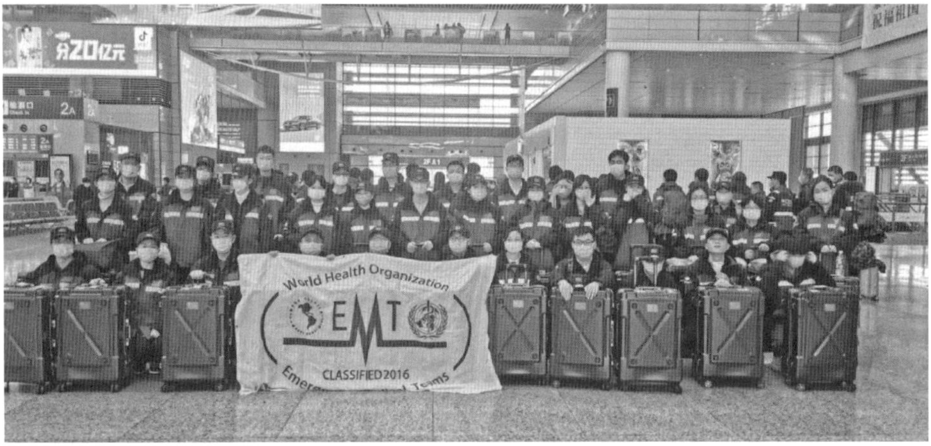

World Health Organization
EMT
CLASSIFIED 2016

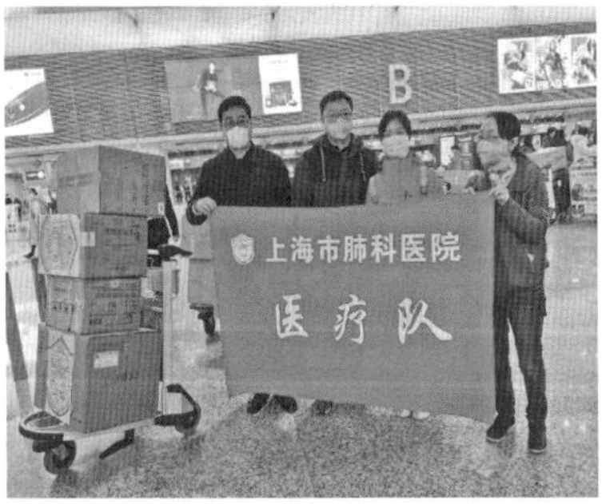

上海市肺科医院
医疗队

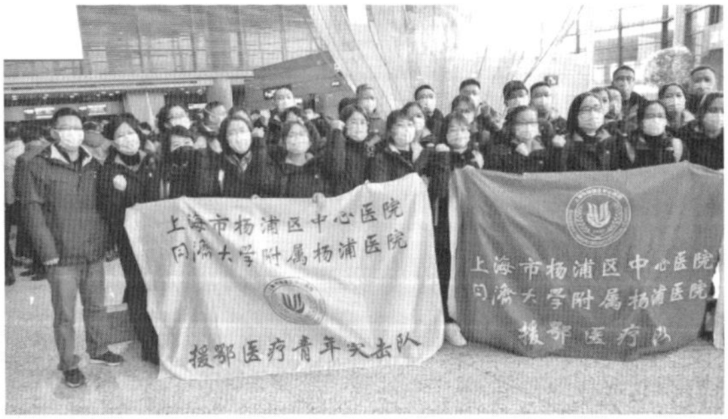

上海市杨浦区中心医院
同济大学附属杨浦医院
援鄂医疗青年突击队
上海市杨浦区中心医院
同济大学附属杨浦医院
援鄂医疗队

驰援武汉

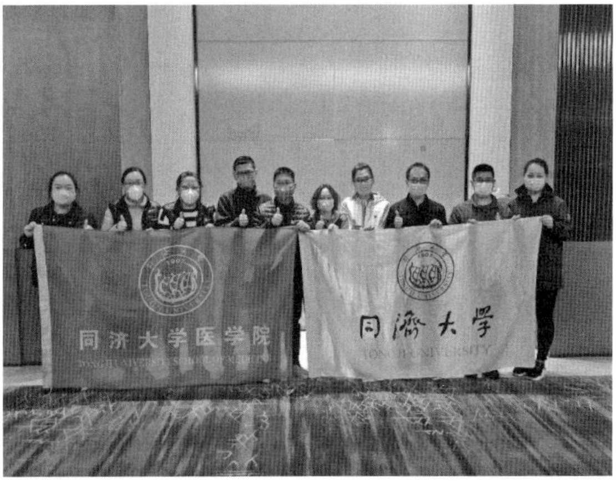

参与首批上海援鄂医疗队的同医人在武汉合影

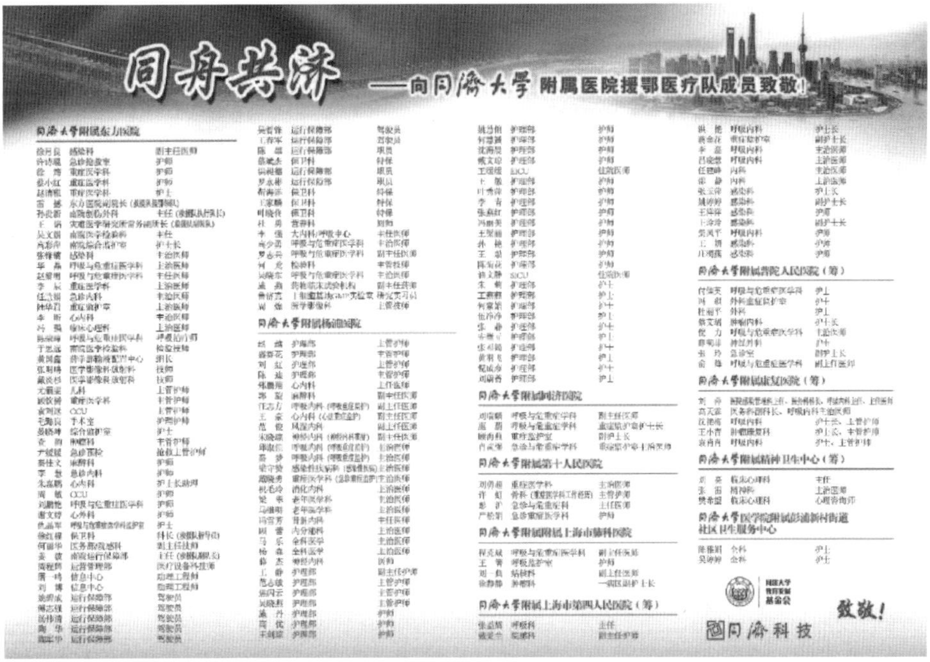

同舟共济 ——向同濟大學附属医院援鄂医疗队成员致敬！

同濟大學附属东方医院

同濟大學附属杨浦医院

同濟大學附属同济医院

同濟大學附属第十人民医院

同濟大學附属附属上海市肺科医院

同濟大學附属上海市第四人民医院（等）

同濟大學附属普陀人民医院（等）

同濟大學附属康复医院（等）

同濟大學附属精神卫生中心（等）

同濟大學医学院附属彭浦新村街道社区卫生服务中心

同济大学教育发展基金会

致敬！

同濟科技

上海三大主流大报联袂致敬同济援鄂英雄

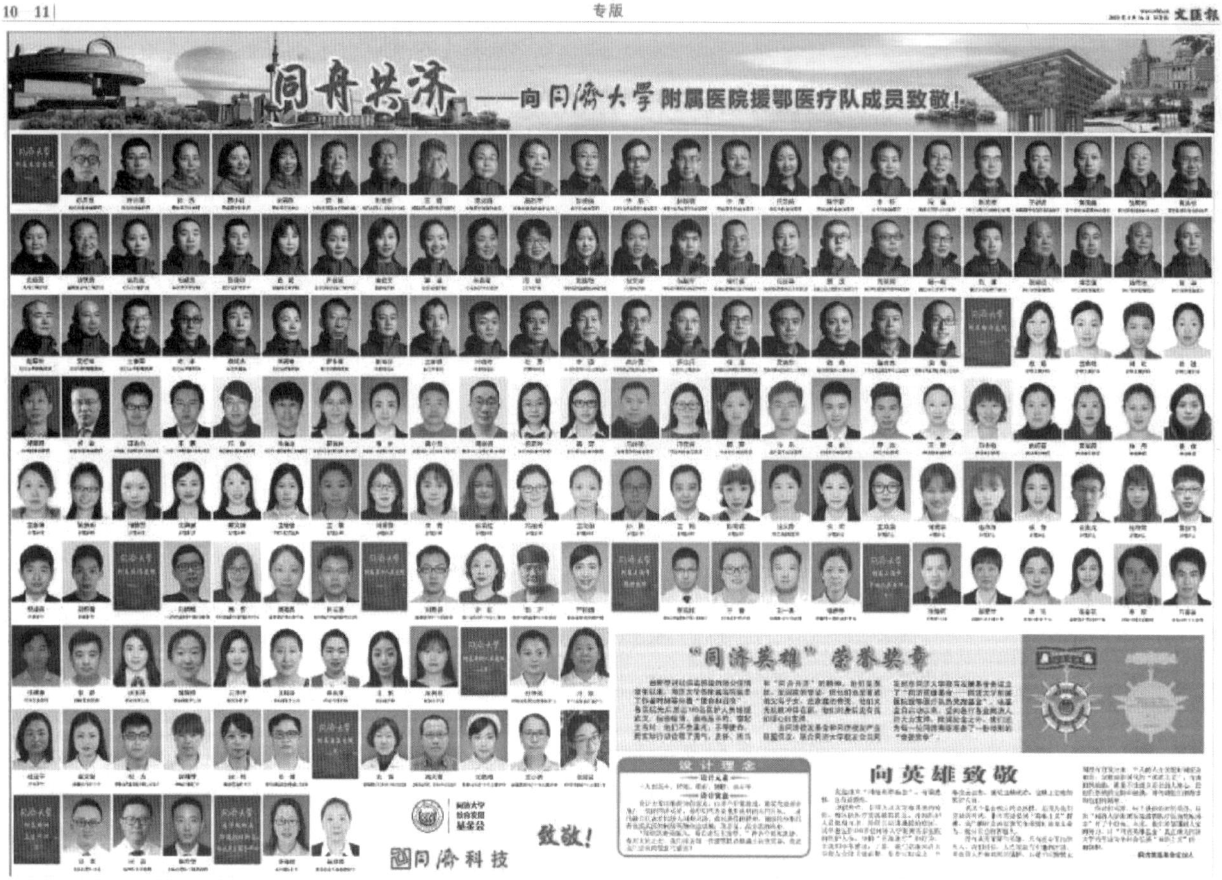
10 11 专版 文汇报

同舟共济——向同济大学附属医院援鄂医疗队成员致敬！

“同济英雄”荣誉奖章

设计理念

向英雄致敬

致敬！

同济科技

上海三大主流大报联袂致敬同济援鄂英雄

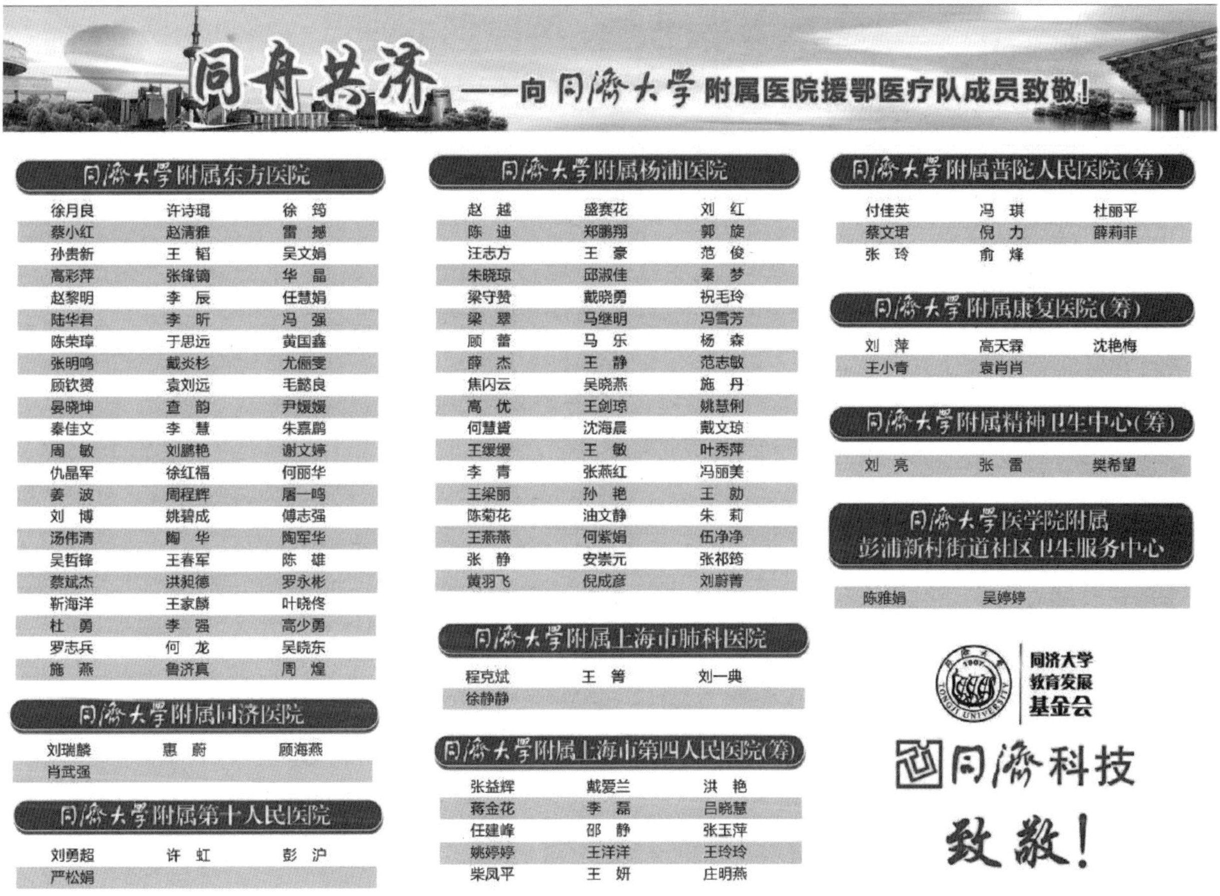

同舟共济——向同濟大學附属医院援鄂医疗队成员致敬！

同濟大學附属东方医院

徐月良	许诗琨	徐 筠
蔡小红	赵清雅	雷 撼
孙贵新	王 韬	吴文娟
高彩萍	张锋镝	华 晶
赵黎明	李 辰	任慧娟
陆华君	李 昕	冯 强
陈荣璋	于思远	黄国鑫
张明鸣	戴炎杉	尤俪雯
顾钦赟	袁刘远	毛懿良
晏晓坤	查 韵	尹媛媛
秦佳文	李 慧	朱嘉鹏
周 敏	刘鹏艳	谢文婷
仇晶军	徐红福	何丽华
姜 波	周程辉	屠一鸣
刘 博	姚碧成	傅志强
汤伟清	陶 华	陶军华
吴哲锋	王春军	陈 雄
蔡斌杰	洪昶德	罗永彬
靳海洋	王家麟	叶晓佟
杜 勇	李 强	高少勇
罗志兵	何 龙	吴晓东
施 燕	鲁济真	周 煌

同濟大學附属同济医院

刘瑞麟	惠 蔚	顾海燕
肖武强		

同濟大學附属第十人民医院

刘勇超	许 虹	彭 沪
严松娟		

同濟大學附属杨浦医院

赵 越	盛赛花	刘 红
陈 迪	郑鹏翔	郭 旋
汪志方	王 豪	范 俊
朱晓琼	邱淑佳	秦 梦
梁守赟	戴晓勇	祝毛玲
梁 翠	马继明	冯雪芳
顾 蕾	马 乐	杨 森
薛 杰	王 静	范志敏
焦闪云	吴晓燕	施 丹
高 优	王剑琼	姚慧俐
何慧赟	沈海晨	戴文琼
王缓缓	王 敏	叶秀萍
李 青	张燕红	冯丽美
王梁丽	孙 艳	王 勋
陈菊花	油文静	朱 莉
王燕燕	何紫娟	伍净净
张 静	安崇元	张祁筠
黄羽飞	倪成彦	刘蔚菁

同濟大學附属上海市肺科医院

程克斌	王 箐	刘一典
徐静静		

同濟大學附属上海市第四人民医院(筹)

张益辉	戴爱兰	洪 艳
蒋金花	李 磊	吕晓慧
任建峰	邵 静	张玉萍
姚婷婷	王洋洋	王玲玲
柴凤平	王 妍	庄明燕

同濟大學附属普陀人民医院(筹)

付佳英	冯 琪	杜丽平
蔡文珺	倪 力	薛莉菲
张 玲	俞 烽	

同濟大學附属康复医院(筹)

刘 萍	高天霖	沈艳梅
王小青	袁肖肖	

同濟大學附属精神卫生中心(筹)

刘 亮	张 雷	樊希望

同濟大學医学院附属
彭浦新村街道社区卫生服务中心

陈雅娟	吴婷婷

同济大学教育发展基金会

同濟科技

致敬！

上海三大主流大报联袂致敬同济援鄂英雄

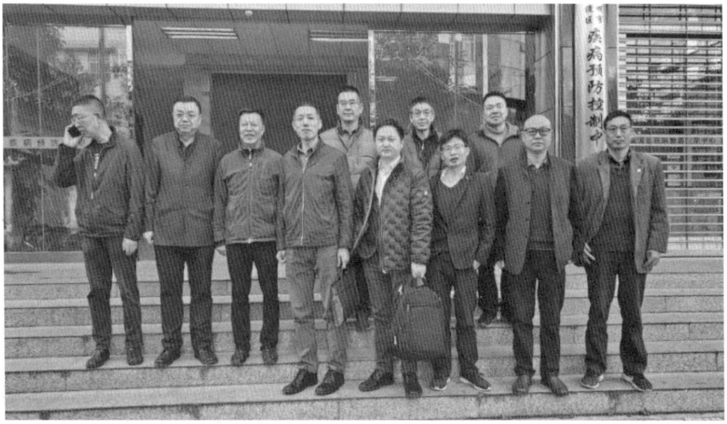

徐金富教授，附属上海市肺科医院呼吸与危重症医学科主任，上海市新冠肺炎诊治高级别专家组成员，除夕前一天，他受国家卫健委抽调，赶赴云南一线督导云南省抗击新型冠状病毒感染的肺炎防控工作。第一排右起第 4 位为徐金富教授

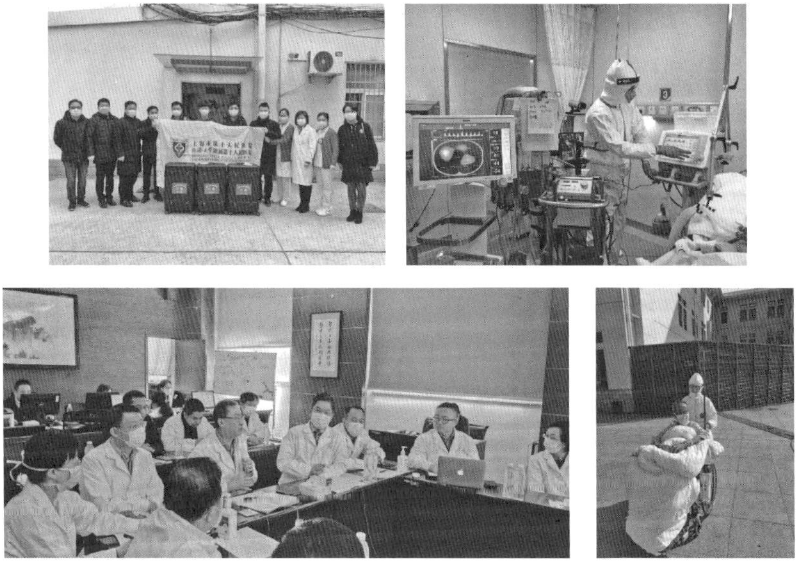

驰援上海市公共卫生临床中心

与国、与人民同舟共济，同医人坚守使命与担当，立足专业，贡献同医智慧，多一份力量，就能早一刻遏制疫情的扩散和蔓延！

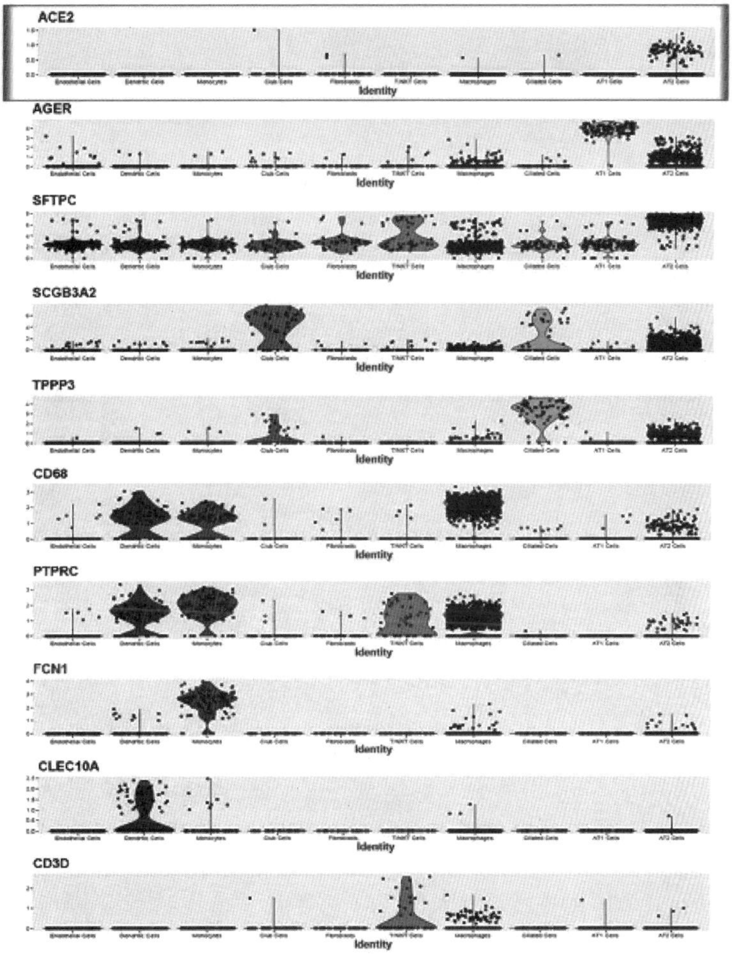

左为研究团队定位了新型环状病毒受体基因。研究数据公开、程序代码开放，这支平均年龄只有28岁的年轻研究者团队把论文写在抗击疫情的第一线，希望通过数据共享和科研交流团结各方力量，争分夺秒为抗击疫情贡献力量

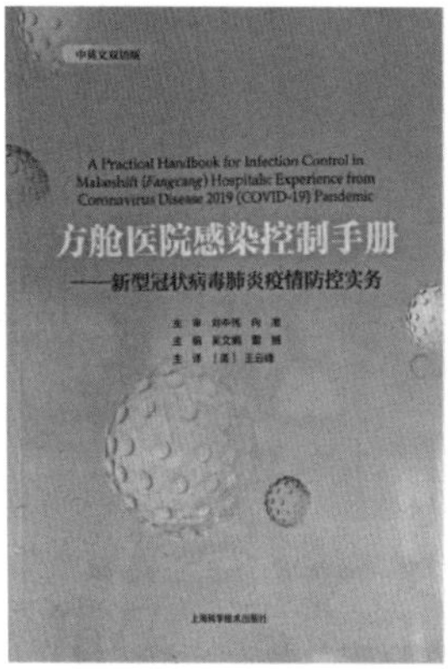

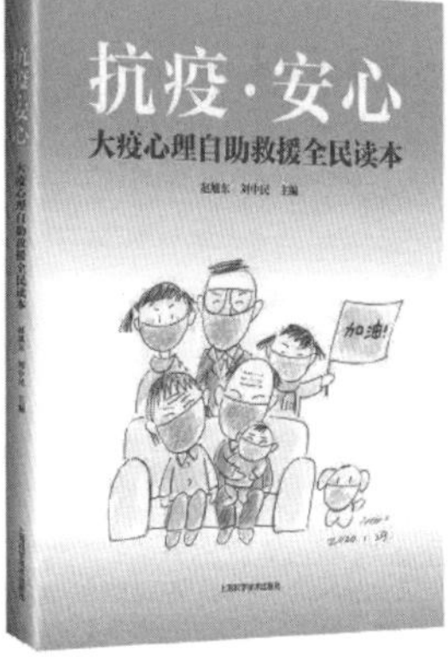

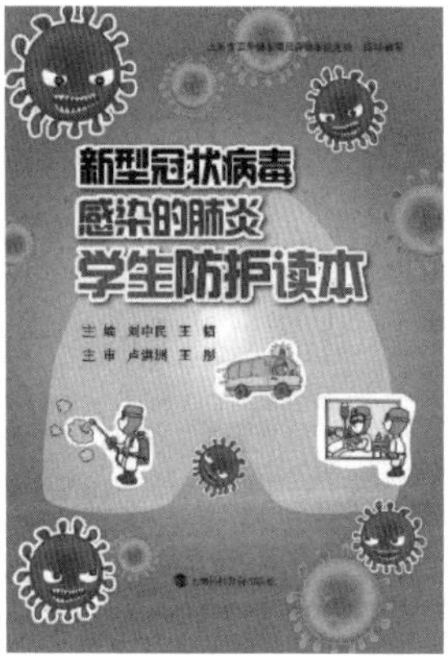

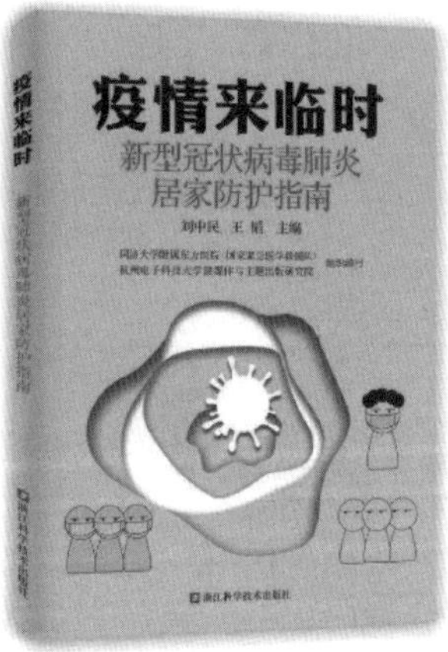

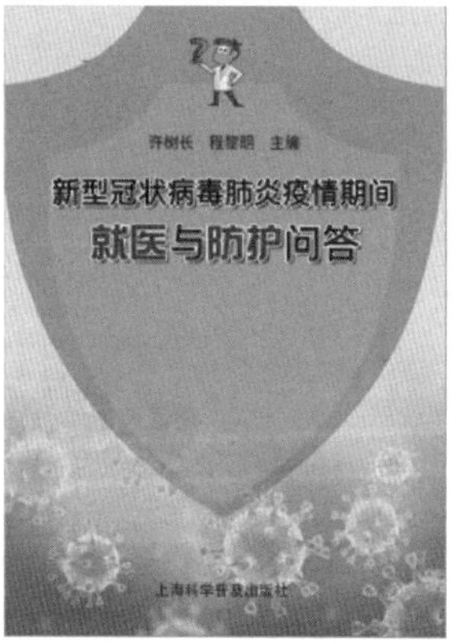

科普书籍助力疫情防控：附属东方医院吴文娟教授、雷撼主任医师主编的中英文《方舱医院感染控制手册——新型冠状病毒肺炎疫情防控实务》；医学院赵旭东教授、附属东方医院刘中民教授主编的《抗疫·安心——大疫心理自助救援全民读本》；附属东方医院刘中民教授、中国科普作协医学科普专委会主任委员王韬教授主编的《新型冠状病毒感染的肺炎学生防护读本》和《疫情来临时——新型冠状病毒肺炎居家防护指南》；60余位附属同济医院的专家参与编写的《新型冠状病毒肺炎疫情期间就医与防护问答》

2020年5月，应中国驻新西兰大使馆邀请，医学院组织相关医学领域专家，举办系列线上专题讲座，携手搭建“留新学子线上援助平台”，中国驻新西兰大使吴玺、中国驻新西兰使馆教科文处参赞董志学出席启动仪式。讲述同心抗疫的中国故事，激发海外学子的爱国热情和战胜疫情的信心决心，发布针对新冠肺炎的医疗防护及心理健康资讯，为海外学子健康保驾护航。

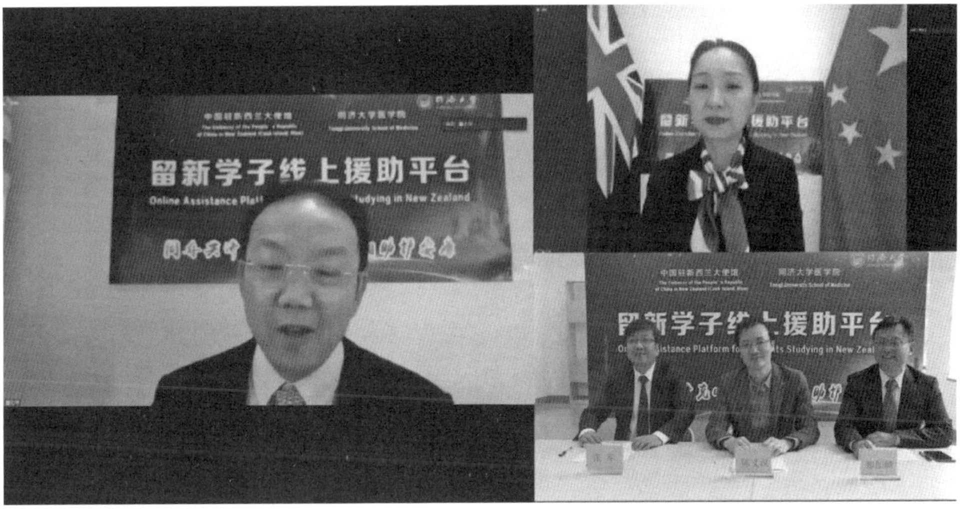

“留新学子线上援助平台”启动仪式

2022年春季，上海疫情防控工作严峻。同济大学医学院专家组协助市督导组在普陀区开展疫情防控工作，在以快治快，拔阳攻坚阶段、社区数据研判阶段、复工复产阶段起到了十分重要的指导作用，取得了显著成效。

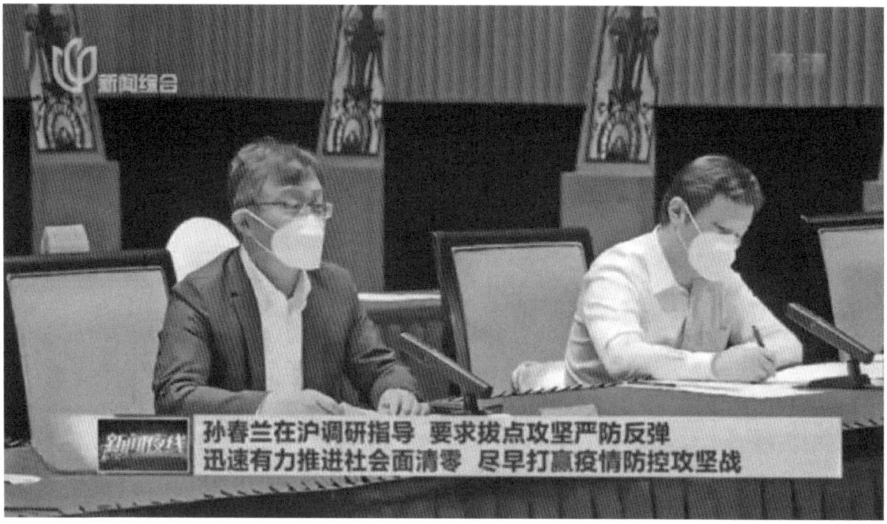
新闻综合
新闻夜线
孙春兰在沪调研指导 要求拔点攻坚严防反弹
迅速有力推进社会面清零 尽早打赢疫情防控攻坚战

2022 年 4 月 28 日，国务院副总理孙春兰在上海主持疫情防控座谈会，听取了郑加麟的专题汇报

受市教委委托，学院牵头成立“同济大学 PCR 志愿服务青年突击队”，共派出 3 组人员，共计 54 人支援上海核酸检测工作。发布招募令 4 小时，330 多名医学生主动请缨，连夜准备行李，时刻准备出发。“同心抗疫！济世兴邦！服务上海！使命必达！”同济大学 PCR 志愿服务青年突击队获 2022 年度优秀青年志愿服务组织。

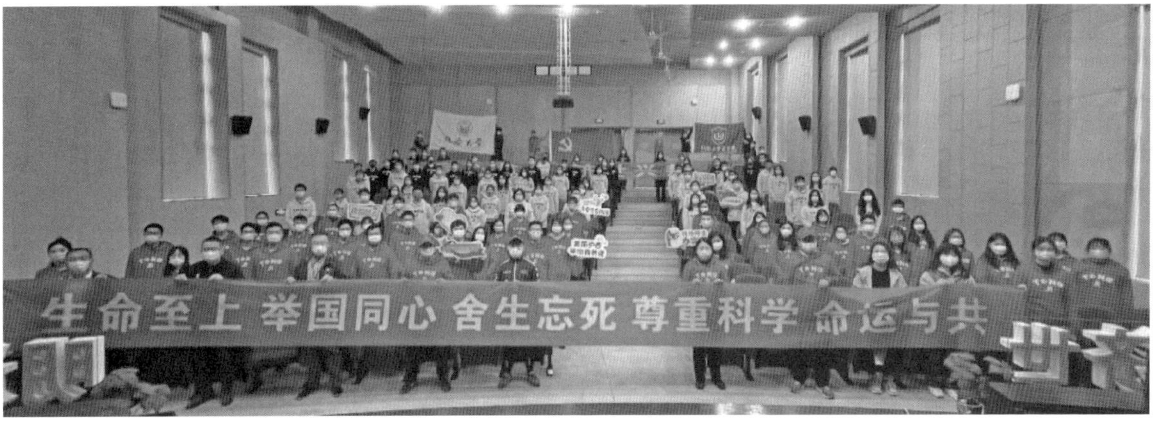
生命至上 举国同心 舍生忘死 尊重科学 命运与共

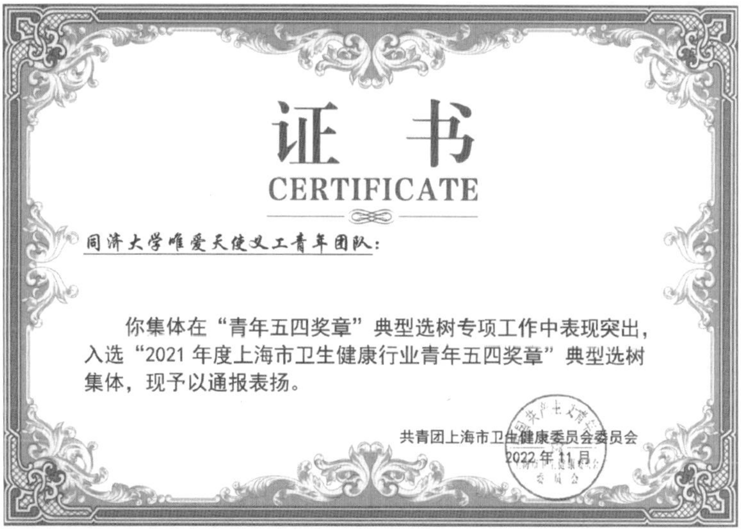
证 书
CERTIFICATE

同济大学唯爱天使义工青年团队：

你集体在“青年五四奖章”典型选树专项工作中表现突出，入选“2021 年度上海市卫生健康行业青年五四奖章”典型选树集体，现予以通报表扬。

共青团上海市卫生健康委员会委员会
2022 年 11 月

“同济大学 PCR 志愿服务青年突击队”出征仪式

十、百年金榜

自建院以来，多位院士在不同历史时期就读、任教于同济大学医学院，其中13位是在同济就读、任教后成为院士。他们众望所归，受到广泛的尊敬与崇仰。

（注：以就读、任教时间为序）

1. 梁伯强(1899.2—1968.11)，1916年考入医科，1922年毕业。

病理学家。广东梅县人。1955年选聘为中国科学院院士(学部委员)。

中国病理学奠基人之一。创立了从尸体中取出完整鼻咽的方法，探讨鼻咽癌的组织学类型、生物学特征和组织发生学问题；首次提出“肝炎-肝硬化-肝癌”的病理学模式；在国际上首次提出“间质反应”的新概念。多次举办“高级病理师资班”，培养了许多病理学人才。

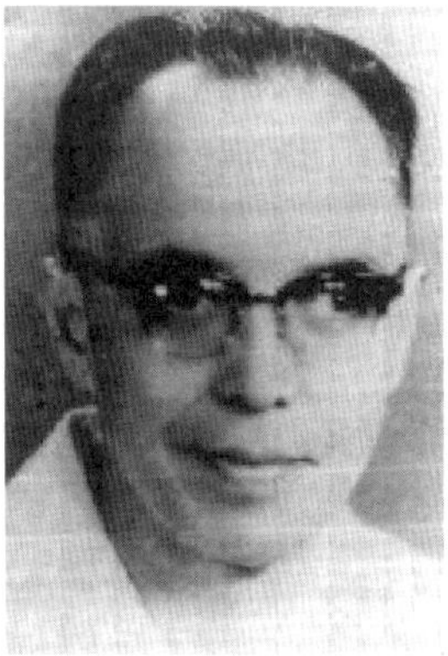

2. 贝时璋(1903.10—2009.10),1918至1921年就读于医预科。

生物学家。生于浙江镇海。1955年选聘为中国科学院院士(学部委员)。

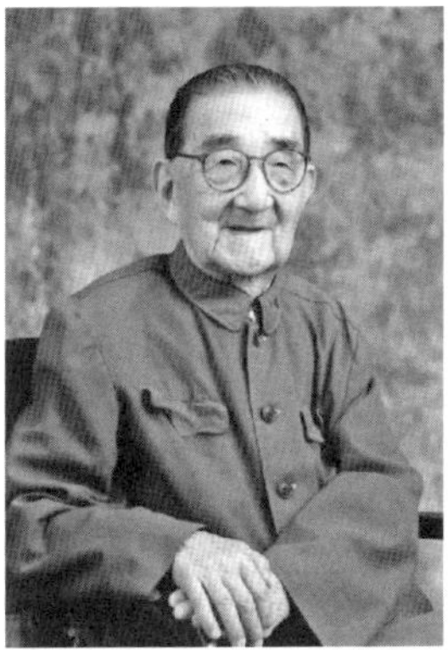

中国生物物理学的奠基人。一直从事实验生物学研究工作,对生物的细胞常数、再生、性转变以及细胞的结构和分裂等作了研究。首次发现细胞的繁殖增生除细胞分裂之外,还存在着另外一条途径——细胞重建,创立了"细胞重建学说"。中国国家天文台将1996年发现的第36015号小行星命名为"贝时璋星"。

3. 沈其震(1907.2—1993.6),1923至1926年就读于医科。

医学家。原籍湖南长沙,生于四川重庆。1955年选聘为中国科学院院士(学部委员)。

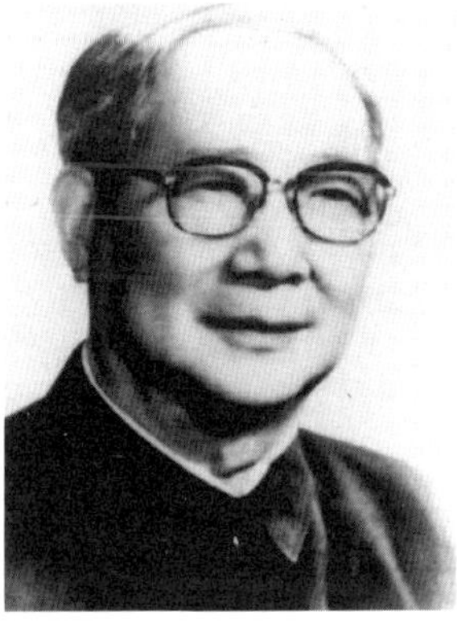

中国人民解放军卫生事业的创建人之一。20世纪30年代,创办了由中国共产党北方局领导的天津诊所和《医学知识》等刊物。1937年在汉口,筹建了新四军军医处并任处长。皖南事变后,任新四军卫生部部长。1943年到延安,任中央军委卫生部第一副部长,募集了医药器材,为解放区输送了大批急需物资,动员了大批科技人员到解放区工作。

4．裘法祖（1914.12—2008.6），1932 至 1936 年就读于医预科，1946 年至 1951 年任教医学院。

外科学家。浙江杭州人。1993 年当选为中国科学院院士。

中国现代普通外科的主要开拓者、肝胆外科和器官移植外科的主要创始人和奠基人之一、晚期血吸虫病外科治疗的开创者，被誉为“中国外科之父”。20 世纪 50 年代对晚期血吸虫病和肝炎后肝硬变引起的门静脉高压症的外科治疗进行了深入研究，创建了“贲门周围血管离断术”。70 年代在我国最早开展从动物实验到临床的肝移植研究。致力于胆道流体力学与胆结石成因的研究，自体外牛胆汁中研制培育出“体外培育牛黄”。

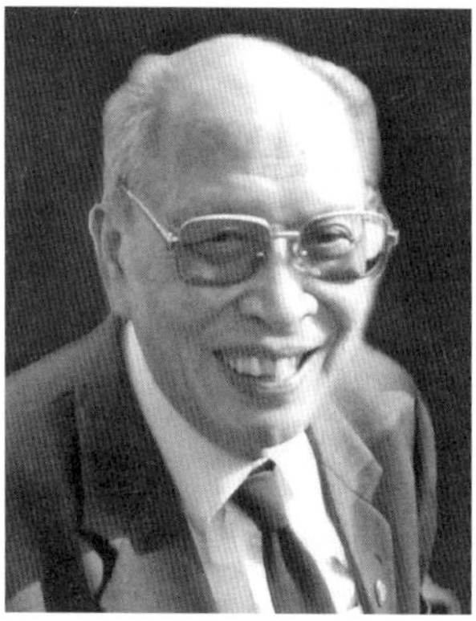

5．杨简（1911.8—1981.5），抗日战争期间任教医学院。

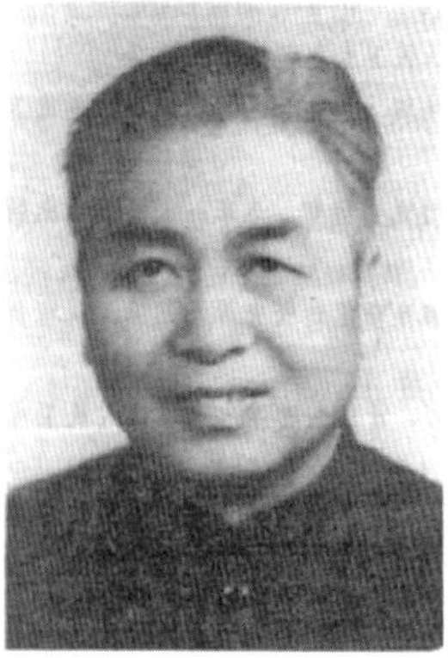

医学家。广东梅县人。1980 年当选为中国科学院院士（学部委员）。

中国实验肿瘤学的创始人之一。在中国首次利用芳香烃类化合物诱发小鼠皮下纤维肉瘤获成功，建立第一个纤维肉瘤 SP，先后建立 9 个可移植瘤株，创建了第一个“瘤株保种传代室”。对宫颈癌、食管癌病因作了研究，首次提出食管癌霉菌病因问题，并创立了“宫颈癌综合病因学说。”

6. 童第周(1902.5—1979.3),1941至1943年任教医学院。

实验胚胎学家。浙江鄞县人。1955年选聘为中国科学院院士(学部委员)。

中国实验胚胎学的创始人。用分裂球活体染色法证明海鞘镶嵌型发育远不像过去认为的那样严格。研究两栖类胚胎发育的极性或轴性,以纤毛的运动作为实验对象和极性指标,探讨胚胎极性问题。使胚胎学界对文昌鱼个体发育有了全新的认识,对于理解系统发育起到了启迪作用。晚年进行了细胞核和细胞质在发育中关系的研究,证明在个体发育中,核与质之间有非常密切的关系。

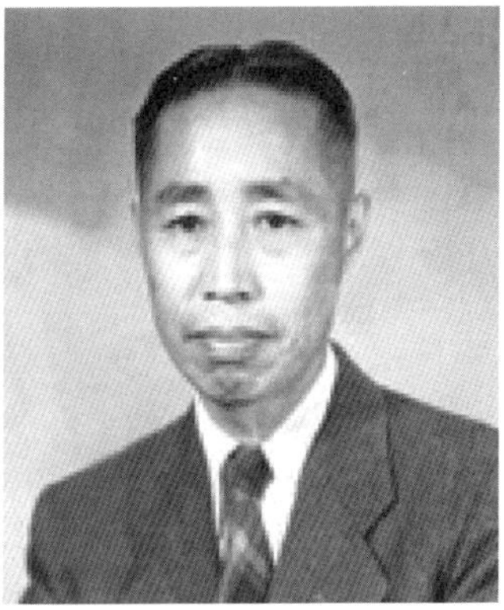

7. 吴孟超(1922.8—2021.5),1943年考入医学院,1949年毕业。

肝胆外科学家。福建闽清人。1991年当选为中国科学院院士(学部委员)。

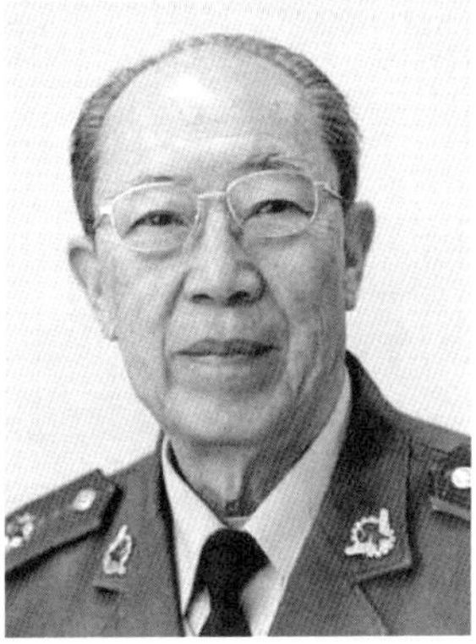

主要从事肝脏外科的关键理论和技术体系研究。最先提出中国人肝脏解剖"五叶四段"的新见解,在国内首创常温下间歇肝门阻断切肝法,率先突破人体中肝叶手术禁区,建立了完整的肝脏海绵状血管瘤和小肝癌的早期诊治体系。2005年获国家最高科学技术奖,2011年5月,中国将17606号小行星命名为"吴孟超星"。

8. 吴旻(1925.12—2017.10),1943 年考入医学院,1950 年毕业。

肿瘤遗传学家。江苏常州人。1980 年当选为中国科学院院士(学部委员)。

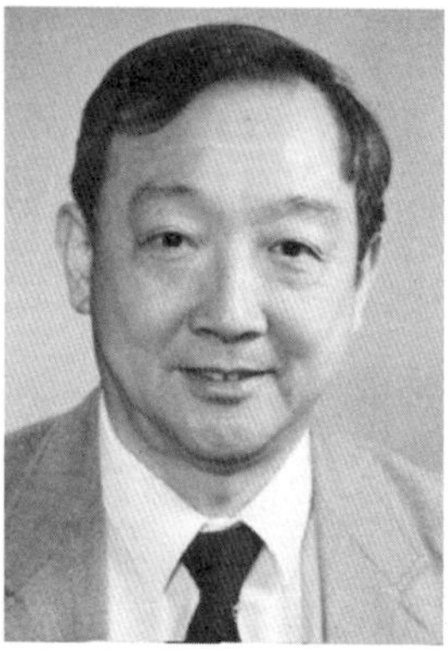

1961 年,自苏联回国后开创了苏联和我国的现代人体细胞遗传学研究。1974 年开始对我国北方食管癌的遗传病因进行研究,20 世纪 80 年代初提出通过遗传学分析对食管癌高发区进行规模预防以降低发病率的策略。1983 年开始分子水平的研究,分析食管上皮癌变过程各阶段基因表达的动态变化建议,并参与我国人类基因组计划和生物信息学的启动和发展。

9. 张涤生(1916.6—2015.8),1948 至 1956 年任教医学院。

整复外科专家。江苏无锡人。1996 年当选为中国工程院院士。

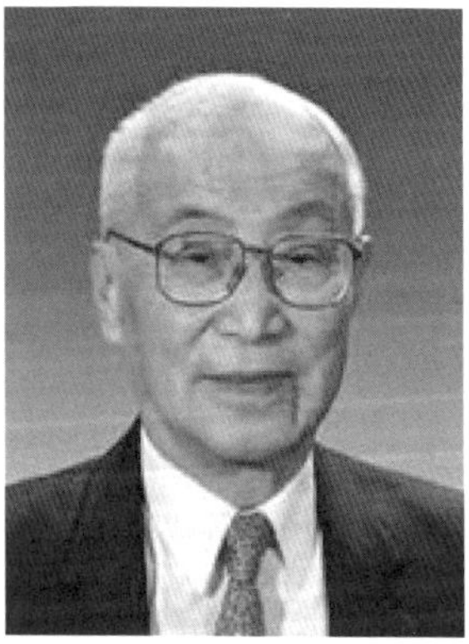

中国整复外科事业的创始人和开拓者,被誉为中国“整复外科之父”。在国内率先开展显微外科动物实验,并在 20 世纪 70 年代应用显微外科技术,在国内首创前臂皮瓣一期再造阴茎手术、跖趾关节移植重建颞颌关节等手术。在国内首先开展游离肠段移植再造食管、大网膜游离移植治疗颅骨暴露坏死,并开展颅面外科、胸骨裂心脏外露等首创性手术。

10. 陆道培(1931.10—),1948 年考入国立同济大学新生院,1949 年进入医学院学习,后随院迁至武汉,1955 年毕业。

血液病学专家。出生于上海。1996 年当选中国工程院院士。

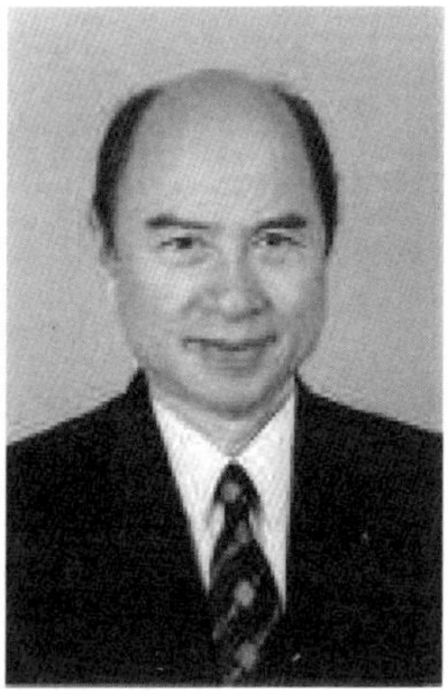

开创了中国异基因骨髓移植事业的先河,并促进了造血干细胞移植事业在中国的迅速发展。在国际上进行了首例异基因骨髓移植治愈无丙种球蛋白血症;率先在临床上证实第三者细胞有利于 HLA 配型不全相合的造血干细胞移植;发现了硫化砷在急性白血病的治疗作用。我国出凝血疾病领域奠基人之一,也是再生障碍性贫血诊断和治疗的先驱,并在白血病治疗中起着学术带头人的作用。

11. 侯云德(1929.7—),1948 年考入医学院,后随院迁至武汉,1955 年毕业。

医学病毒学专家。江苏常州人。1994 年当选中国工程院院士。

中国分子病毒学、现代医药生物技术产业和现代传染病防控技术体系的主要奠基人。率先研发出国际独创、我国首个基因工程药物重组人干扰素 α1b,实现了我国基因工程药物从无到有的"零"突破。带领"艾滋病和病毒性肝炎等重大传染病防治"科技重大专项专家组,顶层设计了我国 2008—2020 年应对重大突发疫情和降低"三病两率"的总体规划。主导了 2009 年我国 H1N1 流感大流行的防控应对和科技攻关,使我国开创了人类历史上首次对流感大流行成功干预的先例。2017 年度获国家最高科学技术奖。

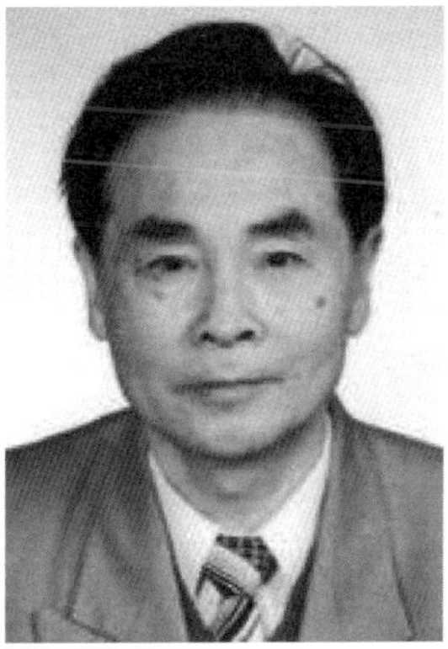

12. 戴尅戎(1934.6—)，1961 至 1974 年任上海铁道医学院附属铁路医院骨科主治医师。

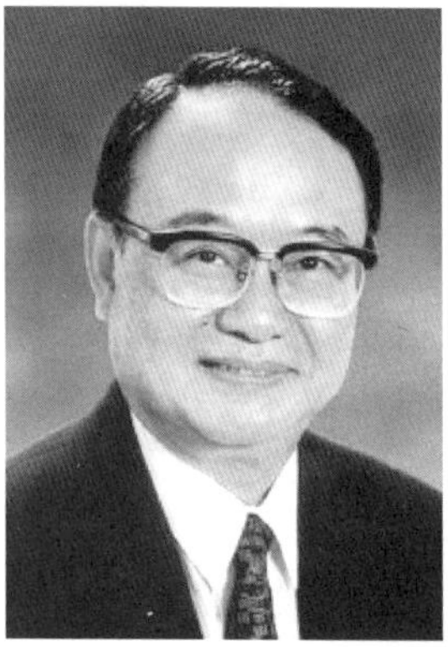

骨科学和骨科生物力学专家。福建厦门人。2003 年当选中国工程院院士。

我国最早从事骨科生物力学研究的开拓者之一。他研制出形状记忆加压骑缝钉，在国际医学领域首次将镍钛记忆合金应用于人体，解决了经关节骨折治疗中的一大难题。通过医学与工程学、生物学、材料学的交叉合作，研发新型骨科植入物和新技术，并积极推动 3D 打印的医学应用、人工关节与骨再生等基础研究与临床技术。

13. 陈义汉(1964.10—)，同济大学现任副校长、教授、主任医师、博士生导师。

心脏病学家。江苏射阳人。2015 年当选为中国科学院院士。

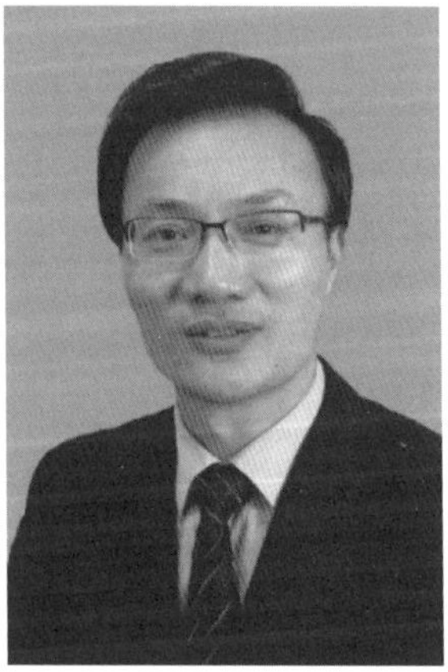

长期从事心血管疾病临床工作和基础研究，在心血管疾病研究领域取得了一些重要的科学发现。是第一个人类心房颤动致病基因的发现者，定义了心脏起搏细胞的谷氨酸能神经元样细胞属性，发现了新的心脏生物电控制系统，识别出了控制心肌细胞增殖和心肌再生的一个关键信号通路，研发出一系列靶向重大心脏疾病的新药前药。其科学发现曾经被评为国际心脏电生理学领域年度突破性进展。

14. 葛均波(1962.11—),2013 年 12 月至 2016 年 4 月任同济大学副校长,同济大学第三届董事会副主席。

心血管病学家。山东五莲人。2011 年当选为中国科学院院士。

长期从事心血管疾病的临床和科研工作。首次发现心肌桥特异性影像学特征——半月现象,成果被编入国际权威心血管病教科书。主持研发的我国首个可降解涂层新型冠脉支架,有效降低致命性支架内血栓发生率,成为我国医学科技领域科研成果转化的成功范例。首创的逆行导引钢丝对吻技术已成为处理冠脉完全闭塞病变的经典术式。在国内率先开展骨髓干细胞治疗缺血性心脏病的临床和基础研究,提出并验证动脉粥样硬化发生的树突状细胞免疫反应和血流动力学学说。

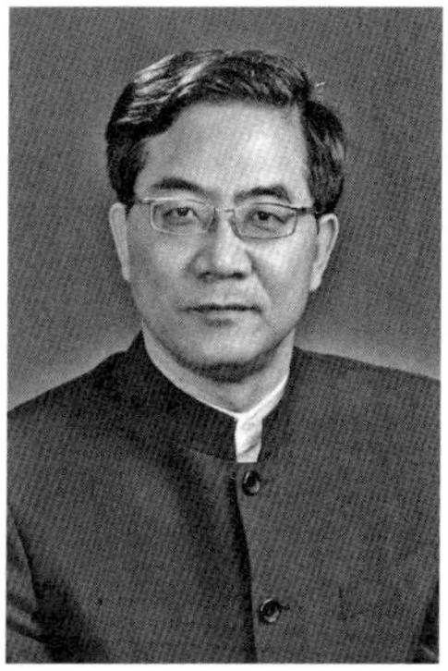

15. Barry J. Marshall(1951.9—),2017 年 4 月受聘为同济大学特聘教授。

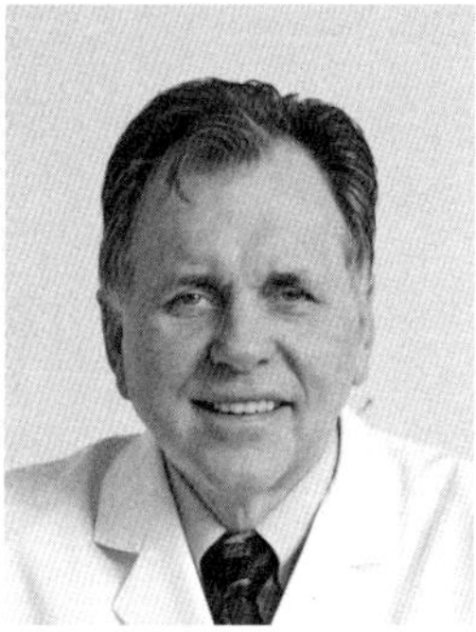

临床微生物学专家。澳大利亚人。2011 当选为中国工程院外籍院士。

胃肠道感染与免疫研究领域领军科学家。与罗宾・沃伦于 1982 年共同证实幽门螺杆菌是造成大多数消化性溃疡和慢性活动性胃炎的病因,因此获得 2005 年诺贝尔医学奖。曾获得肠胃病治疗方法与成分、幽门螺杆菌铋元素抗生素疗法、检测幽门螺杆菌的 CLO 快速尿素实验、制备用于测定由胃肠道上端细菌引起的胃肠失调的反应性药品的流程等几项专利。研究成果改变了医学界对这些胃部疾病主要病因的认识。

16. 施剑林(1963. 12—)，同济大学医学院生物医学工程与纳米科学研究院院长、教授、博士生导师。

无机化学与无机材料学家。出生于江苏省太仓县。2019 年当选为中国科学院院士。

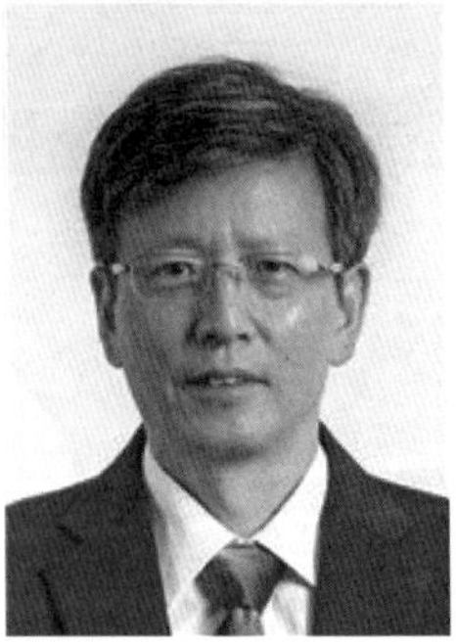

开拓性地将介孔纳米复合材料的研究拓展至生命健康领域，成功构建肿瘤细胞核靶向和控制释放的纳米药物输运体系，开创面向生命健康的“纳米催化医学”新方向，为未来肿瘤等重大疾病的无毒精准治疗开辟了一条新途径，旨在利用无毒或低毒纳米材料，通过原位响应病灶微环境引发催化反应或其他化学变化，达到疾病治疗如抗肿瘤和抗氧化应激的目的。

附　录

同济大学医学院历任院校长和书记

（1907—2022）

1907—1951			
德文医学堂 同济德文医学堂	校长	埃里希·宝隆	1907.5—1909.3
同济德文医学堂 同济德文医工学堂	校长	奥斯卡· 福沙伯	1909.3—1917.4
私立同济医工专门学校 同济大学	校长	阮尚介	1917.4—1927.8
国立同济大学	校长	张仲苏	1927.8—1929.3
	校长	张　群	1929.3—1929.6
	校长	胡庶华	1926.3—1930.3(兼任)
国立同济大学医学院	院长	柏　德	1930.3—1937.11
	院长	宁　誉	1937.11—1938
	院长	翁之龙	1938—1939.4
	院长	张静吾	1939.4—1939.5;1939.6—1939.7
	院长	赵士卿	1939.5—1939.6(兼任)
	院长	李宣果	1939.8—1940.7

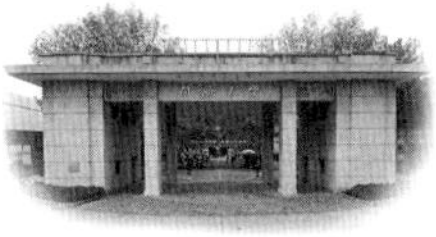

（续表）

国立同济大学医学院	院长	黄榕增	1940.7—1941.5
	院长	梁之彦	1941.5—1942.2;1946.10—1947.10; 1948.11—1949.7
	院长	丁文渊	1942.2—1942.9; 1947.10—1948.1(兼任)
	院长	阮尚丞	1942.10—1944.6
	院长	徐诵明	1944.7—1945.8
	院长	杜公振	1945.9—1946.10
	院长	谢毓晋	1948.1—1948.11
同济大学医学院	院长	唐　哲	1949.8—1951.9

1959—1995

	书记	任期	院长	任期
上海铁道医学院	杨展大(代)	1959.9—1961.3	杨培森(代)	1959.8—1964.3
	杨培森(代)	1961.3—1963.12	周道远	1964.3—1966.12
	周道远	1964.1—1966.12	杨衍宗▲	1968.1—1975.5
	张可光●	1971.5—1975.5	胡常伦★	1980.9—1981.8
	胡常伦*	1980.9—1985.6	吴少鹏	1983.12—1985.6
	王文浩	1985.6—1995.5	余伟均	1985.6—1988.9
	朱广杰	1988.9—1995.5		

1995—2000

	书记	任期	院长	任期
上海铁道大学医学院	徐　龙(兼)	1995.5—1996.12	徐　龙(兼)	1995.5—1998.9
	万腓力(兼)	1996.12—1998.9	谢陪俐(兼)	1998.9—2000.4
	沙梦麟(兼)	1998.9—2000.4		

（续表）

2000—2022					
同济大学医学院	院长	任期	党委书记（总支书记）	任期
	谢陪俐	2000.5—2003.6	谢陪俐	2000.11—2003.6
	胡大一	2003.9—2008.2	闻爱宝	2005.4—2006.3
	徐国彤	2010.11—2016.7	姜成华	2008.12—2016.9
			张军	2016.9—2022.11

▲院“革命委员会”第一召集人；●党的核心小组组长、军宣队政委；* 1980 年 9 月—1983 年 12 月为临时党委；★复校筹备组组长

历任领导：

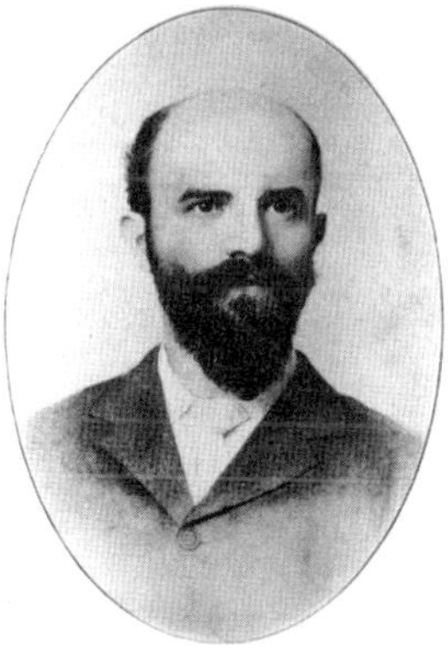

埃里希·宝隆

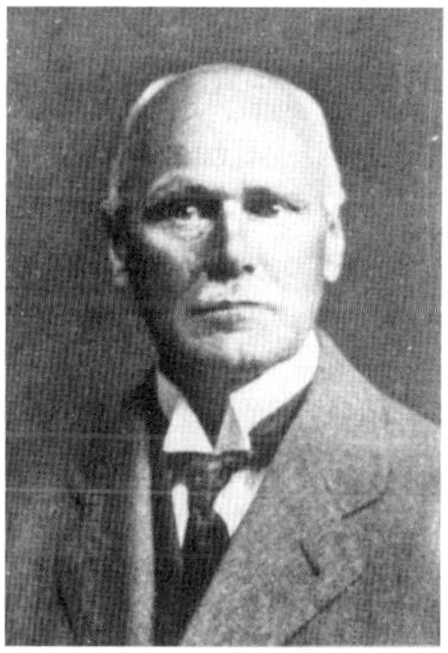

奥斯卡·福沙伯

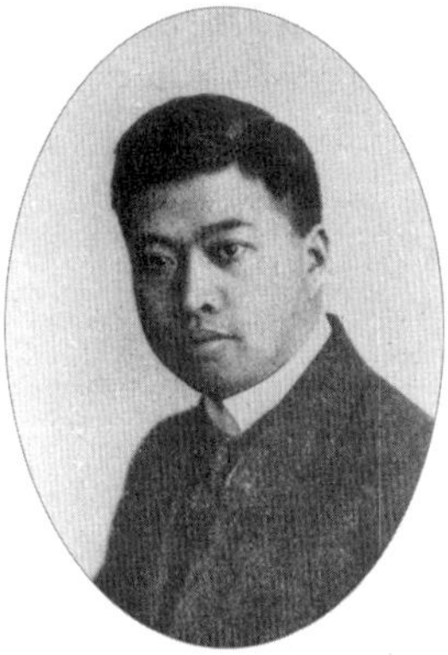

阮尚介

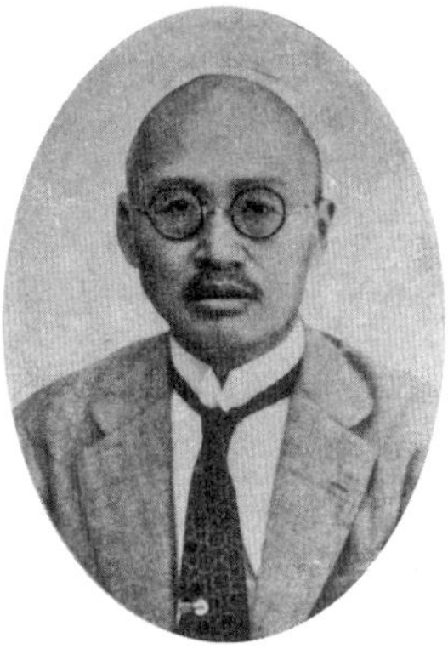

张仲苏

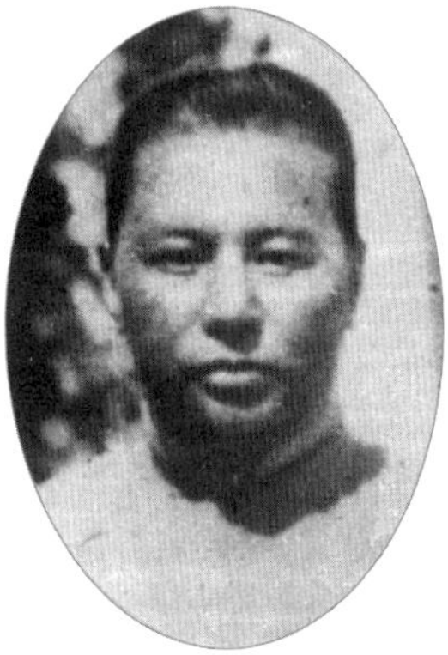

张　群

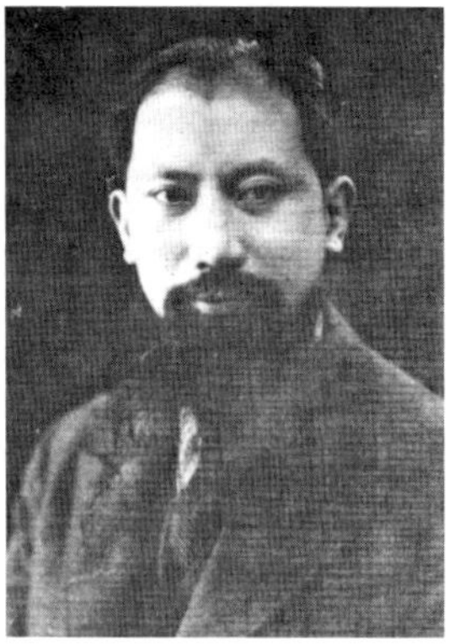

胡庶华

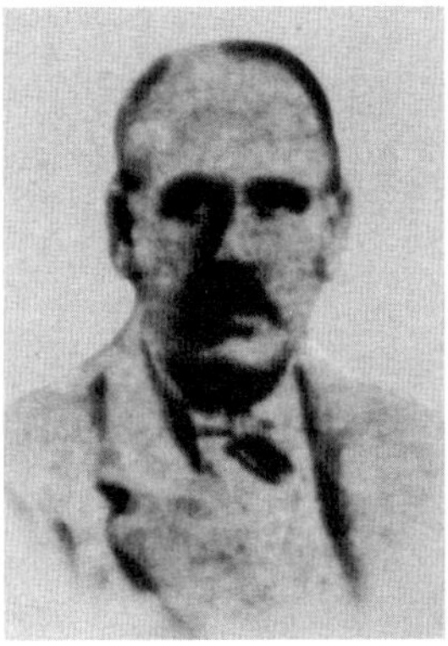

柏　德

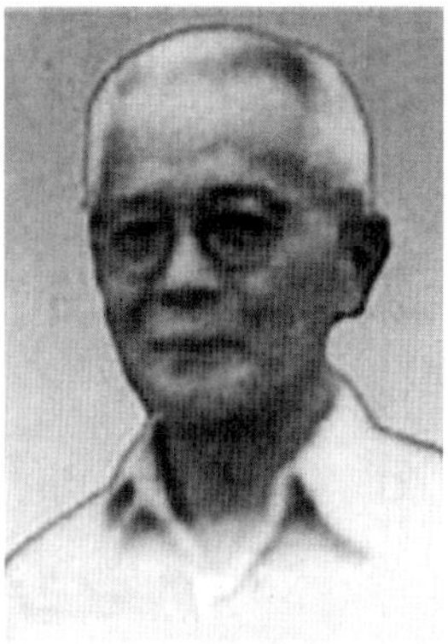

宁　誉

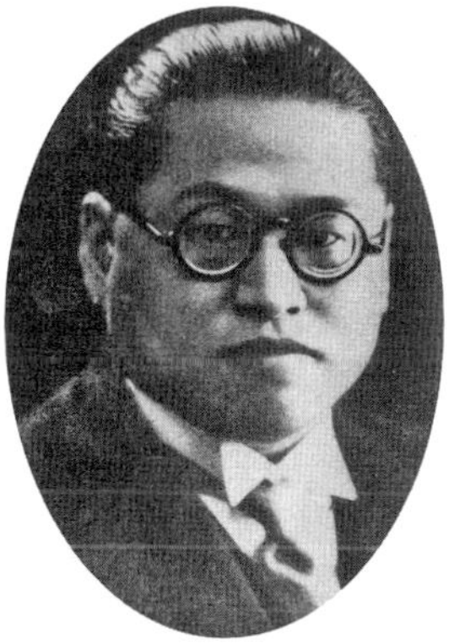

翁之龙

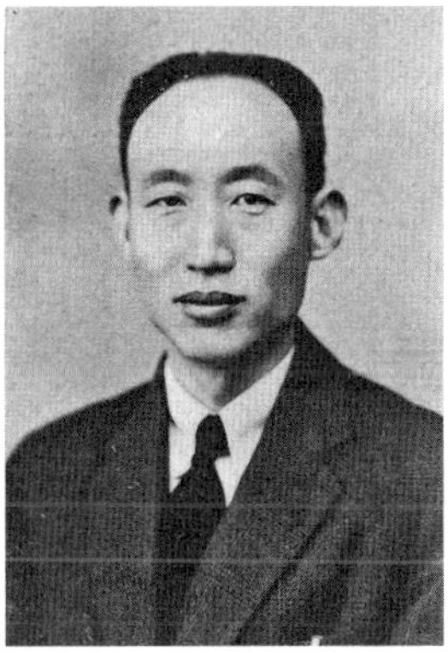

张静吾

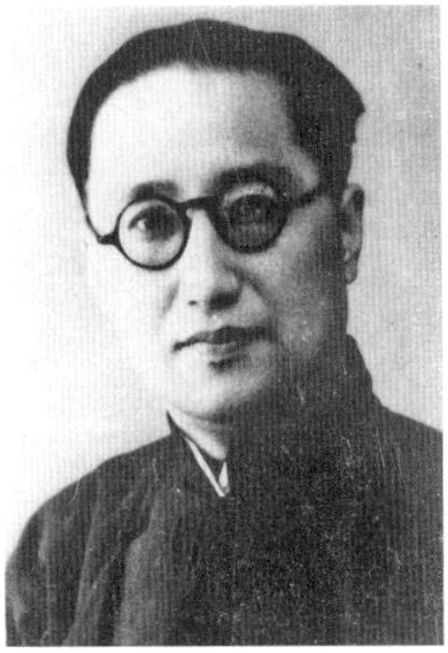
赵士卿

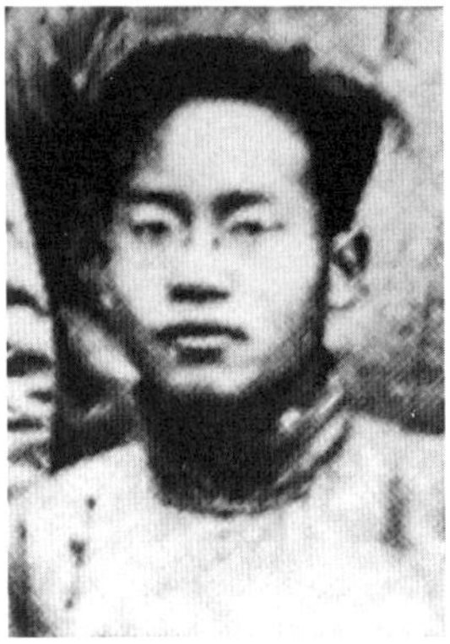
李宣果

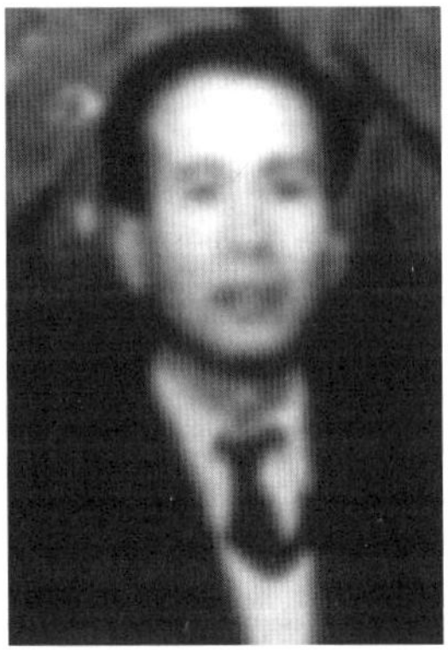
黄榕增

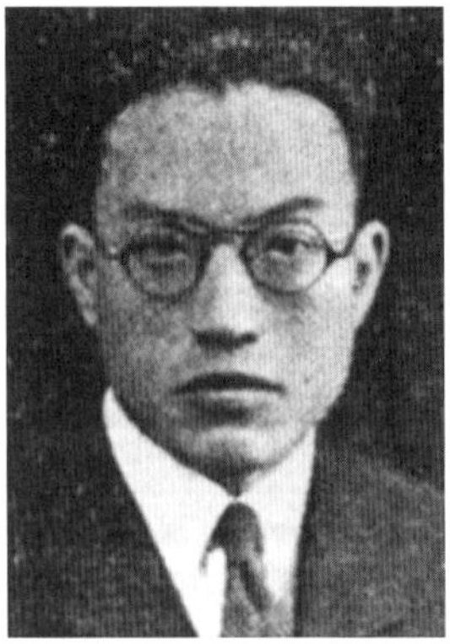
梁之彦

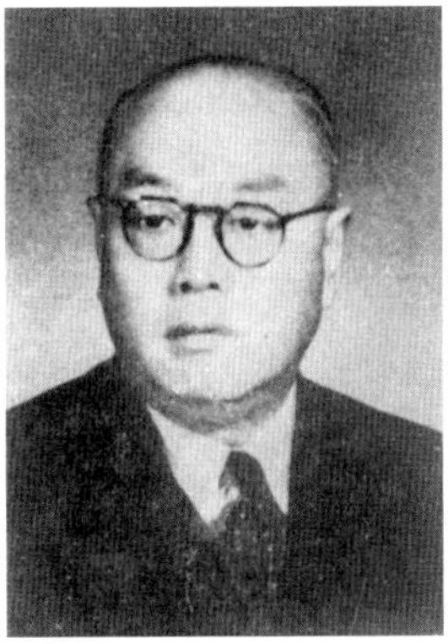

丁文渊

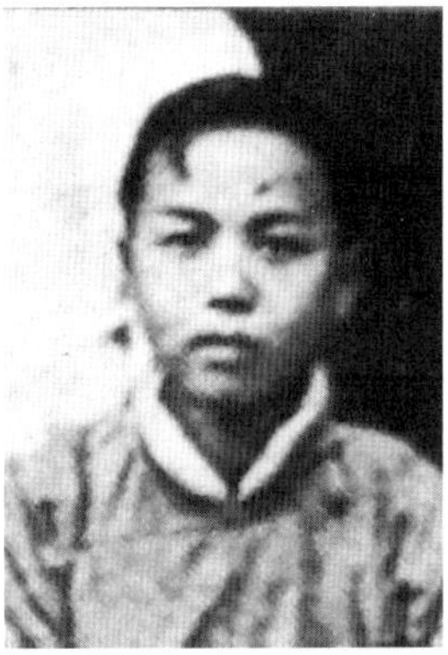

阮尚丞

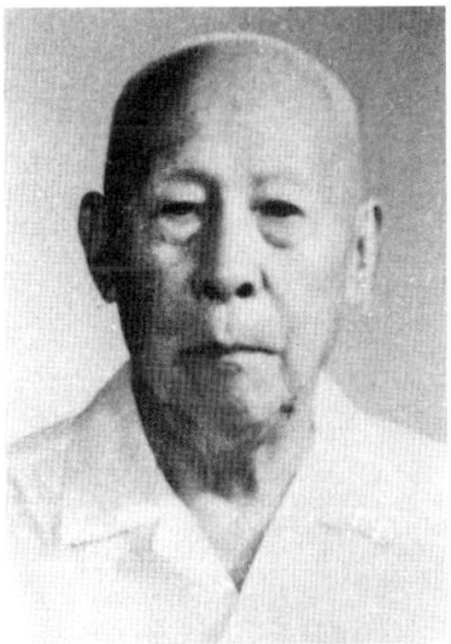

徐诵明

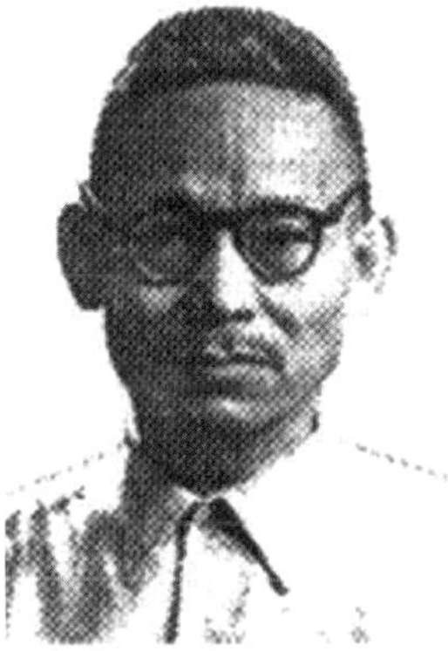

杜公振

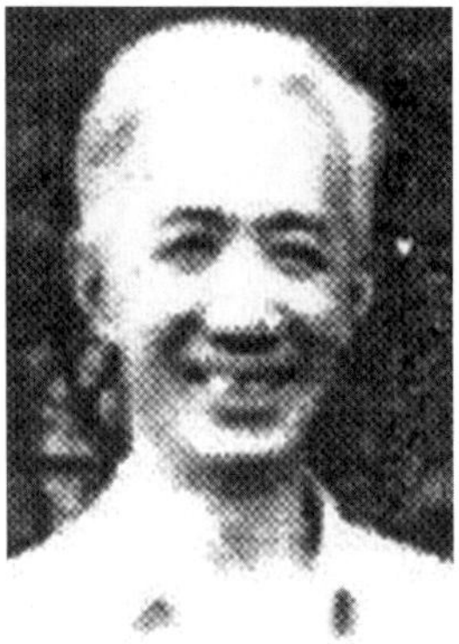
谢毓晋

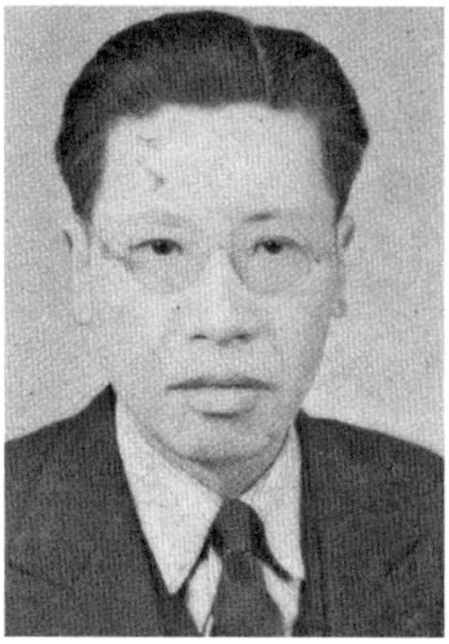
唐　哲

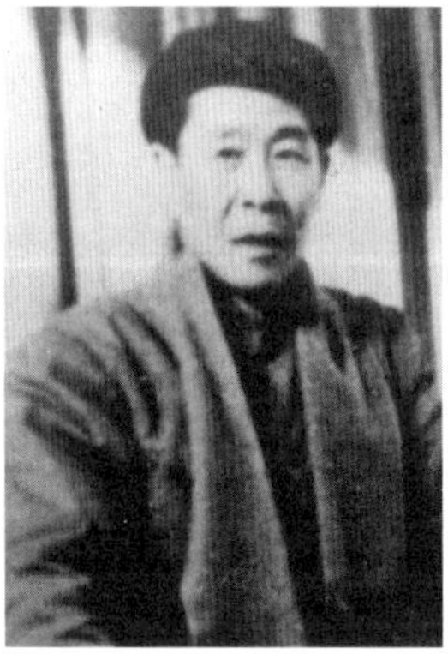
杨培森

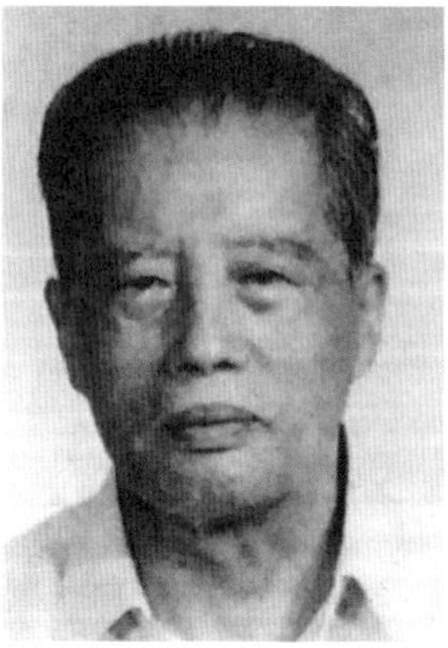
杨展大

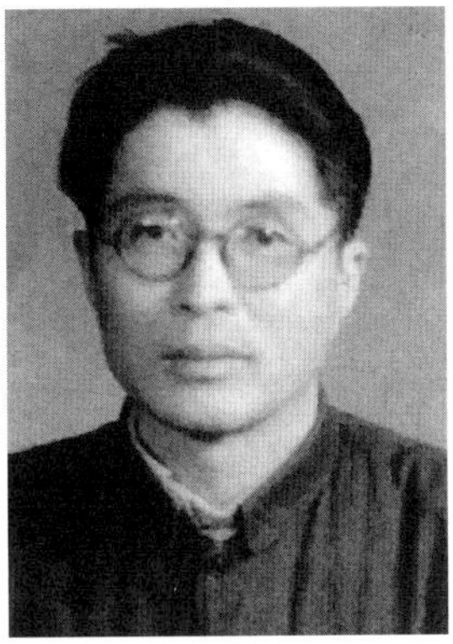
周道远

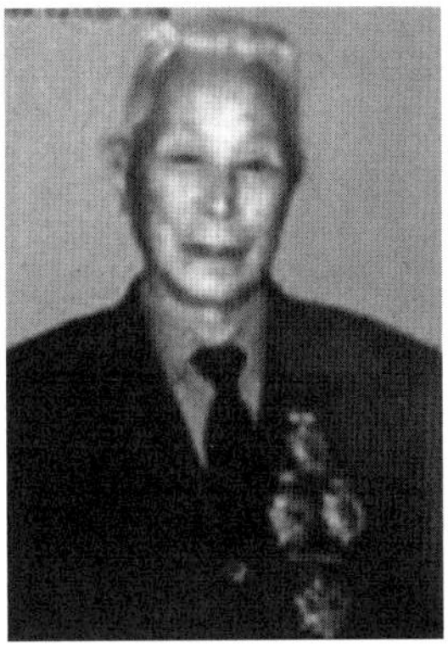
杨衍宗

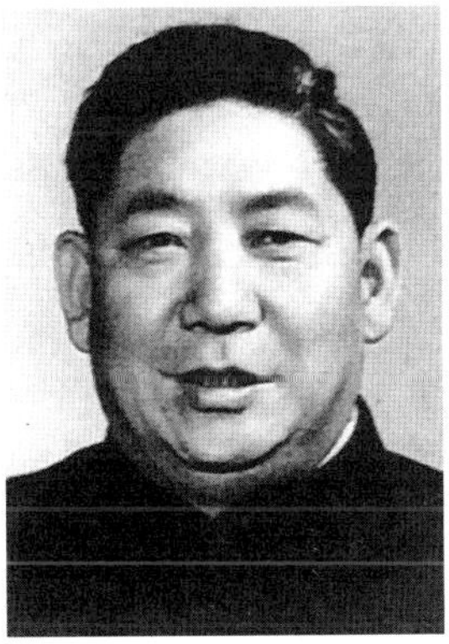
胡常伦

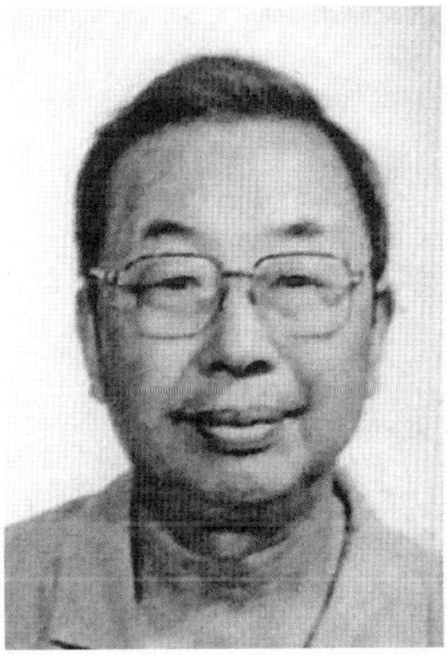
吴少鹏

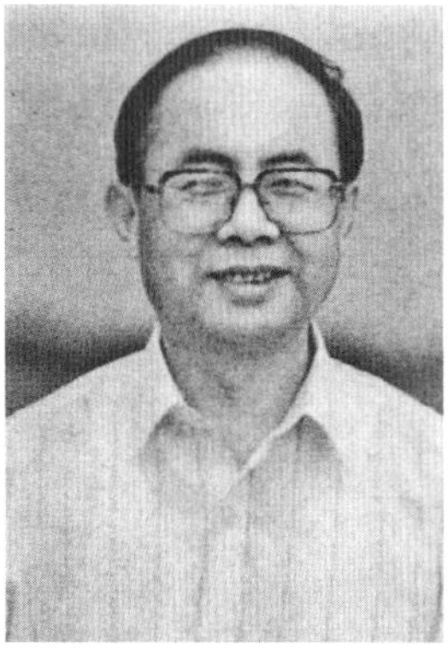

王文浩

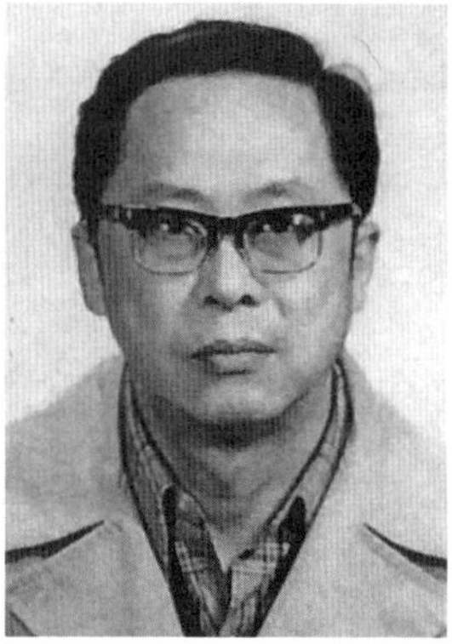

余伟均

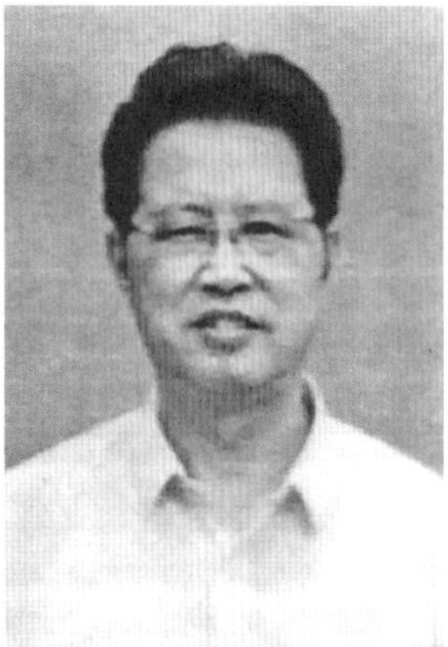

朱广杰

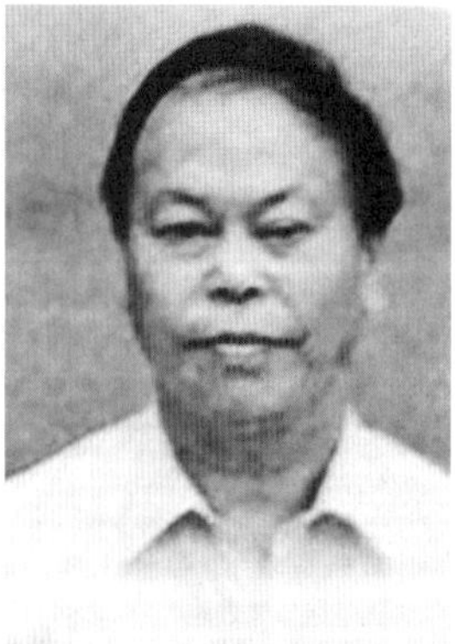

徐　龙

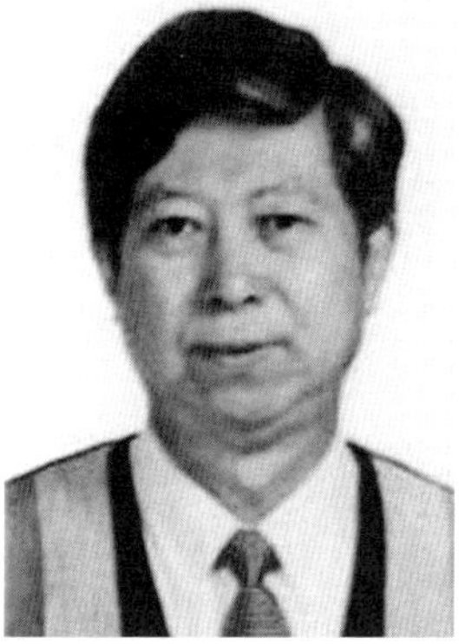

万腓力

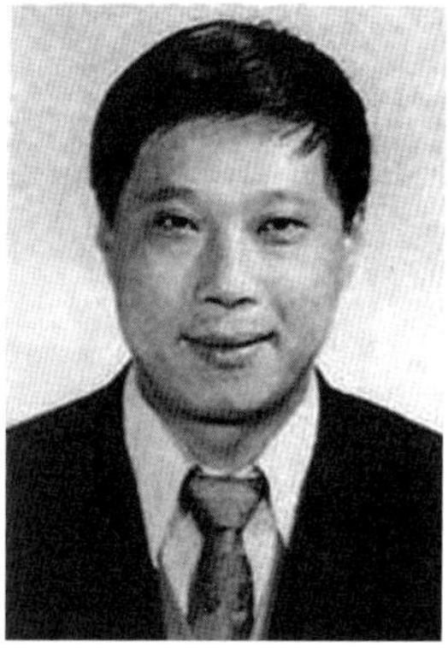

沙梦麟

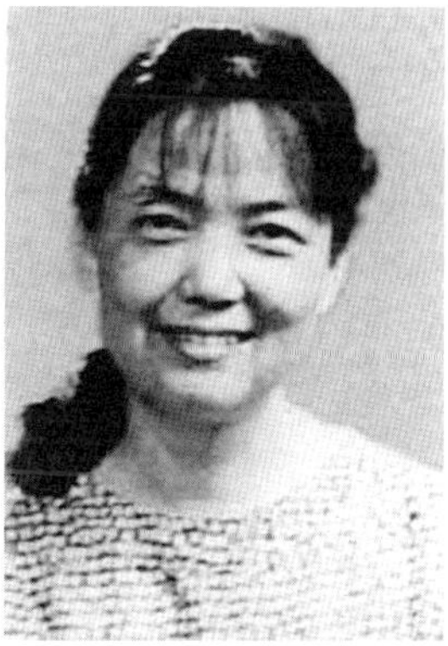

谢陪俐

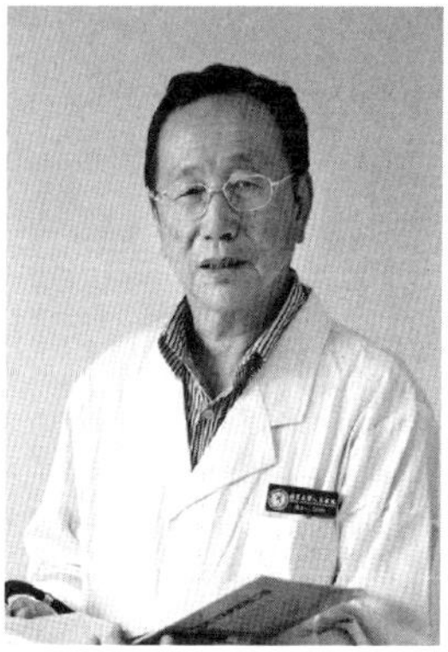

胡大一

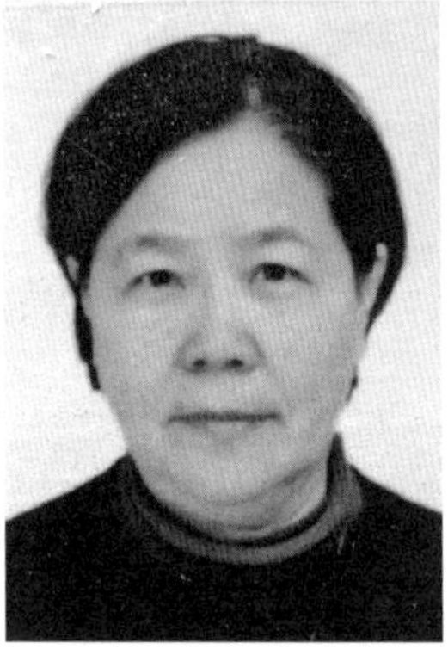

闻爱宝

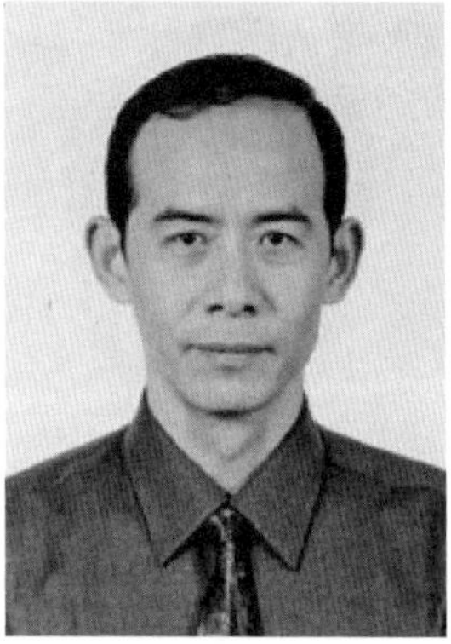

姜成华

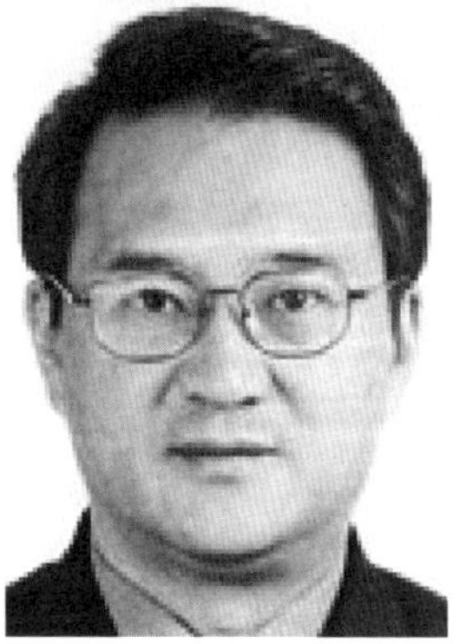

徐国彤

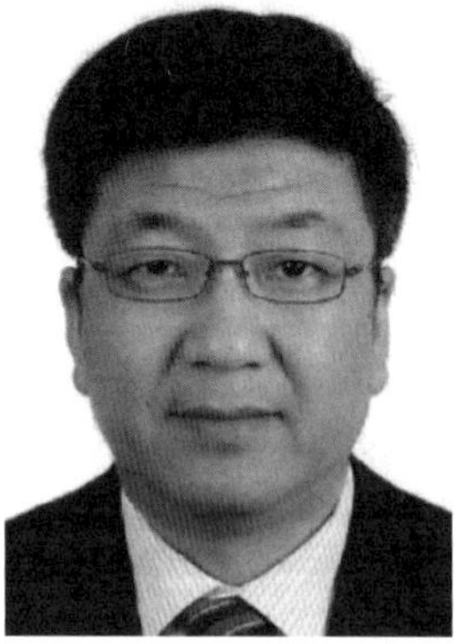

张　军

编后记

同济医学绵延至今，已有一百一十余年。为展现深厚的历史底蕴和办学传统，展示紧随时代的创新意识和科研实力，特再版本书，主要内容来自《同济大学百年志》《上海铁道大学志》《上海铁道医学院志》等志书，以及同济大学档案馆和校史馆提供的相关历史资料。

文化之贵，贵在传承，贵在积淀。院史是建设学院文化的重要支撑，不仅记载学院的发展历程及几代学者的科研事迹，其所汇集的精神也正是当今学院发展前行的精神动力，亦是学院开展思想政治教育的极佳素材，将有助于推进一流大学文化建设和文化育人工作。在校师生和校友的认同感和凝聚力也将得到更有力的提升，为学院发展创造更为有利的条件。

在本书编写和再版过程中，得到中国科学院院士、同济大学副校长陈义汉，同济大学医管处处长张军，同济大学医学院院长郑加麟教授，同济大学医学院党委书记章小清的大力支持。同济大学德国问题研究所李乐曾、同济大学校史馆馆长章华明和上海市档案局宣传部原主任姜龙飞也为本书的编写提供了极为重要的建议和意见。原上海铁道大学校长朱广杰、原上海铁道大学医学院院长徐龙、原同济大学医学院院长徐国彤等老领导也对本书的编写极为关心。同济大学档案馆协助查阅了诸多档案，学院各办公室积极提供了各类数据和资料以及参与本书的审阅工作。在此一并致以最诚挚的感谢。

今年是贯彻落实党的二十大精神的开局之年，也是同济大学医学院完整搬迁沪西校区的第一年。在未来的日子里，全院教职员工将以只争朝夕、奋发有为的精神状态，将学习贯彻党的二十大精神的成效转化为推动学院改革发展的实际行动，推动同济医学复兴，努力建设世界一流医学院，为健康中国作出新贡献。

编者

2023 年 3 月

参考文献

［1］李乐曾. 德国对华政策中的同济大学：1907—1941［M］. 上海：同济大学出版社，2007.

［2］陆敏恂. 同济大学校史馆：1907—2007［M］. 上海：同济大学出版社，2008.

［3］《上海铁道大学志》编写组. 上海铁道大学志［M］. 上海：同济大学出版社，2013.

［4］《同济大学百年志》编纂委员会. 同济大学百年志：1907—2007［M］. 上海：同济大学出版社，2007.

［5］朱广杰. 上海铁道医学院院志编纂委员会. 上海铁道医学院志［M］. 北京：中国铁道出版社，1995.

［6］《2002 同济大学年鉴》编辑部. 2002 同济大学年鉴［M］. 上海：同济大学出版社，2003.

［7］《2003 同济大学年鉴》编辑部. 2003 同济大学年鉴［M］. 上海：同济大学出版社，2005.

［8］《2004 同济大学年鉴》编辑部. 2004 同济大学年鉴［M］. 上海：同济大学出版社，2006.

［9］《2005 同济大学年鉴》编辑部. 2005 同济大学年鉴［M］. 上海：同济大学出版社，2006.

［10］《2006 同济大学年鉴》编辑部. 2006 同济大学年鉴［M］. 上海：同济大学出版社，2007.

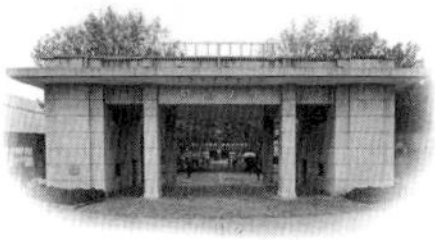

[11]《2007同济大学年鉴》编辑部.2007同济大学年鉴[M].上海：同济大学出版社，2008.

[12]《2008同济大学年鉴》编辑部.2008同济大学年鉴[M].上海：同济大学出版社，2009.

[13]《2009同济大学年鉴》编辑部.2009同济大学年鉴[M].上海：同济大学出版社，2009.

[14]《2010同济大学年鉴》编辑部.2010同济大学年鉴[M].上海：同济大学出版社，2010.

[15]《2011同济大学年鉴》编辑部.2011同济大学年鉴[M].上海：同济大学出版社，2011.

[16]《2012同济大学年鉴》编辑部.2012同济大学年鉴[M].上海：同济大学出版社，2012.

[17]《2013同济大学年鉴》编辑部.2013同济大学年鉴[M].上海：同济大学出版社，2014.

[18]《2014同济大学年鉴》编辑部.2014同济大学年鉴[M].上海：同济大学出版社，2015.

[19]《2015同济大学年鉴》编辑部.2015同济大学年鉴[M].上海：同济大学出版社，2016.

[20]《2016同济大学年鉴》编辑部.2016同济大学年鉴[M].上海：同济大学出版社，2017.

[21]《2017同济大学年鉴》编辑部. 2017同济大学年鉴[M].上海:同济大学出版社，2018.

[22]《2018同济大学年鉴》编辑部. 2018同济大学年鉴[M].上海:同济大学出版社，2019.

[23]《2019同济大学年鉴》编辑部. 2019同济大学年鉴[M].上海:同济大学出版社，2020.